内科疾病理论与实践

赵崇翔　谢艳美　闫付海　崔媛媛　陈延成　滕怀亮◎主编

吉林科学技术出版社

图书在版编目（CIP）数据

内科疾病理论与实践/赵崇翔等主编. --长春:
吉林科学技术出版社，2024.3
ISBN 978-7-5744-1172-2

Ⅰ.①内… Ⅱ.①赵… Ⅲ.①内科-疾病-诊疗
Ⅳ.①R5

中国国家版本馆 CIP 数据核字(2024)第 063541 号

内科疾病理论与实践

主　　编　赵崇翔　等
出 版 人　宛　霞
责任编辑　张　楠
封面设计　长春市阴阳鱼文化传媒有限责任公司
制　　版　长春市阴阳鱼文化传媒有限责任公司
幅面尺寸　185mm×260mm
开　　本　16
字　　数　770 千字
印　　张　12.625
印　　数　1~1500 册
版　　次　2024 年 3 月第 1 版
印　　次　2024 年10月第 1 次印刷

出　　版　吉林科学技术出版社
发　　行　吉林科学技术出版社
地　　址　长春市福祉大路5788 号出版大厦A 座
邮　　编　130118
发行部电话/传真　0431-81629529 81629530 81629531
81629532 81629533 81629534
储运部电话　0431-86059116
编辑部电话　0431-81629510
印　　刷　廊坊市印艺阁数字科技有限公司

书　　号　ISBN 978-7-5744-1172-2
定　　价　78.00元

目　　录

第一章　呼吸系统疾病

第一节　间质性肺疾病

间质性肺疾病(ILD):也称“弥漫性实质性肺疾病(DPLD)”,指主要累及肺间质、肺泡和(或)细支气管的一组肺部弥漫性疾病。累及范围几乎包括除细支气管以上的各级支气管以外的所有肺部组织。ILD 并不是一种单一的疾病,它包括 200 多个病种。病程多进展缓慢,表现为渐进性劳力性呼吸困难、限制性通气功能障碍伴弥散功能降低、低氧血症和影像学上的双肺弥漫性病变。组织学上表现为不同程度的肺纤维化、炎性病变伴或不伴肺实质肉芽肿或继发性血管病变,最终发展为弥漫性肺纤维化和蜂窝肺,导致呼吸衰竭而死亡。

一、概念和分类

关于间质性肺疾病的概念,由于多年来一直在不断变化,多种称谓同时存在。如对于两肺多发分布的网状和小结节性病灶,曾被称为“间质性肺疾病(ILD)”“弥漫性肺疾病(DLD)”“肺间质纤维化”“间质性肺炎”等。这些称谓之间似乎有所区别,但又很相似,把已十分复杂的疾病在概念上又变得非常模糊。针对这种现状,参考近年来国际、国内对此类疾病研究的进展,将一些容易混淆的重要概念进行了全面的梳理和归纳。

(一)肺实质与肺间质

肺实质是指各级支气管及其终端的肺泡结构。肺间质则是指肺泡间、终末气管上皮以外的支持组织间质细胞,包括血管、神经纤维、淋巴管,以及结缔组织。

(二)弥漫性肺疾病(DLD)

指在肺部影像学或病理学上以两肺广泛分布的多发性病变为特点的疾病。包括所有肺实质和肺间质性疾病,主要强调病灶的广泛分布。

(三)间质性肺疾病(ILD)

指主要累及肺间质、肺泡和(或)细支气管的一组肺部弥漫性疾病,是 DLD 的主要类型。ILD 累及范围几乎包括除细支气管以上的各级支气管以外的所有肺部组织。因此,ILD 与 DLD 的区别主要是病变的组织结构定位不包括细支气管以上的各级支气管。

(四)特发性间质性肺炎(IIP)

一组原因不明的 ILD,经过多次修订,2013 年 ATS/ERS 又提出了一个临床实用的 IIP 最新国际分类,作为对 2011 年国际共识的补充。主要的更新是在 2011 年国际共识的基础上新增了一组“无法分类的 IIP”，把那些暂时无法确定 IIP 具体类型的特发性间质性肺炎归类于此，另外增加了“特发性胸膜肺纤维弹性组织增生”的新类型。

（五）特发性肺纤维化（UIP/IPF）

特发性肺纤维化也称隐源性致纤维化性肺泡炎（CFA），特指肺组织病理学上表现为寻常型间质性肺炎（UIP）的 IIP，是 IIP 中的主要类型。

二、病因与发病机制

ILD 确切的发病机制尚未完全阐明，且不同的 ILD 类型其发病机制有着显著的差别。但它们的发病机制和病理变化也有许多共同之处，即肺间质、肺泡、肺小血管或末梢气道存在不同程度的炎症，在反复的炎症损伤和修复过程后，最终导致肺纤维化的形成。ILD 的演变过程可分为以下三个阶段：启动、进展和终末阶段。

（一）启动阶段

启动 ILD 的致病因子通常是各种生物、物理和化学因素。生物因素包括各种病原体毒素和（或）抗原的吸入，可导致急性肺损伤（ALI），严重时导致急性呼吸窘迫综合征（ARDS）、外源性过敏性肺泡炎（EAA）等。物理因素包括可导致职业性尘肺的各种无机粉尘的吸入、导致放射性肺炎的放射线照射等。化学因素包括各种导致肺损伤的有毒有害化学气体和试剂的吸入。引起特发性肺纤维化（IPF）和结节病等 ILD 的病因尚不清楚。

（二）进展阶段

肺组织一旦暴露和接触了致病因子，则产生一系列复杂的炎症反应，导致肺组织损伤，首先表现为肺泡炎症，这是多数 ILD 发病的中心环节。随着炎症及免疫细胞的活化，一方面释放氧自由基等毒性物质，直接损伤Ⅰ型肺泡上皮细胞和毛细血管内皮细胞；另一方面释放蛋白酶等，直接损伤间质、胶原组织和基底膜等；同时还释放各种炎性细胞因子，形成复杂的炎症因子网络。已发现的重要炎症因子包括单核因子、白介素-1（IL-1）、白介素-8（IL-8）、白介素-2（IL-2）、血小板衍化生长因子（PDGF）、纤维连接蛋白（FN）、胰岛素样生长因子-1（IGF-1）、间叶生长因子（MGF）、转化生长因子-β（TGF-β）及 γ-干扰素（INF-γ）等。这些炎症因子在不同的 ILD 类型和疾病的不同阶段起着不同的作用，有些使得炎症反应不断加剧，有些则起着损伤修复的作用。虽然这些细胞因子在 ILD 发病中的生物活性及作用尚未完全阐明，但它们反馈性作用于各种炎性细胞、免疫细胞，对肺泡炎症反应发挥着重要的调节作用。有些肺泡炎症发展迅速，最后导致呼吸功能衰竭；有些则经机体不断的修复，肺泡及小气道的结构可得以重建和恢复正常；另外还有些则因为过度的修复导致肺组织瘢痕化，进入终末阶段。

（三）终末阶段

部分肺泡炎症广泛而严重，造成肺组织结构被破坏。机体的修复功能启动后，大量成纤维细胞聚集和增殖，胶原组织增生、沉积，不断地破坏和修复，最后有两种结局：一种是肺组织破坏严重，超出机体的修复能力，最终死于急性肺损伤；另一种是肺组织过度修复、肺泡壁增厚、瘢痕化，最终导致肺纤维化。

在这个“致病因子-肺泡炎-纤维化”的发病机制推测中，什么因素决定了何种致病因子，又将导致何种结局，目前尚不清楚，但都是在个体特有的遗传背景基础上，与环境损伤因素相互作用的结果。

三、病理

间质性肺疾病是以间质增生、炎症细胞浸润为主要病理改变的一组异质性疾病，种类繁多，组织学改变虽无特异性，但也有一定的共性，多表现为不同程度的肺纤维化、炎性病变伴或不伴肺实质肉芽肿或继发性血管病变。主要的病理变化及其相对应的临床ILD类型列举如下：

（一）纤维组织增生为主的病变

病理表现为肺间质纤维组织增生、间质胶原化、肺组织结构破坏和蜂窝肺的形成。相对应的临床类型包括：特发性肺纤维化（IPF）、结缔组织病相关的ILD（CTD-ILD）、慢性药物性肺损伤、职业性尘肺、慢性过敏性肺炎、放射性肺炎等。

（二）弥漫性炎症细胞浸润为主的病变

病理表现为肺泡间隔、小气道周围大量炎症细胞浸润，通常没有肺泡结构的破坏和重建。常见于以下临床类型：各种感染及感染后病变、富细胞型非特异性间质性肺炎、淋巴细胞性间质性肺炎、CTD-ILD、急性肺损伤、亚急性过敏性肺炎、药物毒性和吸入性肺炎等。

（三）肺泡腔和小气道充填为主的病变

主要的病理表现为小气道和肺泡腔内有各种物质的充填，包括吸入性粉尘、细胞、组织成分、钙化、肉芽组织等。常见于以下临床类型：肺泡蛋白沉着症（PAP）、急性间质性肺炎（AIP）、脱屑性间质性肺炎（DIP）、机化性肺炎（OP）、急性纤维素性机化性肺炎（AFOP）、巨细胞性肺炎、肺含铁血黄素沉着症、肺泡微石症等。

（四）小气道病变为主的疾病

小气道病变因常常累及肺间质而表现为ILD，主要病理变化是炎症、纤维化及肉芽肿。常见的临床类型包括：弥漫性泛细支气管炎（DPB）、呼吸性细支气管炎相关间质性肺疾病（RBILD）、气道中心性肺纤维化（ACIP）、闭塞性细支气管炎、结节病、铍肺、吸烟相关的呼吸性细支气管炎等。

（五）血管病变为主的疾病

病理表现为肺血管的炎症、血管壁增厚、机化等。临床常见的类型包括：各种CTD-ILD、韦格内肉芽肿、巨细胞动脉炎、结节性多动脉炎等。

（六）肉芽肿性病变的疾病

病理表现为炎症细胞、上皮样组织细胞、纤维（母）细胞，伴或不伴多核巨细胞形成的结节。临床常见类型包括：各种感染所致的肉芽肿病变（结核、真菌、寄生虫、病毒等感染）、结节病、各种CTD-ILD、韦格内肉芽肿、铍肺、过敏性肺炎等。

四、临床表现

通常为隐袭性起病，主要的症状是干咳和渐进性劳力性气促。随着肺纤维化的形成，发作性干咳和气促逐渐加重。病情发展的速度有明显的个体差异,通常经过数月甚至数年发展为呼吸衰竭和肺心病。起病后平均存活时间为2.8～3.6年。通常无肺外表现,但可有一些伴随症状,如食欲减退、体重减轻、消瘦、无力等。体检可发现呼吸浅快,超过80%的病例双肺底可闻及吸气末期的Velcro啰音,20%～50%有杵状指(趾)。晚期出现发绀等呼吸衰竭和肺心病的表现。

五、弥漫性间质性肺疾病的诊断思路

目前许多临床医师对弥漫性ILD的概念和分类不清,看到双肺弥漫性病变就笼统归为"肺间质纤维化",从而导致诊断和治疗的错误,因此有必要对ILD的概念和分类作详细的解释。

目前对ILD的诊断,需依靠病史、体格检查、胸部X线检查(特别是HRCT)和肺功能测定来进行综合分析。诊断步骤包括下列3点:首先明确是否是间质性肺疾病/弥漫性实质性肺疾病(ILD/DPLD);明确属于哪一类间质性肺疾病;如何对特发性间质性肺炎进行鉴别诊断。

(一)明确是否为弥漫性间质性肺疾病

病史中最主要的症状是进行性气短、干咳和乏力。多数ILD患者体格检查可在双侧肺底闻及Velcro啰音。晚期患者缺氧严重可见发绀。

胸部X线片对弥漫性ILD的诊断有重要作用。疾病早期可见磨玻璃样改变,更典型的改变是小结节影、线状(网状)影或二者混合的网状结节阴影。肺泡充填性疾病表现为弥漫性边界不清的肺泡性小结节影,晚期肺容积小,可出现蜂窝样病变。

肺功能检查主要表现为限制性通气功能障碍和弥散功能下降。动脉血气分析可显示不同程度的低氧血症,而二氧化碳潴留罕见。

(二)属于哪一类ILD的属类判断

1.翔实的病史是基础

包括环境接触史、职业史、治疗史、用药史、家族遗传史及基础疾病情况等。

2.胸部X线影像(特别是HRCT)特点可提供线索

根据影像学的特点、病变分布、有无淋巴结变化及胸膜的受累等,可以对ILD的类别进行鉴别诊断。①病变以肺上叶分布为主,提示肺朗格汉斯组织细胞增生症、囊性肺纤维化和强直性脊柱炎;②病变以肺中下叶为主,提示癌性淋巴管炎、慢性嗜酸细胞肺炎、特发性肺纤维化以及与类风湿关节炎、硬皮病相伴的肺纤维化;③病变主要累及下肺野并出现胸膜斑或局限性胸膜肥厚,提示石棉肺;④胸部X线呈游走性浸润影,提示变应性肉芽肿性血管炎、变应性支气管肺曲霉病、慢性嗜酸细胞性肺炎;⑤气管旁和对称性双肺门淋巴结肿大,强烈提示结节病,也可见于淋巴瘤和转移瘤;⑥蛋壳样钙化,提示硅肺和铍肺;⑦出现Kerley B线而心影正常时,提示癌性淋巴管炎,如果伴有肺动脉高压,应考虑肺静脉阻塞性疾病;⑧出现胸膜腔积液,提示类风湿关节炎、系统性红斑狼疮、药物反应、石棉肺、淀粉样变性、肺淋巴管平滑肌瘤病或癌性淋巴管炎;⑨肺容积不变和增加,提示并存阻塞性通气障碍,如肺淋巴管平滑肌瘤病、肺组织细胞增生症(PLCH)等。

3.支气管肺泡灌洗检查有助于诊断

①可以找到感染源，如卡氏肺孢子虫；②可以找到癌细胞；③支气管肺泡灌洗液呈牛乳样，过碘酸-希夫染色阳性，提示是肺泡蛋白沉积症；④支气管肺泡灌洗液呈铁锈色，并能找到含铁血黄素细胞，提示是含铁血黄色素沉着症；分析支气管肺泡灌洗液细胞成分的分类在某种程度上可帮助区分 ILD 的类别。

4.根据实验室检查结果判断

①抗中性粒细胞质抗体，见于韦格纳肉芽肿；②抗肾小球基底膜抗体，见于肺出血肾炎综合征；③针对有机抗原测定血清沉淀抗体，见于外源性过敏性肺泡炎；④特异性自身抗体检测，提示相应的结缔组织疾病。

（三）如何对特发性间质性肺炎进行鉴别诊断

如经上述翔实地询问病史、必要的实验室和支气管肺泡灌洗检查及胸部影像学分析，仍不能确定为何种 ILD，就应归为特发性间质性肺炎。

六、监护

监护为临床更为合理、有效地进行通气治疗，判断通气疗效，及时发现各种问题，减少并发症的发生，在 ILD 的机械通气治疗过程中，应对通气、换气指标以及血流动力学等各项参数进行监护，常用监护指标有：

（一）脉搏血氧饱和度（SpO_2）监测

通过置于手指末端、耳垂等处的红外光传感器，即脉搏血氧饱和度监测仪来测量氧合血红蛋白的容量，其优点是方法简单易行，与动脉血氧饱和度（SaO_2）相关性很好，其相关系数为 0.90～0.98。

（二）动脉血气分析

可以反映通气和换气功能，在机械通气治疗过程中有助于正确调整通气参数，合理应用呼吸机。血气分析尤其是动脉二氧化碳分压（$PaCO_2$）测定是判断应用机械通气时通气量是否恰当的最可靠方法，可根据 $PaCO_2$ 值调节呼吸机通气量，在开始应用呼吸机时，每隔 30～60 分钟需复查血气，待呼吸稳定、呼吸机参数调整合适后可以延长血气分析时间，一般每日 1～2 次即可。

（三）经皮氧分压、二氧化碳分压的测定

经皮电极测定的 $PaCO_2$ 与血气分析测定的 $PaCO_2$ 的相关性较为显著，且优于经皮电极测定 PaO_2 与血气分析测定的氧分压（PaO_2）的相关性，故常用于成人监护。

（四）潮气末二氧化碳浓度监测

肺泡二氧化碳（CO_2）浓度取决于二氧化碳的产量、肺泡通气量和肺血流灌注量，二氧化碳的弥散能力很强，极易从肺毛细血管进入肺泡内，使肺泡与动脉血二氧化碳很快完全平衡，因此，潮气末二氧化碳分压（$PetCO_2$）可反映肺泡气的二氧化碳分压，当肺内分流、通气/血流比在正常生理范围内时，$PetCO_2=PaCO_2$，可以由公式计算出 $PaCO_2$ 值：$PaCO_2$＝大气压×潮气末 CO_2 浓度－0.5kPa，如大气压为 101kPa 时，潮气末 CO_2 的浓度为 6%，则 $PaCO_2$＝

101kPa×6%－0.5kPa＝5.56kPa(41.7mmHg)。$PetCO_2$ 与 $PaCO_2$ 相关性良好，可以用无创的方法(CO_2 监测仪)持续监测 $PaCO_2$，减少血气分析的次数，并可根据 $PetCO_2$ 来调节通气参数，是机械通气时常用的监护方法。当存在肺内分流或通气/血流比失调时，$PaCO_2$ 与 $PetCO_2$ 相差较大，应先由动脉血气分析测得 $PaCO_2$，找出 $PaCO_2$ 与 $PetCO_2$ 的关系，由此推算 $PaCO_2$ 的变化。

(五)机械力学监测

1.峰值压力

峰值压力即吸气末气道压，是整个呼吸过程中气道压最高的地方，应尽可能保持峰值压力＜3.9kPa(40cmH_2O)。有学者报道 IPF 呼吸衰竭的患者在机械通气时峰值压力明显增高。为避免气道峰值压力过高，可采用小潮气量和允许 $PaCO_2$ 适当升高的通气策略。

2.平台压

是吸气后屏气时的压力，当有足够的屏气时间(占呼吸周期的10%或以上)时，平台压可反映吸气时的肺泡压，正常值为 0.49～1.27kPa(5～13cmH_2O)。应尽可能保证平台压＜3.43kPa(35cmH_2O)，若高于该数值，气压伤的发生率明显增高。近年来，监测平台压比峰值压力更能反映气压伤的危险性，并且过高的平台压及过长的吸气时间也会增加肺内血循环的负荷。

3.呼气末压力

呼气末压力表示呼气末肺泡内压，即在呼气末阻断所测得的呼气末肺泡内压，正常值为0kPa。当无预置 PEEP 而呼气末肺泡内压显示正值时，表示患者有肺内气体陷闭和内源性 PEEP，常见于 COPD 患者。而终末期 IPF 仅个别患者有内源性 PEEP。

4.吸气阻力

吸气阻力表示吸气末肺和气道对吸入气流的阻力。其计算公式为：吸气阻力＝(峰值压力－暂停压)/吸气流速。正常值为 0.5～1.5kPa·L^{-1}·s^{-1}(5～15cmH_2O·L^{-1}·s^{-1})，在气道痉挛、分泌物积聚、气道炎性反应及水肿时吸气阻力增加。终末期 IPF 在机械通气时的呼吸阻力，包括肺弹性阻力和胸壁阻力，特别是肺弹性阻力增高明显，其吸气阻力与 $PaCO_2$ 增加相关。

5.呼气阻力

呼气阻力表示呼气时肺和气道的阻力。其计算公式为：(暂停压－早期呼气压)/早期呼气流速。正常值为：0.3～1.2kPa·L^{-1}·s^{-1}(3～12cmH_2O·L^{-1}·s^{-1})。COPD、支气管哮喘、喘息性支气管炎患者通常呼气阻力增加。

6.顺应性

顺应性指单位压力变化所引起的肺容量改变。静态胸肺顺应性(Cst)＝潮气量/吸气末暂停压，或潮气量/(吸气末暂停压－PEEP)，60～100mL/cmH_2O。动态胸肺顺应性(Cdyn)＝潮气量/(气道峰压－PEEP)。一般为 50～80mL/cmH_2O。二者因气道、肺实质或胸壁异常而降低，若静态及动态胸肺顺应性同时发生减少，则表示有肺实质病变，如弥漫性肺间质纤维化、肺不张、肺水肿、肺炎及气胸等；若静态胸肺顺应性正常而动态胸肺顺应性减低，则表示有小气道阻塞。若静脉胸肺顺应性增加，动态胸肺顺应性减少，则为阻塞性肺气肿。当静态胸肺顺应性<25mL/cmH_2O 时，撤机困难，若在疾病治疗过程中患者的顺应性逐步改善，则说明治疗有效。

顺应性是弹性阻力的倒数，顺应性小意味弹性阻力大。终末期 IPF 在机械通气时，其静态和动态弹性阻力增加，且动态弹性阻力明显高于静态弹性阻力。

7.血流动力学监测

对于使用机械通气的 ILD 患者，可给予最基本的血流动力学监测，其内容包括血压、脉搏、尿量。在实施机械通气以及参数调整之初，应严密观察血流动力学监测结果的变化，因为正压通气、过高的峰值压力以及过长的吸气时间均可使心排血量减少，继而使血压下降。在肾功能正常的前提下，每小时尿量的监测可反映肾的血流灌注情况。

七、治疗

ILD 由于肺纤维组织增生，肺弹性减弱，肺泡扩张受限或肺组织原有结构重建，引起肺活量、深吸气量、肺总量降低，进而导致通气功能障碍、弥散功能障碍，通气/血流不均性增加，可引起程度不同的低氧血症。理论上和临床实践中 ILD 机械通气治疗可大致分为以下 3 类：①急性起病的 ILD，以损伤或炎性病变为主，引起的急性低氧血症，适当的治疗有可能中断病情进一步的恶化，或逆转；②慢性 ILD，在其病变过程中出现的慢性低氧血症或急性加重引起急性低氧血症。通过适当的机械通气治疗可改善低氧血症，但纤维化病变逆转可能性小；③ILD的终末期出现低氧血症和二氧化碳潴留，机械通气治疗效果差。

为治疗缺氧、二氧化碳潴留和酸碱失衡的病症，应该根据医院条件、现有呼吸机及相应设备的情况，针对每一具体病例的实际情况以及医护人员的经验及技术水准等，可选择氧疗、无创性机械通气和有创机械通气等方法。

（一）氧疗

ILD 引起急性和慢性低氧血症，都是氧疗适应证，例如 ILD 引发特发性肺纤维化和各种粉尘吸入性职业病，通过氧疗治疗组织器官缺氧，以缓解病情，改善生活质量。

由于机体有一定的代偿和适应机制，氧疗应限于中度以上和有临床表现的低氧血症患者。目前公认的氧疗标准是：PaO_2 8kPa(60mmHg)或 SaO_2<90%，此时"S"形氧离曲线正处于转折部。PaO_2 稍下降，则 SaO_2 大幅度下降。而吸氧浓度（FiO_2）只要增加 1%，PaO_2 可升高 0.94kPa(7.13mmHg)。氧疗通过增加 FiO_2，提高肺泡氧分压，加大肺泡毛细血管膜两侧氧分压差，促进氧气的弥散，增加氧气在血液中的物理溶解度，但氧疗不可能治疗所有类型的缺氧。

1.氧疗的方法和装置

(1)鼻导管使用简便、经济安全，不影响咳嗽、进食和说话，但 FiO_2 会随通气量增大而降低，呼气时氧气被浪费 30%～70%，鼻导管易堵塞，对局部有刺激。

(2)普通面罩 FiO_2 可达 40%～70%，湿化好，但耗氧量大(氧流量 5～6L/min)，适于重度缺氧而无 CO_2 潴留者，影响咳嗽、进食，睡眠体位更换时易移位或脱落。

(3)Venturi 面罩可将 FiO_2 控制在 25%～50%，面罩内氧浓度稳定，耗氧量少，基本上无重复呼吸，适于Ⅱ型呼吸衰竭患者。

(4)经气管给氧是行环甲膜穿刺经皮插入内径1～2mm高强度导管。氧气可送达至隆突上气管内,疗效好、舒适、耗氧量小。但易发生干燥分泌物阻塞导管尖端,需要每日用生理盐水冲洗2～3次,偶有皮下气肿、皮肤及肺部感染或出血。

(5)贮氧导管是鼻导管与贮氧容器结合的产物,可减少用氧量30%～50%,简便、实用、价廉。也可按需装上脉冲阀,仅在吸气开始时输送氧气,呼气时不给氧。通过鼻导管由自主呼吸触发,可节约氧容量50%～60%。

2.氧疗监测

氧疗过程中通过动脉血气监测,经皮氧分压测定及对患者神志、精神状态、发绀、呼吸、血压、心率进行监测。氧疗的 FiO_2 根据病情需要确定,但应注意防范氧中毒。

在间质性肺疾病初期,多数患者在安静时即有轻度的 PaO_2 和 $PaCO_2$ 下降,A-aDO_2 增大。在特发性肺纤维化、DPB、LAM、尘肺终末期等低通气病例中 $PaCO_2$ 升高。

对于单纯低氧血症的Ⅰ型呼吸衰竭(如急性肺损伤、ARDS早期)可给予较高浓度的氧,不必担心发生 CO_2 潴留。氧疗开始 FiO_2 就可接近0.4,随后根据动脉血气分析调整 FiO_2,使 PaO_2 迅速提高以保证适当的组织氧合而又没有引起氧中毒。理想的 PaO_2 数值为8～10.7kPa(60～80mmHg)。

(二)无创性机械通气

无创性机械通气的类型包括负压通气和正压通气。应用最广泛的是无创性正压通气(NIPPV),其中最常用的是经鼻面罩双水平气道正压通气(BiPAP)。近年来,无创性通气的应用有明显增多趋势,其中NIPPV对COPD急性加重期的治疗最具代表性。国内外学者研究表明,NIPPV可使COPD患者的临床症状和呼吸生理学指标在短时间内得到改善,避免气管插管,降低机械通气相关性肺炎的发生率,降低病死率,缩短患者在ICU的住院时间从而降低诊疗费用。

慢性间质性肺疾病由于细支气管周围和肺泡壁纤维化,使胸肺顺应性降低,肺泡通气不足,弥散功能降低,可致低氧血症。理论上双水平气道正压通气(BiPAP)通过吸气相提供吸气压,使支气管及肺泡充分扩张,使纤维条索被反复牵拉,以此改善通气功能。同时加用适当的呼气末正压(PEEP),保持肺泡的开放,让萎陷的肺泡复原,增加肺泡的氧合,还能缓解呼吸肌疲劳,降低氧的消耗,对治疗慢性间质性肺疾病患者的缺氧有益。目前已开始将NIPPV用于特发性肺纤维化的治疗。

特发性肺纤维化晚期的临床应用结果表明,使用BiPAP呼吸机辅助通气配合传统治疗方法,临床症状缓解率达84%,动脉血气分析 PaO_2 和 SaO_2 明显改善,患者生活质量也得到了一定的提高。因此BiPAP呼吸机在临床上有一定应用价值及可行性,可作为一种辅助治疗手段。

NIPPV要求患者具备以下基本条件:①患者能够清醒与医生合作;②血流动力学监测结果稳定;③不需要气管插管保护(无误吸、严重消化道出血、气道分泌物过多且排痰不利等情况);④无影响使用鼻(面)罩的面部创伤;⑤能够耐受鼻(面)罩。具体操作步骤如下:

选择大小合适的面罩,用软帽固定,将患者经鼻面罩与BiPAP呼吸机连接,调节紧固带至不漏气为止。

选用同步触发通气模式，吸气相气道正压（CPAP）开始为 8cmH_2O，待患者适应同步后逐渐增至10～16cmH_2O，呼气相气道正压（EPAP）3～4cmH_2O，注意面罩漏气程度，及时给予调整。

在治疗过程中应密切观察神志变化、$PaCO_2$ 及 PaO_2，以免二氧化碳潴留加重病情。注意口咽干燥、胃胀气、气胸、鼻面部糜烂、气道分泌物增多等 NIPPV 常见的不良反应，并及时处理。

对各种 ILD 终末期病变引起低氧血症，临床治疗主要以延缓病程，改善生活质量为原则，理论上可以使用 NIPPV，其在短期内可缓解肺间质纤维化导致的最大危害——低氧血症及呼吸衰竭，以改善各组织器官缺氧。但 NIPPV 并不能阻止和逆转肺间质纤维化的进程。

对其他 ILD 引起的急性低氧性呼吸衰竭，由于 NIPPV 治疗的病例数较少，无随机分组比对研究结果，使用 NIPPV 治疗是否有效尚存在争议。但对急性呼吸窘迫综合征大多数试验得出的结论是肯定的。值得一提的是，某些 ILD 引起急性低氧性呼吸衰竭的临床特点是发生快、发展快，但若给予及时有效的治疗，存在使病情迅速逆转可能。因此在这种情况下，应用 NIPPV 总的原则是早期使用，如果疗效不佳应及时改用有创性机械通气。

（三）有创性机械通气

机械通气是利用机械装置代替或辅助呼吸肌的工作，以增加通气量、改善换气功能、减少患者的能量消耗，达到治疗缺氧、二氧化碳潴留和酸碱失衡。

1.应用范围

间质性肺疾病机械通气治疗的主要目的：①改善肺泡通气，保证有效的肺泡通气量；②治疗低氧血症，缓解组织缺氧；③减少呼吸做功，缓解呼吸窘迫，降低呼吸肌氧耗，改善其他重要器官和组织的氧供；④为已登记等待肺移植的终末期特发性肺纤维化患者提供呼吸支持；⑤对诊断不明的间质性肺疾病以辅助进行开胸肺活检。

间质性肺疾病机械通气的应用指征可由床边呼吸功能监测，血气分析结合生理学指标综合考虑。

急性 ILD 引起的急性低氧血症，往往病情危重，常规的氧疗效果有限，为了提供原发病的治疗机会，需要机械通气的支持。ILD 因急性呼吸衰竭运用机械通气治疗疾病有：急性间质性肺炎（AIP），急性呼吸窘迫综合征，急性嗜酸粒细胞肺炎，弥漫性肺泡出血综合征（系统性红斑狼疮、韦格纳肉芽肿病、显微镜下多血管炎、肺出血-肾炎综合征、骨髓移植），急性狼疮性肺炎，放射性肺炎，药物性间质性肺疾病（如梅来霉素、胺碘酮、丝裂霉素、可卡因等），机会性感染（如卡氏肺囊虫性肺炎、巨细胞病毒性肺炎等）。闭塞性细支气管炎伴机化性肺炎（BOOP）以亚急性和慢性为主，部分患者急性起病，进行性发展为急性呼吸衰竭，在使用糖皮质激素治疗的同时，以机械通气居多，可使部分患者改善症状，甚至完全康复。

由亚急性（数周至数月）和慢性起病（数月至数年）的 ILD，如特发性肺纤维化、结节病、胶原血管性间质性肺疾病、组织细胞增生症 X、肺淋巴血管平滑肌瘤病等在其疾病的晚期，主要因不同程度的肺纤维化及蜂窝肺，通气功能障碍、弥散功能障碍，进而通气/血流比不均性增加导致的慢性低氧血症，需要氧疗，但若出现二氧化碳潴留，神志有变化及出现精神症状，理论上和临床实践中仍需行有创性机械通气治疗。

2.机械通气的实施

应该根据医院条件、现有呼吸机及相应设备的情况、疾病的状态及其发展过程，以及医护人员的经验及技术等选择合适的通气方案，并根据患者的全身情况、血气分析，选择合适的通气模式，调整呼吸机参数，以达到最佳治疗效果，减少并发症。

(1)人工气道的选择：人工气道的建立可选择气管插管或气管切开。

(2)通气模式的选择：间质性肺疾病可选择应用的通气模式有：控制/辅助通气(ACV)，容积预置型控制通气(VCV)，同步间歇性指令通气(SIMV)，压力支持通气(PSV)等。通气模式可根据呼吸机的性能、配置，以及具体病情，患者自主呼吸能力的改变，临床医生的经验等综合考虑后，选择具体的通气模式。

(3)通气参数的选择及调节：应根据患者的体重、肺部基本状态、病情及病程选择合适的通气参数，并根据血气分析，调整通气参数。

1)潮气量：根据患者年龄、体重、基础潮气量水平、胸肺顺应性、气道阻力等因素决定机械通气的潮气量。ILD患者潮气量一般为8～13mL/kg，终末期特发性肺纤维化患者的潮气量可依据肺功能检查30%～40%TLC测定值设定。推荐使用小潮气量的通气策略，为避免气道峰值压过高，可将 $PaCO_2$ 适当的调高。要监测其呼出气潮气量，并尽量维持最大吸气压力＜40～50cmH_2O，以防止气压伤。最好能够根据压力-容量曲线(P-V曲线)来选择适当潮气量，以避免肺泡的过度膨胀及其所致的肺损伤，维持潮气量在P-V曲线的陡升段，并保证气道峰值压＜40cmH_2O，吸气平台压＜35cmH_2O。

2)呼吸频率(RR)：根据通气模式选择RR，应用AC-V时，成人一般选择RR 16～20次/min。若自主呼吸适当时，设定的备用频率应低于自主频率2～4次/min，以避免患者不能使用呼吸机时引起严重的通气不足。应用SIMV时，开始时最好不调节潮气量，选用频率比原先略减少，待患者适应后再逐步减少频率，直至完全自主呼吸。

3)吸气时间及吸呼时比：预设的吸气时间(Ti)及吸呼时比(I/E)应尽量与患者的自主呼吸水平相一致，以减少人机对抗。一般预设的Ti为1～1.5秒，I/E为1∶1.5。终末期特发性肺纤维化患者，低氧血症严重，二氧化碳潴留相对较轻，出现内源性PEEP很少见，不必延长呼气时间。

4)吸入氧浓度(FiO_2)：应根据患者的氧合状况、平均气道压、血流动力学监测状态选择FiO_2。对特发性肺纤维化患者气管插管或气管切开后，实施机械通气时，严重低氧血症者可立即给予100%氧，以迅速缓解严重的缺氧，之后，逐步降低到维持 SaO_2＞90%的最低吸入氧浓度。必要时可采取PEEP、吸气末暂停和反比呼吸等方法，以帮助降低FiO_2，防止氧中毒。

5)峰值压力：即吸气末气道压，是整个呼吸过程中气道的最高压力，与潮气量的大小有关。过高的峰值压力会造成气压伤，应尽可能保持峰值压力＜3.9kPa(40cmH_2O)，选择合理的潮气量或吸气压力，使PIP＜40cmH_2O，或平台压＜35cmH_2O。ILD的终末期，严重的肺纤维化使峰值压力明显增高。蜂窝肺的形成也是发生气压伤的易患因素。

6)呼气末正压通气(PEEP)：PEEP可增加功能残气量，提高肺泡内压，使萎陷的肺泡复张，增加胸肺顺应性，改善通气/血流比，有利于改善氧合，降低吸氧浓度，避免氧中毒。但不恰当的设置可影响循环功能及引起气压伤。可依据压力容积曲线设置PEEP，一般从3～

5cmH$_2$O 开始，逐渐增加，每次增加 2～5cmH$_2$O，以达到最佳 PEEP 值，即既能增加 PaO$_2$、功能残气量和胸肺顺应性、减少肺内分流，又不影响心排血量，不产生气压伤的 PEEP 值。PEEP 值调整间隔时间视肺部病变而不同，通常为 15～60 分钟。待病情稳定后，逐步减少以致撤销 PEEP，一般每1～6 小时递减 2～5cmH$_2$O，一般 PEEP 可在＜5cmH$_2$O 的情况下脱机。急性呼吸窘迫综合征在机械通气支持时应注意：①弃用传统的超生理大潮气量，应用小潮气量（5～8mL/kg），严格限制跨肺压，推荐维持平台压＜30～35cmH$_2$O，即为允许性高碳酸血症；②加用适当的 PEEP，保持肺泡的开放，让萎陷的肺泡复原。上述的胸肺保护措施应用后，ARDS 的病死率有下降。AIP 从临床角度，组织学上属于弥漫性肺泡损伤（DAD），可以等同于不明病因的急性呼吸窘迫综合征（ARDS），理论上机械通气支持时肺保护措施同样适用于 AIP。现在 ARDS 的死亡率因机械通气和其他治疗手段的不断改进已降至 31％～50％。

3.机械通气的并发症和撤机

ILD 实施机械通气治疗同样会出现与气压伤、肺部感染以及气管插管和切开有关的并发症，特别是部分慢性 ILD 长期使用糖皮质激素，在实施机械通气更应注意肺部感染。

急性起病的 ILD 并发急性呼吸衰竭，在原发疾病得到控制后，应选择合适的通气模式及通气参数，加强营养及全身支持治疗，为撤机做好充分的准备。可以依据临床医生的经验、设备条件选用直接撤机、T 管、SIMV、PSV、CPAP 等常用方法进行过渡撤机。

特发性肺纤维化晚期并发急性呼吸衰竭，在准备使用呼吸机前，应充分考虑其撤机的可能性以及撤机方法。有限的资料表明，由于特发性肺纤维化疾病本身已属晚期，绝大多数患者均在机械通气治疗过程中短期内死亡。

第二节　重症肺炎

肺炎是威胁人类健康的常见感染性疾病之一。重症肺炎又称中毒性肺炎或暴发性肺炎，是由各种病原体所致肺实质性炎性反应，造成严重菌血症或毒血症进而引起血压下降、休克、神志模糊、烦躁不安、谵妄和昏迷。重症肺炎多见于老年人，青壮年也可发病，病情严重者可出现弥散性血管内凝血、肾功能不全而死亡。近年来，由于社会人口的老龄化、免疫损害宿主增加、病原体变迁、抗生素耐药率上升和接受机械通气治疗者增多等原因，重症肺炎的病死率仍居高不下，成为临床多学科研究的重点。

一、分类

根据肺炎获得途径的不同，可将重症肺炎分为社区获得性重症肺炎和医院获得性重症肺炎。

1.社区获得性肺炎（CAP）

社区获得性肺炎是指在医院外患的感染性肺实质（含肺泡壁，即广义上的肺间质）炎性反应，包括具有明确潜伏期的病原体感染而在入院后潜伏期内发病的肺炎。

2.医院获得性肺炎(HAP)

医院获得性肺炎是指患者入院时不存在,也不处于潜伏期,而于入院 48 小时后在医院(包括老年护理院、康复院)内发生的肺炎。

二、病因及发病机制

重症肺炎可由多种病原微生物引起,最常见的为肺炎链球菌、金黄色葡萄球菌、溶血性链球菌,近年由革兰阴性杆菌引起的重症肺炎有明显增加的趋势。重症肺炎常见诱因是受凉、酗酒和上呼吸道感染,老年人、平素体弱者或有心肺基础性疾病者易发本病。侵入肺实质内的病原微生物及其代谢产物可引起:①中毒性心肌炎,导致影响心输出功能;②激活人体交感-肾上腺髓质系统、补体系统、肌肽系统、凝血与纤溶系统等,导致产生各种生物活性物质;③通过垂体-肾上腺皮质系统,引起肾上腺皮质功能不全。所有这些均可使心排血量下降,有效循环血容量降低,引起微循环障碍,造成细胞损伤和重要脏器功能损害。

三、临床表现

常见症状为咳嗽、咳痰,原有呼吸道症状加重,并出现脓痰或血痰,伴或不伴胸痛。病变范围大者可有呼吸困难、呼吸窘迫。大多数患者有发热症状。早期肺部体征无明显异常,重症患者可有呼吸频率增快、鼻翼扇动、发绀。肺实变时有典型的特征,如叩诊浊音、触觉语颤增强和支气管呼吸音等,也可闻及湿啰音。合并胸腔积液者,患侧胸部叩诊浊音,触觉语颤减弱,呼吸音减弱。肺部革兰阴性杆菌感染的共同点在于肺实变或病变融合,组织坏死后容易形成多发性脓肿,常累及双肺下叶。若波及胸膜,可引起胸膜渗液或脓胸。

四、诊断

1.诊断标准

诊断重症肺炎目前还没有普遍认同的标准,一般认为,如果肺炎患者需要呼吸支持(急性呼吸衰竭、气体交换恶化伴高碳酸血症或持续低氧血症)、循环支持(血流动力学监测障碍、外周低灌注)和需要加强监护和治疗(肺炎引起的感染中毒症或基础疾病所致的其他器官功能障碍)可被认定为重症肺炎。目前许多国家制定了重症肺炎的诊断标准,虽然有所不同,但均注重肺部病变的范围、器官灌注和氧合状态。我国制定的重症肺炎标准为出现下列征象中 1 项或多项者可诊断为重症肺炎:①意识障碍;②呼吸频率≥30 次/min;③ PaO_2 <60mmHg, PaO_2/FiO_2 <300mmHg,需行机械通气治疗;④动脉收缩压<90mmHg;⑤并发脓毒性休克;⑥X 线胸片显示双侧或多肺叶受累,或入院 48 小时内病变扩大≥50%;⑦少尿,尿量<20mL/h,或<80mL/4h,或并发急性肾衰竭需要透析治疗。

2.病原学诊断

(1)痰:尽量在抗生素治疗前采集标本。嘱患者先行漱口,无痰患者可用高渗盐水雾化吸入导痰。痰标本应尽快送检,不宜超过 2 小时。选取脓性部分涂片做革兰染色,镜下筛选合格标本(鳞状上皮细胞<10 个/低倍视野,多核白细胞>25 个/低倍视野,或二者比例<1∶2.5)。

以合格标本接种于血琼脂平板和巧克力平板 2 种培养基,用标准 4 区划线法接种做半定量培养,痰细菌浓度≥10^7 cfu/mL,可认为是致病菌。

(2)经气管镜或人工气道吸引:标本培养的病原菌浓度≥10^5 cfu/mL,可认为是病原菌,低于此浓度者则多为污染菌。

(3)支气管肺泡灌洗(BAL):BAL 采样标本≥10^6 cfu/mL,可认为是感染的病原体。

(4)防污染标本毛刷或防污染 BAL:标本细菌浓度≥10^3 cfu/mL,可认为是致病菌。

(5)血和胸腔积液培养:血或胸腔积液培养到病原菌可以确定为肺炎的病原菌,但应排除操作过程中皮肤细菌的污染。

(6)侵袭性诊断技:如经皮细针吸引,属于创伤性检查,容易引起并发症。该技术仅选择性适用于经验性治疗无效或病情仍然进展者、怀疑特殊病原体感染,而常规方法难以确诊者,以及与非感染性肺部浸润性病变鉴别困难者。

五、监护

重症肺炎的监护对观察病情的变化十分重要,可以及时发现病情的变化并做出及时相应的处理。基本的监测包括无需特殊设备仪器,只需视、触、叩、听即能完成的一些检测,如生命体征体温、脉搏、心率、血压等的监测,注意神志改变、瞳孔大小、有无球结膜充血、水肿等。重点观察肺部情况,如有无自主呼吸、呼吸的频率、深浅度,以及与呼吸机的协调情况。注意人工气道的位置及是否通畅,观察气道分泌物的量、颜色及黏稠度,肺部呼吸音情况,啰音的性质、部位及多寡。此外尚需观察尿量,皮肤黏膜的颜色、温度及湿度,神经反射等。重点的监测应包括以下几个方面:体温、循环功能、呼吸功能、影像学、肾脏功能、电解质等生化指标及呼吸机相关参数的监测等。

1.体温监测

除原发感染导致病情危重外,由于危重患者抗感染能力下降,常可能继发或合并病毒、细菌、霉菌感染,病原体的代谢产物或毒素作用于白细胞而释放出致热原导致发热。危重患者多系统调节代偿功能失常,个体反应性强弱差异很大,并常用人工降温治疗,且已应用抗生素、解热药及肾上腺皮质激素等多种药物,使发热程度与热型变得不规律甚至难以预测,故对危重患者定期或连续体温监测极为重要。危重患者神志不清或不能与医生合作时常用腋窝测温,同时连续监测腋窝和直肠温度,二者温差有一定意义。休克时皮肤强烈收缩,阻碍正常散热功能腋窝温差可达 0.2℃。也可用鼻咽温度和深部鼻腔温度来测定危重患者的体温。

2.循环功能监测

血流动力学监测包括有创性及无创性监测两大类。无创性监测通过间接手段,其获得的数据虽不如创伤性方法精准,但以不增加患者痛苦而易被接受。压力监测包括动、静脉内压力的测定。无创测压方法包括袖套测压法和超声波法。通过 Swan-Gandz 导管(漂浮导管)测定肺动脉压和肺动脉楔压,可间接了解左心房和左心室末压、左心室充盈压,结合心排血量及其他参数,可较全面准确地反映心血管功能,正常右心室舒张压力为 0.7～1.3kPa(5～10mmHg),收缩压为 3.3～4.7kPa(20～30mmHg),右心房平均压力为 0.5～1.3kPa(4～

10mmHg)，与中心静脉压相当。肺动脉舒张压接近肺动脉楔压，但在肺或肺血管发生病理改变时，上述相关性即不存在。左心房平均压与左心室舒张压末压接近，而肺动脉楔压相当于左心房压，中心静脉压、右心房平均压与右心室舒张末压大致相当。在重症肺炎并发循环障碍时，右心房平均压正常或下降、肺动脉楔压下降、左心室搏出量指数升高、肺小动脉阻力正常或下降、体循环阻力下降。在用较高压力的 PEEP 机械通气治疗时，需行心排量监测。

3.呼吸功能监测

(1)动脉血气监测为呼吸监测的重要手段，可监测患者的血液氧合指标，也能对患者体内的酸碱状态做出直观的诊断。可帮助诊断呼吸衰竭的类型及程度。但其缺点包括有创性、间断性和费时性，呼吸衰竭患者动脉血气变化较临床症状发生晚。血气分析仪利用 CO_2 及 O_2 电极能直接测定血中氧分压(PaO_2)、二氧化碳分压($PaCO_2$)及血液酸碱度(pH)，经过微机处理可输出多项参数，其中最常用的有碱剩余(±BE)，实际碳酸氢根(HCO_3^-)及氧饱和度(SaO_2)等。新近生产的血气分析仪还同时测定血 Na^+、Cl^-、Ca^{2+} 及乳酸、血糖、尿素氮、血红蛋白等。$PaCO_2$ 是反映呼吸性因素的主要指标，而反映代谢因素的主要指标有碱剩余(BE)，缓冲碱特别是 HCO_3^-。在判断结果时应注意：①pH 值＜7.35 为酸中毒，pH 值＞7.35 为碱中毒；BE＜－3mmol/L，表示碱不足，多数为原发性代谢性酸中毒，也可能是呼吸性酸中毒的代偿表现；②BE＞＋3mmol/L，表示有碱剩余，多数为原发性代谢性碱中毒，也可能为呼吸性酸中毒代偿表现；③$PaCO_2$＞6kPa(45mmHg)，表示二氧化碳潴留，常为原发性呼吸性酸中毒，也可能继发性代谢性碱中毒所引起，$PaCO_2$＜4.7kPa(35mmHg)，表示通气过度，常为原发性呼吸性碱中毒，也可能是继发性代谢酸中毒所引起。

(2)脉搏血氧饱和度(SpO_2)监测：20 世纪 70 年代发展起来的脉搏血氧饱和度仪是无创性血氧监测领域中的革新，其物理原理基于氧合血红蛋白与还原血红蛋白的吸收光谱不同，目前临床上使用的脉搏血氧仪使用波长的光，即红光区的 660nm 及红光外区的 940nm 光。无创性持续血氧饱和度脉搏监测得 SpO_2 与 SaO_2 的相关性和很好，脉搏计在血氧饱和度＞70%时，其 95%可信区的精度为±4%，当血氧饱和度＜70%时其准确性趋于下降。一般情况下 SpO_2 较 SaO_2 高约 3%，但在重症肺炎合并末梢循环不良时 SpO_2 监测值可明显降低。

(3)经皮氧与二氧化碳监测：经皮氧分压($PtcO_2$)和二氧化碳分压($PtcCO_2$)的监测方法简便、易行、无损伤、速度快并可作持续监测。尽管 $PtcCO_2$，一般与 $PaCO_2$ 变化趋势一致，但当患者的末梢循环不良或有水肿、皮下气肿时，所测 $PtcO_2$ 和 $PtcCO_2$ 不能正确反映 PaO_2 和 $PaCO_2$ 的变化，加之该法反应时间慢，信号飘移，定标需用压缩气体源以及电极易损等缺点。

(4)混合静脉血氧饱和度：采用一种含光导纤维细丝的肺动脉导管(一种特殊的 Swan-Ganz 导管)，根据脉搏测氧仪原理连续监测肺动脉中混合静脉血氧饱和度 SvO_2。与脉搏测氧仪相比，SvO_2 测定的一大优点是其值正处于血红蛋白氧解离曲线的陡直部分，此处 SvO_2 与混合静脉氧分压(PvO_2)之间呈线性关系。健康人 SvO_2 值 75%～85%，SvO_2 下降说明组织供氧不足，SvO_2 增高表明组织利用氧能力降低。

4.呼吸机监测

所有呼吸机均有自动监测装置，主要有压力及容量监测，有的还有吸气氧浓度(FiO_2)及湿化器的温度监测。压力监测主要有吸气峰压高限(俗称高压报警)和吸气峰压低限(低压报警)两种。高压报警的数据可根据患者具体情况设置,一般可设置在≤2.94kPa(30cmH_2O)。低压报警主要为及时发现管道脱落或漏气,或高压气源工作压力下降等因素。呼吸机的容量监测主要是为了保障患者的通气量或潮气量而设置,通过监测患者的呼出气体而获得结果。有些呼吸机附有气道阻力(Raw)和肺顺应性(C)的监测,但由于这两项指标值多变,临床难以掌握其正常值,强调动态观察其变化趋势来帮助了解肺功能状态。

5.胸部 X 线检测

接受机械通气的患者只能行床边 X 线摄片,可帮助人工气道的定位,了解肺部感染的部位和严重程度,及时发现各类肺部并发症如肺不张、气胸、继发肺部感染等;帮助掌握脱机和拔除人工气道的指征。摄片时应尽可能采取半卧位,躯体抬高 30°～45°,危重患者不易配合吸气相摄片,可借助于呼吸机屏气装置。另外,应尽可能去除可能遮挡 X 线的物体:如检测电板、导管、呼吸机的导管等。应间隔 2～3 天复查摄片。

6.血液生化指标的监测

根据病情需要,应定期复查电解质、肝、肾功能等指标,对重症肺炎患者,应记录 24 小时液体出入量,密切观察血液中尿素氮、肌酐等指标的变化。通过计算肌酐清除率来估计肾小球滤过率(GFR),或采用测定菊粉清除率来计算 GFR,可通过测定对氨基马尿酸盐清除率(PAH)来正确估算肾血流量,可用尿及血浆渗透量比值评估尿浓缩功能,从而分析肾脏功能的变化。对体液失衡的监测也很重要,由于细胞内液和细胞外液的电解质成分相差很明显,测定细胞内电解质的浓度比较困难,往往以肌肉活检或红细胞作为测定对象,或同位素示踪法来计算。临床上都以测定血浆(或血清)电解质浓度作为了解电解质内稳定的参考依据,由于测定时间、对象和方法等因素的差异,在临床工作中应定时测定、观察其动态变化。重症肺炎患者易出现代谢性酸中毒,可测定阴离子间隙(AG),$AG=Na^{+}-(HCO_3^{-}+Cl^{-})$,约为 12mmol/L,当患者的 AG 值升高超过 12mmol/L,往往提示有代谢性酸中毒存在,尤其在乳酸性酸中毒时,但应排除其他因素如应用较大剂量羧苄青霉素或青霉素钠盐或尿毒症等引起的 AG 增高。因为这种 AG 值的增高,并不完全代表酸中毒的存在。

六、治疗

维护重要器官的功能,积极抗感染,休克治疗。

1.氧气吸入

休克时组织普遍缺氧,故即使无明显发绀,给氧仍属必要。可经鼻导管输入。输入氧浓度以 40%为宜,氧流量为 5～8L/min。

2.休克抢救

(1)补充血容量:如患者无心功能不全,快速输入有效血容量是首要的措施。首批输入 1000mL,于 1 小时内输完最理想。开始补液时宜同时建立两条静脉通道,一条快速扩容,补充胶体液,另一条静脉滴注晶体液。输液的程序原则为“晶胶结合,先胶后晶,胶一晶三,胶不过千”,输液速度为“先快后慢,先多后少”,力争在数小时内逆转休克,尤其是最初 1～2 小时内措施是成功的关键。抗休克扩容中没有一种液体是完善的,需要各种液体合理组合,才能保持细胞内、外环境的相对稳定。①胶体液:常用药物为低分子右旋糖酐,其作用为提高血浆胶体渗透压,每克低分子右旋糖酐可吸入细胞外液 20～50mL,静脉注射后 2～3 小时作用达高峰,4 小时后消失,故需快速滴入。同时它还有降低血液黏稠度,疏通微循环的作用。用法及用量:500～1000mL/d,静脉滴注;②晶体液:常用的平衡盐溶液有林格碳酸氢钠或 2∶1 溶液,平衡盐溶液的组成成分与细胞外液近似,应用后可按比例地分布于血管内的细胞外液中,故具有提高功能性细胞外液容量的作用。代谢后又可供给部分碳酸氢钠,对缓解酸中毒有一定功效;③各种浓度葡萄糖液:5%、10%葡萄糖液主要供给水分和能量,减少消耗,不能维持血容量。25%～50%葡萄糖则可提高血管内渗透压,具有短暂扩容及渗透性利尿作用,故临床上亦作为非首选的扩容药应用。

(2)治疗酸中毒:休克时都有酸中毒,组织的低灌流状态是酸中毒的基本原因。及时治疗酸中毒,可提高心肌收缩力,降低毛细血管通透性,提高血管对血管活性药物的效应,改善微循环并防止 DIC 的发生。5%碳酸氢钠最为安全有效,宜首选,它具有以下优点:解离度大,作用快,能迅速中和酸根。为高渗透性液体,兼有扩容作用,可使 2～3 倍的组织液进入血管内。补碱公式:所需补碱量(mmol)=(目标 CO_2CP－实测 CO_2CP)×0.3×体重(kg)。目标 CO_2CP 一般定位 20mmol/L。估算法:欲提高血浆 CO_2 结合力 1mmol/L,可给 5%碳酸氢钠约0.5mL/kg。

(3)血管活性药物:血管活性药物必须在扩容、纠酸的基础上应用。①血管收缩药物:此类药物可使灌注适当增高,从而改善休克。但是如果使用不当,则使血管强烈收缩,外周阻力增加,心排血量下降,反而减少组织灌注,使休克向不可逆方向发展,加重病情。血管收缩药适用于休克早期,在血容量未补足之前。尿量＞25mL/h,短暂使用可以增加静脉回流和心搏血量,保证重要器官的血液流量,有利于代偿功能的发挥。常用的缩血管药有去甲肾上腺素和阿拉明(间羟胺);a.去甲肾上腺素 2～6mg 加入 500mL 液体中以每分钟 30 滴的速度静脉滴注,使收缩压维持在 12～13.3kPa(90～99.8mmHg),随时调整滴速及药物浓度,血压稳定 30 分钟后逐渐减量,可与酚妥拉明合用,后者浓度为 2～4mg/mL,滴速为每分钟 20～40 滴。b.阿拉明 10～20mg 加入 5%～10%葡萄糖液中静脉滴注。该药不良反应小,血压上升比去甲肾上腺素平稳;血管扩张剂:导致休克的关键不在血压而在血流。由于微循环障碍的病理基础是小血管痉挛,故目前多认为应用血管扩张药物较应用缩血管药物更为合理和重要。但应在补充血容量的基础上给予。a.多巴胺:小剂量对周围血管有轻度收缩作用,但对内脏血管则有扩张作用,用后可使心肌收缩力增强,心搏出量增加,肾血流量和尿量增加,动脉压轻度增高,并有抗心律失常作用。大剂量则主要起兴奋 α 受体作用,而产生不良后果。用法和用量:10～20mg 加入至 500mL 的 5%葡萄糖溶液中,以每分钟 20～40 滴的速度静脉滴注;b.异丙肾上腺素:能扩张血管,增强心肌收缩力和加快心率,降低外周总阻力和中心静脉压。1mg 加入至 500mL 的 5%葡萄糖溶液中,每分钟 40～60 滴;c.酚妥拉明:为 α 受体拮抗药,药理作用以扩张小动脉为主,也能轻度扩张小静脉。近年来研究认为此药对 β 受体也有轻度兴奋作用,可增加心肌收缩力,加强扩张血管作用,明显降低心脏不良反应,而不增加心肌氧耗,并具有一定的抗心律失常作用。但缺点是增加心率。此药排泄迅速,给药后 2 分钟起效,维持时间短暂。停药 30 分钟后消失,由肾脏排出。用法:抗感染性休克时酚妥拉明通常采用静脉滴注给药。以 10mg 酚妥拉明稀释于 100mL 5%的葡萄糖液，开始时用 0.1mg/min 的速度静脉滴注，逐渐增加剂量，最高可达 2mg/min，同时严密监测血压、心率，调整静脉滴注速度，力求取得满意疗效。其不良反应主要有鼻塞、眩晕、虚弱、恶心、呕吐、腹泻、血压下降、心动过速。肾功能减退者慎用；d.山莨菪碱：山莨菪碱是胆碱能受体拮抗药，能直接松弛血管痉挛，兴奋呼吸中枢，抑制腺体分泌，且其散瞳作用较阿托品弱，无蓄积作用，半衰期为 40 分钟，毒性低，故为相当实用的血管扩张剂。山莨菪碱的一般用量，因休克程度不同、并发症不同、病程早晚、个体情况而有差异。早期休克用量小，中、晚期休克用量大。一般由 10～20mg 静脉注射开始，每隔 5～30 分钟逐渐加量，可达每次 40mg 左右，直至血压回升、面色潮红、四肢转暖，可减量维持。山莨菪碱治疗的禁忌证：过高热（39℃以上），但降温后仍可应用；烦躁不安或抽搐者，用镇静剂控制后仍可应用；血容量不足，须在补足有效血容量的基础上使用；青光眼、前列腺肥大。

3.抗生素的应用

在获得痰、尿及其他体液培养结果以前，开始治疗时只能凭经验预估病原菌。选用强有力的广谱杀菌剂，待致病菌明确后再行调整。剂量宜大，最好选用 2～3 种联合应用。抗生素应用的原则是“足量、联合、静脉、集中”，最好选用对肾脏无毒或毒性较低的抗生素。

低肺炎链球菌耐药发生率时（<5%），首选头孢或青霉素或 β-内酰胺酶抑制剂加红霉素，高肺炎链球菌耐药发生率时（>5%）或居住养老院的老年患者：首选三代头孢加大环内酯类。替代：四代头孢加大环内酯类，注射用亚胺培南西司他丁钠加大环内酯类，环丙沙星或新喹诺酮类。

如伴有 COPD 或支气管扩张而疑有铜绿假单胞菌感染时，首选头孢他啶加氨基糖苷类加大环内酯类或环丙沙星。考虑另外还有厌氧菌感染可能的卧床患者或伴有系统疾病者，首选氨基青霉素/β-内酰胺酶抑制剂加克林霉素或注射用亚胺培南西司他丁钠。

目前常用的抗生素有如下几类。

（1）青霉素类：①青霉素：青霉素对大多数革兰阳性球菌、杆菌、革兰阴性球菌均有强大的杀菌作用，但对革兰阴性杆菌作用弱。目前青霉素主要大剂量用于敏感的革兰阳性球菌感染，在感染性休克时超大剂量静脉滴注。金葡菌感染时应做药敏监测。大剂量青霉素静脉滴注时，由于它是钾盐或钠盐，疗程中应监测血清钾、钠。感染性休克时用量至少为 800 万～960 万 U/d，分次静脉滴注；②半合成青霉素：a.苯唑西林（苯唑青霉素，新青霉素Ⅱ）：本品对耐药金葡菌疗效好。4～6g/d，分次静脉滴注；b.氨苄西林：主要用于伤寒、副伤寒、革兰阴性杆菌败血症等。成人用量为 3～6g/d，分次静脉滴注或肌内注射；c.羧苄西林：治疗铜绿假单胞菌败血症，成人 10～20g/d，分次静脉滴注或肌内注射；③青霉素与 β-内酰胺类抑制剂的复合制剂：a.阿莫西林-克拉维酸钾：用于耐药菌引起的上呼吸道、下呼吸道感染、皮肤软组织感染、术后感染和尿道感染等。成人每次 1 片（0.375mg），每日 3 次，口服；严重感染时每次 2 片，每日 3 次；b.氨苄西林-舒巴坦钠：对大部分革兰阳性菌、革兰阴性菌及厌氧菌有抗菌作用。成人每日 1.5～12g，分 3 次静脉注射，或每日 2～4 次，口服。

（2）头孢菌素类：本类抗生素具有抗菌谱广、杀菌力强、对胃酸及 β-内酰胺酶稳定，过敏反应少等优点。现已应用到第四代产品，各有优点。①第一代头孢菌素：本组抗生素特点为对革兰阳性菌的抗菌力较第二、三代强，故主要用于耐药金葡菌感染，对革兰阴性菌作用差；对肾脏有一定毒性，且较第二、三代严重。a.头孢唑啉：成人 2～4g/d，肌内注射或静脉滴注；b.头孢拉啶：成人 2～4g/d，静脉滴注，每日用量不超过 8g；②第二代头孢菌素：本组抗生素的特点有：对革兰阳性菌作用与第一代相仿或略差，对多数革兰阴性菌作用较强.常用于大肠埃希菌属感染，部分对厌氧菌高效；对肾脏毒性小。a.头孢孟多：治疗重症感染，成人用至 8～12g/d，静脉注射或静脉滴注。b.头孢呋辛：治疗重症感染，成人用至 4.5～8g/d，分次静脉内注射或肌内注射；③第三代头孢菌素：本组抗生素的特点有对革兰阳性菌有相当的抗菌作用，但不及第一、二代；对革兰阴性菌包括大肠埃希菌、铜绿假单胞菌及厌氧菌如脆弱类杆菌有较强的作用；其血浆半衰期长，有一定量渗入脑脊液；对肾脏基本无毒性。a.头孢他啶：临床上用于单种的敏感细菌感染，及两种或两种以上混合细菌感染。成人用量 1.5～6g/d，分次肌内注射或静脉滴注；b.头孢曲松（罗氏芬）：成人 1g/d，分次肌内注射或静脉滴注；c.头孢哌酮：成人 6～8g/d，分次肌内注射或静脉滴注。

(3)氨基糖苷类抗生素：本类抗生素对革兰阴性菌有强大的抗菌作用，且在碱性环境中增强。其中卡那霉素、庆大霉素、妥布霉素、阿米卡星等对各种需氧革兰阴性杆菌具有高度的抗菌作用。厌氧菌对本类抗生素不敏感。本类抗生素老年人应慎用；休克时肾血流减少，剂量不要过大，还要注意复查肾功能；尿路感染时应碱化尿液；与呋塞米、依他尼酸、甘露醇等药联用时增强其耳毒性。①庆大霉素：成人 16 万～24 万 U/d，分次肌内注射或静脉滴注。忌与青霉素混合静脉滴注；②硫酸卡那霉素：成人 1.0～1.5g/d，分 2～3 次肌内注射或静脉滴注，疗程不超过 14 日；③硫酸妥布霉素：成人每日 1.5mg/kg，每 8 小时一次，分 3 次肌内注射或静脉滴注。

(4)大环内酯类抗生素：大环内酯类抗生素作用于细菌细胞核糖体 50S 亚单位，阻碍细菌蛋白质的合成，属于生长期抑菌药。本品主要用于治疗耐青霉素的金葡菌感染和青霉素过敏的金葡菌感染。近年来常用阿奇霉素。

剂量为成人 500mg，每日一次，口服，或 0.25～0.5g 加入糖或盐水中静脉滴注。

(5)喹诺酮类抗生素：喹诺酮类抗生素以细菌的脱氧核糖核酸为靶，阻碍 DNA 回旋酶合成，使细菌细胞不再分裂。喹诺酮按发明的先后及抗菌性能不同，分为一、二、三代。①第一代喹诺酮只对大肠埃希菌、痢疾杆菌、克雷白杆菌、少部分变形杆菌有抗菌作用。具体品种有萘啶酸和吡咯酸，因疗效不佳现已少用；②第二代喹诺酮在抗菌谱方面有所扩大，对肠埃希菌属、枸橼酸杆菌属、铜绿假单胞菌、克雷白杆菌也有一定抗菌作用。主要有吡哌酸；③第三代喹诺酮的抗菌谱进一步扩大，对葡萄球菌等革兰阳性菌也有抗菌作用。目前临床主要应用第三代喹诺酮。其主要不良反应有胃肠道反应，中枢反应如头痛、头晕、睡眠不良等；可致癫痫发作；可影响软骨发育，孕妇及儿童慎用。

(6)万古霉素：仅用于严重革兰阳性菌感染。成人每日 1～2g，分 2～3 次静脉滴注。

4.非抗微生物治疗

非抗微生物治疗领域有三种方法，急性呼吸衰竭时的无创通气、低氧血症的治疗和免疫调节。

(1)无创通气：持续气道正压（CPAP）被用于卡氏肺孢子虫肺炎的辅助治疗。在重症 CAP，用无创通气后似乎吸收及康复更快。将来的研究应弄清无创通气能在多大程度上避免气管插管，对疾病结果到底有无影响。

(2)治疗低氧血症：需机械通气治疗的重症肺炎患者患低氧血症的病理生理机制是肺内分流和低通气区肺组织的通气血流比例失调。

(3)免疫调节治疗：①G-CSF：延长中性粒细胞体外存活时间，扩大中性粒细胞的吞噬活力。促进 PMN 的成熟和肺内流；②IFN-γ：促进巨噬效应细胞的功能，包括刺激呼吸爆发，抗原提呈，启动巨噬细胞起源的 TNF 释放，增强巨噬细胞体外吞噬和抗微生物活力。对 PMN 有类似作用。在体内，IFN-γ 缺乏可造成肺对细胞内病原体的清除障碍；③CD40L：促进 T 细胞和 B 细胞、DCs 细胞的有效作用，直接刺激 B 细胞。在清除细胞内细菌的细胞免疫反应和清除细胞外细菌的体液免疫反应中起作用；④CpG 二核苷酸：选择性增强 NK 细胞活力，激活抗原提呈细胞，上调 CD40，启动Ⅰ型细胞因子反应，对外来抗原产生 CTL。

5.激素的使用

皮质激素有广泛的抗炎作用：预防补体活化、减少 NO 的合成、抑制白细胞的黏附和聚集、减少血小板活化因子、TNF-α、IL-1 和前列腺素对不同刺激时的产生。大样本的、随机的研究和荟萃分析显示大剂量、短疗程的激素治疗不能降低 SEPTIC 患者的病死率。一项 300 名患者的随机对照、双盲研究，使用氢化可的松(50mg，iv，每 6 小时 1 次)或氟氢可的松(50μg，每日 1 次，口服)7 日。肾上腺功能不全者，28 日存活率要显著高于安慰剂对照组。在肾上腺功能无法测试或得出结果前，对升压药依赖、有败血性休克的机械通气和有其他器官功能障碍者，使用激素可能合理。

第三节 肺脓肿

肺脓肿是由多种病原菌引起的肺部化脓性炎症，组织坏死、液化并形成空洞。肺脓肿多发生于误吸危险因素或免疫状况低下者。影像学上表现为空洞伴液平。抗生素应用以来，肺脓肿的发病率和死亡率逐渐下降，预后较好。

一、病因

(一)病原体

包括厌氧菌、需氧菌和兼性厌氧菌。厌氧菌为主要致病菌，占 60%～80%，通常包括革兰球菌如消化球菌、消化链球菌，革兰阴性杆菌如脆弱类杆菌、产黑色素类杆菌和坏死梭状杆菌等。需氧和兼性厌氧菌包括金黄色葡萄球菌、肺炎链球菌、溶血性链球菌等革兰阳性球菌和克雷白杆菌、大肠埃希菌、变形杆菌、铜绿假单胞菌等革兰阴性杆菌。

(二)类别

多为吸入口腔的正常菌群所致，常为各种菌的混合感染。高危因素有严重牙病、癫痫发作、酗酒。吸入性肺脓肿中厌氧菌最常见；金黄色葡萄球菌为血源性肺脓肿最常见的病原体；厌氧菌引起的血源性肺脓肿多继发于腹腔或盆腔感染；肠道感染继发的肺脓肿以大肠埃希菌、变形杆菌、类链球菌、阿米巴原虫多见。

二、诊断

(一)发病原因

1.吸入性肺脓肿

多由于吸入口腔或上呼吸道分泌物、呕吐物或异物所致。

2.血源性肺脓肿

败血症时或脓毒病灶中的细菌或栓子可经血液循环到肺部,引起肺小动脉菌栓,形成血源性肺脓肿。

3.继发性肺脓肿

多继发于其他肺部疾病如支气管扩张、支气管囊肿、支气管肺癌或肺结核空洞等;或邻近器官播散如膈下脓肿、肾周围脓肿、脊柱旁脓肿、食管穿孔等,均可穿破至肺形成脓肿。

(二)临床症状特点

(1)急性肺脓肿多为急骤起病,畏寒、高热,体温达 39～40℃,咳嗽常见,咳黏液脓性痰。

(2)若感染控制不佳,起病 10～14 天可突然咳出大量脓臭痰,每天 300～500mL,体温随即下降。

(3)可合并脓气胸,出现气急;或合并咯血。血源性肺脓肿多先有原发病灶引起的畏寒、高热等全身脓毒血症表现。慢性肺脓肿患者可伴有贫血、消瘦等消耗症状。

(三)体征特点

多无异常体征;病变较大时,叩诊可呈浊音或实音,有时可闻及湿啰音;并发胸膜炎时,可闻及胸膜摩擦音或胸腔积液的体征;慢性肺脓肿常伴有杵状指。

(四)辅助检查

1.外周血常规

白细胞明显升高,总数可达(20～30)×10^9/L,中性粒细胞在 90%以上,核左移,常有毒性颗粒;C 反应蛋白(CRP)、血沉(ESR)升高。

2.影像学检查

(1)吸入性肺脓肿:早期为大片浓密模糊性阴影,边缘不清;脓肿形成后,浓密阴影中出现圆形或不规则透亮区及液平面;消散期,脓腔周围严重逐渐吸收,脓腔缩小至消失。

(2)血源性肺脓肿:圆形多发浸润性病灶,分布在一侧或两侧,中心可有透亮区。

(3)慢性肺脓肿:以空洞为主要改变,壁厚,分隔多房,可有多个大小不等的透亮区,液面高低不一,空洞周围可见纤维索条影。

3.支气管镜检查

纤维支气管镜检查有助于发现某些引起支气管阻塞的病因,如气道异物或肿瘤,及时解除气道阻塞,并行支气管镜抽吸引流支气管内脓性分泌物。

三、治疗

肺脓肿的治疗原则是抗菌药物治疗和脓液引流。

（一）抗菌药物治疗

急性吸入性肺脓肿多为厌氧菌感染，一般都对青霉素敏感，青霉素常为首选药物。仅脆弱拟杆菌对青霉素不敏感，但对林可霉素、克林霉素和甲硝唑敏感。青霉素剂量根据病情，轻症120万～240万U/d，严重者1000万U/d分次静脉滴注。在有效抗生素治疗下，体温3～10天可下降至正常。此时可将静脉给药转换为肌内注射。若青霉素疗效不佳，可用林可霉素1.8～3.0g/d分次静脉滴注，或克林霉素0.6～1.8g/d，或甲硝唑0.4g，每日3次口服或静脉滴注。血源性肺脓肿多为葡萄球菌和链球菌感染，可选用耐β-内酰胺酶的青霉素类或头孢菌素，对MRSA则需用万古霉素或替考拉宁。如为阿米巴原虫感染，则用甲硝唑治疗。如为革兰阴性杆菌，则可选用第二、三代头孢菌素、类，可联用氨基糖苷类抗生素。如庆大霉素（16万～24万U/d）、阿米卡星（丁胺卡那霉素，0.4～0.6g/d）、妥布霉素（160～240mg/d）等。有条件时最好参考细菌培养和药敏试验结果调整和选择抗生素。

抗生素疗程一般为8～12周，或直至临床症状完全消失，X线片显示脓腔及炎性病变完全消散，仅残留条索状纤维阴影为止。

（二）脓液引流

祛痰药如氯化铵0.3g，鲜竹沥10～15mL，每日3次口服，可使痰液易咳出。痰浓稠者，可用气道湿化如蒸汽吸入，超声雾化吸入等以利痰液的引流。体位引流排脓是缩短病程、加速病灶愈合、提高治愈率的重要环节，对一般情况好、发热不高的患者，使脓肿部位处于高位，在患部轻拍，每日2～3次，每次10～15分钟。但对脓液甚多且身体虚弱者体位引流应慎重，以免大量脓痰涌出，不及时咳出而造成窒息。有明显痰液阻塞征象，可经纤支镜冲洗并吸引。贴近胸壁的巨大脓腔，可留置导管引流和冲洗。合并脓胸时应尽早胸腔抽液、引流。

第四节　急性呼吸衰竭

急性呼吸衰竭是由于肺实质疾患、气道阻塞、创伤、休克等突发致病因素引起的肺通气和（或）换气功能迅速出现严重障碍，短时间内导致二氧化碳潴留和（或）输送到组织氧缺乏，进而危及患者生命的病理生理状态。

一、病因

（一）急性Ⅰ型呼吸衰竭

主要由各种导致急性换气功能障碍的疾病所致。包括各种病原微生物以及误吸所致急性重症肺炎、心源性肺水肿、急性呼吸窘迫综合征、急性高原病、急性肺栓塞、大量胸腔积液、张力性气胸、胸外伤等。

（二）急性Ⅱ型呼吸衰竭

主要由通气功能障碍所致。呼吸道感染、呼吸道灼伤、气道异物、喉头水肿引起呼吸道急性阻塞是引起急性Ⅱ型呼吸衰竭的常见病因。由于呼吸中枢调控受损或呼吸肌功能减退造成肺泡通气不足，引起Ⅱ型呼吸衰竭。包括脑血管病、颅脑外伤、中枢神经系统感染、CO中毒、药物中毒致呼吸中枢受抑制等；重症肌无力、有机磷农药中毒、多发性肌炎、低钾血症、周期性瘫痪等致呼吸肌受累。

Ⅰ型呼吸衰竭晚期严重阶段可出现Ⅱ型呼吸衰竭，而Ⅱ型呼吸衰竭经治疗好转后，可经Ⅰ型呼吸衰竭阶段痊愈。

二、临床表现

急性呼吸衰竭的临床表现主要是低氧血症所致的呼吸困难和多器官功能障碍。

（一）呼吸困难

呼吸困难是呼吸衰竭最早出现的症状。多数患者有明显的呼吸困难，可表现为频率、节律和幅度的改变。较早表现为呼吸频率增快，病情加重时出现呼吸困难，辅助呼吸肌活动加强，如三凹征。中枢性疾病或中枢神经抑制性药物所致的呼吸衰竭，表现为呼吸节律改变，如潮式呼吸、比奥呼吸等。

（二）发绀

发绀是缺氧的典型表现。当动脉血氧饱和度持续低于85%时，可出现皮肤发绀，在口唇、指甲等处明显。发绀的程度与还原型血红蛋白含量相关，红细胞增多者发绀更明显，贫血者则发绀可不明显。呼吸衰竭导致动脉血氧饱和度降低引起的发绀为中央性发绀。

（三）精神、神经症状

急性缺氧可出现精神错乱、狂躁、昏迷、抽搐等症状。如合并急性二氧化碳潴留，可出现嗜睡、淡漠、扑翼样震颤，至呼吸骤停。

（四）循环系统表现

多数患者有心动过速。严重低氧血症、酸中毒可引起心肌损害，亦可引起周围循环衰竭、血压下降、心律失常、心搏停止。

（五）消化和泌尿系统表现

严重呼吸衰竭对肝、肾功能都有影响，部分病例可出现丙氨酸氨基转移酶与血浆尿素氮升高。个别病例可出现蛋白尿、血尿、管型尿。因胃肠道黏膜屏障功能损伤，导致胃肠道黏膜充血水肿、糜烂渗血或应激性溃疡，引起上消化道出血。

三、诊断

除原发疾病和低氧血症及二氧化碳潴留导致的临床表现外，呼吸衰竭的诊断主要依靠血气分析。而结合肺功能、胸部影像学和纤维支气管镜等检查对于明确呼吸衰竭的原因十分重要。

（一）动脉血气分析

对于判断呼吸衰竭和酸碱失衡的严重程度及指导治疗具有重要意义。pH值可反映机体的代偿状况，有助于对急性或慢性呼吸衰竭加以鉴别。当$PaCO_2$升高、pH值正常时，称为代偿性呼吸性酸中毒；若$PaCO_2$升高、pH值<7.35，则称为失代偿性呼吸性酸中毒。需要指出，由于血气受年龄、海拔高度、氧疗等多种因素的影响，在具体分析时一定要结合临床情况。

（二）肺功能检测

尽管某些危重症患者的肺功能检测受到限制，但通过肺功能的检测能判断通气功能障碍的性质（阻塞性、限制性或混合性）及是否合并有换气功能障碍，并对通气和换气功能障碍的严重程度进行判断。而呼吸肌功能测试能够提示呼吸肌无力的原因和严重程度。

（三）胸部影像学检查

包括普通X线胸片、胸部CT和放射性核素肺通气/灌注扫描、肺血管造影等，用于辅助诊断查明导致呼吸衰竭的病因。

（四）纤维支气管镜检查

对于明确大气道情况，获取呼吸道标本进行病原学和病理学检查具有重要意义。

（五）诊断原则

动脉血气分析是急性呼吸衰竭的确诊指标，而根据病史、体格检查以及肺功能检查、胸部影像学检查、纤维支气管镜检查等结果，综合分析判断急性呼吸衰竭的病因有助于呼吸衰竭的治疗。

四、治疗

呼吸衰竭病情复杂，并发症多，治疗上应采取综合措施。

治疗原则：首先应建立一个通畅的气道，给予氧疗，并保证足够的肺泡通气；针对不同病因，积极治疗原发病；及时去除诱因，如呼吸系统感染、痰液引流不畅阻塞气道、心力衰竭及不适当的给氧和使用镇静剂等；维持及改善心、肺、脑及肾功能，预防及治疗并发症，如酸碱失衡、肺性脑病、上消化道出血、心功能不全、心律失常、DIC及休克等。下面着重阐述治疗上的几个问题。

1.保持呼吸道通畅

呼吸衰竭患者，特别是慢性阻塞性肺疾病，各种原因导致昏迷等均有不同程度的气道阻塞，这是呼吸衰竭加重的重要因素，应积极清除痰液或胃反流液阻塞，可用多侧孔吸痰管通过鼻腔进入咽喉部吸引分泌物并刺激咳嗽，必要时用纤维支气管镜吸痰。所有患者应使用雾化、黏液溶解剂、解痉剂等辅助治疗。若以上方法都不能改善气道阻塞，应建立人工气道。

（1）清除呼吸道分泌物：①呼吸道局部湿化和给药：积痰干结者可局部湿化和给药，使痰液稀释，易于引流咳出。除保持室内空气湿润及机体的体液平衡外，可通过雾化吸入或气管内滴注以维持呼吸道湿润，同时局部应用化痰、解痉、消炎等药物，提高清除痰液的效果。为保持呼吸道湿润，减少痰液干结，可用蒸馏水或生理盐水。若有大量黏痰或脓痰，可用碳酸氢钠、溴己新、乙酰半胱氨酸等；伴有支气管痉挛时，则不宜使用乙酰半胱氨酸，此时可用β_2受体激动剂、肝素或糖皮质激素；酶制剂局部刺激性大，不宜长期吸入，此类药物为蛋白质或高分子物质，对有过敏性疾病或过敏性病史者最好不用；②祛痰剂：痰液黏稠可服用祛痰药物，促进痰液稀化，易于引流。常用药物有10%浓度的氯化铵、溴己新、氨溴索或菠萝蛋白酶，口服，可根据情况选用。不能口服者，可静脉输注氨溴索；③体位引流和导管吸痰：在采用上述措施外，还可配合以下方法，促进痰液排出。对神志清晰、病情轻的患者，鼓励通过频繁变换体位和用力咳嗽，帮助咳痰;或用导管刺激咽喉或气管引起咳嗽,并吸出部分痰液;或经环甲膜穿刺吸痰。如分泌物较多阻塞气道,可在吸氧下用纤维支气管镜冲洗及吸引气道分泌物。环甲膜穿刺法是在患者颈前正中线甲状软骨以下,以手指确定三角形环甲膜之位置,在局麻下用 15 号针头,针头斜面向下,刺入气管。通过针嘴插入硬膜外麻醉用的细塑料管,深度以隆突以上为宜,然后拔除针头,固定塑料管。如欲激发咳嗽排痰,可用 1～2mL 生理盐水,快速滴入。如有效,可保留 1～2 周,定期注药及吸痰。对昏迷或危重患者,应及早行气管插管或气管切开,用导管吸痰。

(2)治疗支气管痉挛:引起支气管痉挛的因素很多,除疾病本身所致外,吸痰操作不当、气管内给药浓度过高或给药量过大、吸入气雾过冷、吸入干燥高浓度氧气过久或严重缺氧等均可引起或加重支气管痉挛,必须注意防治。①氨茶碱:除有直接舒张支气管平滑肌作用外,还有兴奋延髓呼吸中枢、提高膈肌收缩力、增强支气管纤毛黏液净化功能、降低肺动脉阻力及利尿、强心等作用。对支气管痉挛的患者,用氨茶碱 0.25g(5mg/kg),加入至 40mL 50%浓度的葡萄糖中缓慢静脉推注至少 10～20 分钟,然后静脉滴注,有效血浆浓度为 10～20μg/mL,每天用量不超过 1～2g。病情较轻者,可口服茶碱缓释片。低氧血症及高碳酸血症患者用药后易产生毒性反应。老人,心、肾、肝功能减退者,发热、肺部感染、呼吸衰竭患者,体内清除氨茶碱的速率都有不同程度的下降,用药量应偏小;② β_2 受体激动剂:常用药物有沙丁胺醇(万托林)、特布他林(博利康尼)、班布特罗(帮备)、沙美特罗和福莫特罗等,可口服或吸入。目前主流的是吸入疗法,因其起效快,副作用小。对并发冠心病、心功能不全及糖尿病者慎用,与氨茶碱合并使用时更应注意,剂量宜偏低;③M 胆碱能受体拮抗剂:常用药物有异丙托溴铵和噻托溴铵。异丙托溴铵除可喷雾吸入外,尚可雾化吸入,并可和沙丁胺醇联合使用。噻托溴铵具有选择性强、持续时间长的特点,对病情较稳定的患者也可使用;④糖皮质激素:除有解除支气管痉挛的作用外,还有抗炎、抗过敏、减少支气管分泌及减轻脑水肿等作用。对严重支气管痉挛者,可短期大剂量应用,常用甲泼尼龙 40～240mg,分次静脉推注;或氢化可的松 100～300mg,静脉滴注。疗程视患者具体治疗情况而定,在 2～3 天停药为宜,或在病程好转后,改为口服泼尼松。必须注意在用药中配合使用有效的抗生素,有消化道出血者应慎用。

2.氧疗

氧疗的目的是提高肺泡氧分压,增加氧的弥散,提高 PaO_2,从而减轻因缺氧所致的重要器官的损害,缓解因缺氧所致的肺动脉收缩,降低右心室负荷。因此,氧疗应争取短时间内使 PaO_2>60mmHg,或 SaO_2>90%。

(1)氧疗指征及给氧浓度:给氧浓度可分为低浓度(24%～35%)、中浓度(35%～60%)及高浓度(60%～100%)。应根据呼吸衰竭类型选择不同的氧浓度。Ⅰ型呼吸衰竭以缺氧为主,不伴 CO_2 潴留,可给中或高浓度氧吸入。此类患者呼吸中枢兴奋主要由血中 CO_2 水平调节,故血氧浓度迅速提高并不会导致呼吸抑制。Ⅱ型呼吸衰竭既有缺氧又有 CO_2 潴留,应低浓度给氧。因为此时呼吸中枢已适应了高碳酸血症,依靠缺氧对颈动脉体的刺激维持通气,血氧浓度迅速提高解除了颈动脉体对呼吸中枢的反射刺激导致呼吸抑制,加重了 CO_2 潴留。开始可用 24%的浓度,吸入后如 $PaCO_2$ 升高不超过 5～10mmHg,患者仍可唤醒或有咳嗽,可把氧浓度提高至 28%,如 $PaCO_2$ 上升不超过 20mmHg,且病情稳定,则维持此浓度给氧已足够,必要时亦可稍增高氧浓度,但不宜超过 35%。

实际吸氧浓度可通过氧流量计算，在鼻导管或鼻塞吸氧时，可按以下公式计算：

实际吸氧浓度％＝21％＋4％×氧流量(L/min)

式中，21％为空气中的氧浓度，4％乃每分钟供纯氧 1L 可增高的氧浓度，即 Andrews 的经验系数。

举例：患者拟用 25％的氧浓度吸入，则给予氧流量为(25％－21％)/4％＝1L/min。

目前文献上吸入氧浓度多用吸入氧分数(FiO_2)表示，21％～100％氧浓度以 0.21～1 表示。

(2)给氧装置和方法：①鼻导管：用 2mm 内径导管经鼻孔插入直达软腭上方。导管前端最好剪 2～3 个侧孔，使氧气气流分散射出，减少气流直接刺激引起局部不适，并可避免分泌物堵塞；②鼻塞：塞入一侧鼻孔前庭吸氧，此法较鼻导管舒服，患者易接受；③双鼻管：将两条短导管插入两侧鼻腔，通过“Y”管与输氧管道相通，此法患者多无不适感，目前在临床广泛应用；④空气稀释面罩(Venturi 面罩)：是按 Venturi 的原理设计的，氧射流产生的负压带入一定量的空气，稀释面罩内的氧浓度，故氧浓度可按需要调节。其优点是面罩内的氧浓度较稳定，不受患者潮气量和呼吸疾病类型的影响，无需湿化；⑤活瓣气囊面罩：是利用控制氧流量来调节吸入氧浓度的一种给氧装置。气囊内的储气量由输入的氧流量来控制，当储气囊的气量少于潮气量，在患者吸气时气囊内的气量被吸尽后，则空气即被吸入气囊，使气囊内氧浓度降低。此法吸氧浓度可达 95％以上；⑥其他：如氧气帐、高压氧舱和呼吸器给氧等，根据需要和条件使用。

以上给氧方法可根据给氧浓度来选择。给氧浓度如低于 30％，一般可用鼻塞、鼻导管、双鼻管或可调氧浓度面罩；如给氧浓度高于 30％，可用活瓣气囊面罩或空气稀释面罩。如经以上处理都不能改善氧合，则需要进行无创或有创机械通气。

(3)氧疗监护：氧疗过程中，特别是重症呼吸衰竭和应用面罩者，应加强监护：①严密观察患者神志、呼吸及心血管状态；②高浓度(大于 60％)氧疗后，应注意可能发生氧中毒。氧中毒多发生于高浓度给氧后 1～2 天，症状包括胸骨后不适或烧灼样痛，吸气时加重，咳嗽、进行性呼吸困难等。胸部 X 线检查可见双肺小斑片状阴影。肺功能示肺活量减少、胸肺顺应性降低、无效腔与潮气量比值增加、$A\text{-}aDO_2$ 明显增加。为了避免氧中毒，对需长时间吸氧者，氧浓度不宜超过 60％，高浓度吸氧的时间不宜超过 1 天，最好每 4 小时改用鼻塞或鼻导管吸入 40％浓度的氧 10～20 分钟，防止氧中毒；③Ⅱ型呼吸衰竭患者伴二氧化碳潴留，在氧疗过程中，应注意氧疗可能引起呼吸抑制导致二氧化碳潴留加重，发生 CO_2 麻醉，表现为呼吸变慢、变浅，或意识障碍加重。此时应即给予呼吸兴奋剂或机械通气，以改善通气，促进 CO_2 排出；④氧疗过程中随着病情改善，可导致电解质变化，应定期复查血电解质，特别应注意血氯、钾的变化，并做相应的治疗。

(4)停止氧疗指征：有以下指征可考虑停止氧疗。①神志清醒或改善并稳定；②发绀基本消失；③呼吸困难缓解，潮气量增大；④心率正常或变慢，血压正常及稳定；⑤$PaO_2 \geqslant$ 60mmHg，停止吸氧后不再下降。停氧前应间断吸氧数天，患者一般情况保持稳定后，方可完全停氧。

3.改善通气

(1)呼吸兴奋剂的应用：主要目的在于防止和治疗肺泡低通气，使通气量增加，以改善缺氧，促进 CO_2 排出。一般适用于中、重度Ⅱ型呼吸衰竭而无气道阻塞者。对氧疗中的患者，为预防氧疗可能导致的呼吸抑制，或在撤离机械通气的前后为减少患者对呼吸机的依赖性，也可适当应用。①尼可刹米(可拉明)：可先用 0.375～0.75g(1～2 支)静脉推注，然后以1.875～3.75g(5～10 支)，加入至浓度为 5%的 500mL 葡萄糖液中静脉滴注；②二甲弗林(回苏灵)：每次 8～16mg 静脉滴注。此法起效快，维持时间长；③洛贝林(山梗菜碱)：每次 3～9mg 静脉推注，每 2～4 小时 1 次；或 9～15mg 静脉滴注。效果不佳时，宜与尼可刹米交替使用；④哌甲酯(利他林)：每次 20mg 静脉推注或静脉滴注。作用和缓，毒性小；⑤氨茶碱：每次 0.5～0.75g 静脉滴注。除有支气管解痉作用外，尚可兴奋呼吸中枢；⑥多沙普仑(吗乙苯吡酮)：用量可按1～2mg/(kg·h)，静脉滴注。超过 3mg(kg·h)，可有发热感、出汗、恶心、呕吐、血压升高、心率快、震颤等不良反应。一般给药 12～24 小时后，可酌情改为间歇给药，也可夜间给药。慢性呼吸衰竭者可口服。本药能直接刺激颈动脉体的化学感受器，反射性兴奋呼吸中枢，呼吸兴奋作用较强，安全范围较大，治疗量与中毒量之比为 70∶1，是一种安全而有效的呼吸兴奋剂。但半衰期短，不适于长期使用。适用于呼吸中枢功能低下所致的低通气状态。呼吸肌疲劳的慢性阻塞性肺气肿者，最好避免使用；神经-肌肉系统病变引起的呼吸衰竭者应忌用。

对重症并需持续给药的呼吸衰竭患者，可用呼吸三联针：洛贝林 12mg、二甲弗林 16mg 及哌甲酯 20mg，混合于浓度的 5%的 250mL 葡萄糖液中静脉滴注，滴速一般保持在10～20 滴/分，根据病情适当调整。

应用呼吸兴奋剂注意事项：呼吸兴奋剂的应用要求患者具备 2 个条件，即气道基本通畅与呼吸肌功能基本正常。为此在应用中必须注意：①对有广泛支气管痉挛如严重哮喘和大量痰液潴留者，先解痉、祛痰、消除气道阻塞，否则 CO_2 不能顺利排出，反而增加呼吸功，使机体耗氧增加；②对神经-肌肉系统病变引起呼吸肌活动障碍者，不宜使用呼吸兴奋剂，因用药后不能发挥更大的通气效应；③脑缺氧或脑水肿导致频繁抽搐者慎用，否则会加重病情；④经治疗后病情好转，如神志转清、呼吸功能改善及循环状况良好时，不可突然停药，宜逐渐减量或延长给药间歇而至停药；⑤神志模糊或嗜睡患者，用药后神志清醒时，宜抓紧时机，鼓励咳嗽排痰，加深自主呼吸，改善通气；⑥在治疗过程中，应进行血气监测，观察 $PaCO_2$ 下降速度，随时调整滴速，应注意 $PaCO_2$ 下降不宜过快，否则会引起呼吸性碱中毒或代谢性碱中毒(后者见于慢性阻塞性肺气肿，因碱储备代偿性增加所致)，可引起脑血管收缩，血流减少，使脑缺氧加重，导致脑水肿；⑦呼吸兴奋剂作用短暂，且会增加耗氧，如应用 12 小时后病情无改善，则应停用，及早做气管插管或气管切开，进行机械通气；对已应用机械通气的患者，因有效的肺通气已建立，则不必使用呼吸兴奋剂。

(2)气管内插管及气管切开：人工气道的建立，可保证气道通气，且便于吸痰、吸氧、滴药及进行机械通气。其指征是：①处于嗜睡或昏迷状态，呼吸表浅，或分泌物较多，阻塞上呼吸道者；②重度呼吸衰竭，严重二氧化碳潴留，经综合治疗 12～24 小时无效，需进行机械通气者。

对病程较短，估计病情在短期内可改善者，可采用气管内插管，可经口或经鼻插入。经鼻插入者，导管易于固定，留置时间可较长，患者较为舒服，可较好保持口腔卫生。其缺点是吸引较为困难，导管在鼻腔受压或扭曲，插入纤维支气管镜时亦较困难。目前认为经鼻插管还易于引起院内感染。经口插管的优点是可用大口径的导管，在紧急情况下操作较易，吸痰亦较容易。但清醒患者不易接受。无论经口或鼻插管，导管留置时间并没有绝对的限制。如肺功能严重损害，估计需长期应用呼吸支持者，或需持续气道滴药者，应及早做气管切开。气管切开时，清醒或半清醒的患者较气管插管易于接受，且可减少无效腔 100～150mL，对改善通气有好处。但气管切开容易引起局部感染、气管内出血、皮下气肿，且切开后失去上呼吸道对空气的过滤、加温及湿润作用，易于加重肺感染。此外，慢性阻塞性肺气肿患者易反复发生呼吸衰竭，不可能多次切开，因此必须掌握气管切开的指征。

气管内插管或气管切开过程中注意事项：①术前充分给氧，以免操作中因过度缺氧引起心搏骤停；②危重患者如需要气管切开，可先行气管内插管，保证通气的情况下切开，较为安全；③气管内插管深度以导管末端位于气管隆嵴上方 2～5cm 处为宜，如插管位置正常，双侧胸廓活动均匀，双肺呼吸音清晰。如只一侧胸廓活动，则可能插入过深，进入一侧主支气管（常为右主支气管），导致另一侧肺不张，该侧听不到呼吸音。如全胸无呼吸活动，则可能是误插入食管；④气管内插管或气管切开后，应尽量吸出痰液。吸痰前可用 2～4mL 生理盐水或浓度为 2%的碳酸氢钠液滴入，稀释痰液，以易于引流吸引。操作中需严格执行无菌规程，最好每次更换吸痰导管；⑤年龄大、病史长、反复发作呼吸衰竭者，且气管切开，最好长期带套管，以便于在家庭治疗，进行呼吸管理。也可定期呼吸道湿化、给药、吸痰及机械通气。慢性阻塞性肺气肿患者如反复发生呼吸衰竭时，可避免多次气管切开。

(3)有创机械通气：机械通气是使用人工方法或机械装置产生通气以代替、辅助或改变患者自主呼吸的一种治疗，亦是临床上治疗呼吸衰竭的最后手段。机械通气的目的包括增大氧合、改善通气、降低呼吸功、降低心肌功、使通气模式正常化。

1)适应证及禁忌证：①适应证：a.原发病治疗无效的进行性低氧血症，氧疗后血氧分压达不到安全水平（低于 60mmHg）者。b.原发病治疗无效的呼吸性酸中毒的进行性低通气者。临床上呼吸衰竭较重，或意识障碍的患者，经综合治疗 12～24 小时，通气无改善，或呼吸频率过快（超过 40 次/min）、过慢（低于 5 次/min）或呼吸暂停者，均可考虑用机械通气。②禁忌证：a.气胸或纵隔气肿未经引流者；b.肺大疱患者；c.出血性休克而血容量尚未补足者；d.大咯血或严重肺结核者。

2)呼吸机的类型和选择：呼吸机的分类方法有多种，以吸气相转换至呼气相的方法分类较为实用，可分为容量切换型、压力切换型和时间切换型呼吸机。①容量切换型呼吸机：以电为动力，向患者气道送入预先设定的潮气量作为呼吸周期转换。此类呼吸机的特点是通气量较稳定，受气道阻力及肺顺应性的影响较小，且呼吸频率、潮气量和吸呼比（I∶E）等参数容易调节。适用于气道阻力大、胸肺顺应性差的患者，如哮喘持续状态、肺水肿、广泛性肺实变、ARDS 等，对呼吸微弱或呼吸停止的重症呼吸衰竭可用于长期控制呼吸；②压力切换型呼吸机：以氧气或压缩空气为动力，以预设的压力作为呼吸周期转换。其特点是输入压力可以保持恒定，对循环影响较少，且结构简单、轻巧，能同步，可雾化给药。但通气受呼吸道阻力及肺顺应性变化的影响，故通气量不稳定。气道阻力大、胸肺顺应性差时通气量就小，且呼吸频率、I∶E及潮气量不能直接调节。适用于呼吸能力较强的严重肺疾患所致的呼吸衰竭；③时间切换型呼吸机：以呼吸机向气道内送气达设定的时间作为呼吸周期转换，呼气达到预设的时间则转为吸气。其特点是呼吸道阻力对呼吸时间无影响，只要调节压力，就能保证一定的潮气量，呼吸频率、I∶E 及潮气量易于调节，可喷雾给药。

由于时间切换型和压力切换型呼吸机不能保证稳定的潮气量，故容量切换型呼吸机最为常用。新一代的呼吸机除了容量切换以外，多数并有压力切换或时间切换。

临床上有时亦应用高频喷射呼吸机（HFJV）治疗呼吸衰竭。HFJV 是高频通气中常用的一种呼吸机，为非定量、非定压、开放型，以氧气为动力。通过喷射气流，加强患者气道内气体的对流和弥散作用而发挥气体交换效应，达到改善缺氧的目的。但对减轻二氧化碳潴留基本无效，且对Ⅱ型呼吸衰竭者尚有加重二氧化碳潴留的危险。本装置的优点：a.为开放通气，不对抗患者自主呼吸，易为患者接受，且不存在不同步问题，亦可随时给患者吸痰。b.在通气期间能保持较低的通气正压及胸腔内压，对肺及气道不致引起损伤；c.由于气道压低，潮气量小（等于或少于解剖无效腔气量），故不影响心排血量及不会引起低血压。但要取得有效的通气量，通气参数较难掌握是其缺点。适用于轻、中度慢性Ⅰ型呼吸衰竭，特别是伴有心血管功能障碍者。对于急性Ⅰ型呼吸衰竭伴有气胸、支气管胸膜瘘及肺大疱者，亦可选用，可以避免常规正压通气可能加重呼吸系统损伤的后果。

3）机械通气参数的调节：a.潮气量：以往把 10～15mL/kg 作为机械通气潮气量的标准，但从生理学角度看，该量超过正常人体自发呼吸潮气量的 2～3 倍，可以引起肺损伤。目前趋向于用 7～10mL/kg 或更少；b.通气频率多用 12～18 次/min，新一代呼吸机通气频率的设定取决于通气模式。例如辅助/控制通气时，基础通气频率的设定比患者自主呼吸频率少4 次/min 左右，确保一旦患者自主呼吸中枢驱动突然减少时，呼吸机能够持续提供足够的通气容量。而在间歇强制通气（IMV）时，通气频率应根据患者的耐受情况，开始频率稍高，而后逐渐减少。在压力支持通气（PSV）模式时，则不用设定频率；c.I∶E 一般用 1∶1.5 或 1∶2，目前亦有用反比呼吸（IRV），即 I∶E 大于 1∶1，可促进动脉氧合。但用 IRV 时，需使用肌肉松弛剂或镇静剂中止自主呼吸；d.触发敏感性：自主呼吸的患者需调节触发敏感性，大多数呼吸机是以气道压的变化触发送气的，其敏感性可调节在－2～－1cmH_2O。新一代呼吸机有些采用流量触发，流量触发即当自主呼吸达到预先设定的流量值时，呼吸机即送气。目前认为流量触发明显优于压力触发，可降低患者的吸气能力，减少呼吸功。流量触发敏感性在 1～15L/min，可根据患者情况调节；e.吸气流量：辅助/控制通气和 IMV 可使用 60L/min 的吸气流量；f.输入压力：一般可用 12～20cmH_2O。

4）通气支持的类型：用于治疗呼吸衰竭患者的通气支持有 2 种基本方式，即 IPPV 和 IMV。两者的区别是 IPPV 时患者没有自主通气，而 IMV 时有部分呼吸是自主的。这两种方式或其他通气方式的选择多根据临床医师的喜好和经验来决定。一般来说，IPPV 用于无自主呼吸和（或）有严重胸痛或胸壁疾病的患者。IMV 则特别适用于呼吸肌功能正常的急性呼吸衰竭者，因为它有维持呼吸肌功能的优点。此外，一些患者觉得 IMV 比 IPPV 易耐受，较舒服。对于机械通气诱发心排血量明显降低的患者亦可采用 IMV，因其对循环的影响较小。对于吸气努力与呼吸机不能同步者，IMV 可提供足够的通气而不需用镇静剂或肌肉松弛剂。

除了上述 2 种基本通气方式以外，新一代呼吸机多有 PSV 或称压力支持自主通气。在患者自主呼吸的前提下，每次吸气都接受事先设定好的一定水平的压力限制（一般为 10cmH_2O 左右）支持通气，以辅助患者的吸气努力，减少呼吸功。故可以改善患者浅促的自主呼吸和帮助患者克服本身气道或人工气道的阻力，增加肺泡通气量。PEEP 是另一种常用的支持通气方式，系指呼气时保持气道内正压，至呼气末仍处于某预先设定的正压水平。PEEP 可提高胸肺的顺应性，增加功能残气量，避免呼气时肺泡早期闭合，改善换气效果，提高血氧。临床应用应从低水平起，先 2～4cmH_2O，然后根据患者的情况酌情增加，每次增加 2～4cmH_2O，最高一般不超过 15cmH_2O。PEEP 加上 IPPV 成为持续正压通气(CPPV)，亦可以和 IMV 结合。此外，PEEP 用于有自主呼吸患者时则成为持续气道正压通气(CPAP)。近年用双水平鼻面罩正压通气(BiPAP)呼吸机治疗呼吸衰竭亦取得满意效果，其优点是非创伤性、简便易行，适用于病情较轻、意识清醒的患者。

5)停用呼吸机的指征和常用方法：患者短暂间断使用呼吸机时，一般停用呼吸机不会成为问题，而长期连续使用呼吸机人工通气者，难免会对呼吸机产生依赖思想，因此在停用呼吸机时可能会出现呼吸困难。故在考虑停用呼吸机时，不要突然撤除人工通气，宜逐步停用，使患者有重新适应的过程。目前，测定呼吸系统气体交换和力学功能可在床边进行。停用呼吸机的常用方法有：①T 管技术：在气管套管上连接一 T 型管，一端与氧源相连，保证局部氧环境的恒定。患者在间歇停用呼吸机期间，主要利用 T 型管内经过湿化的氧，在患者能耐受的情况下，短暂继而逐渐增大间断使用呼吸机的时间，直至最后脱离呼吸机；②IMV 法：逐渐将呼吸机的呼吸频率减少，使患者自主呼吸次数不断增加，最后完全脱离呼吸机，亦可和压力支持并用；③PSV 法：PSV 除了帮助克服套管阻力外，其优点还在于维持患者和呼吸机之间的协调，有认为此法优于前面两种方法。

(4)无创通气：一般指无创正压通气(NPPV)，指呼吸机通过口/鼻面罩与患者相连，而无须建立有创人工气道。近年来，该技术治疗急性呼吸衰竭已成为急救医学领域中一项重要的进展，其临床应用范围包括各类的急性呼吸衰竭：①急性缺氧性呼吸衰竭：心源性肺水肿，ALI/ARDS，肺炎，术后或创伤后呼吸衰竭等；②急性高碳酸性呼吸衰竭：COPD 急性加重，哮喘急性发作，阻塞性睡眠呼吸暂停，肺囊性纤维化，胸廓畸形，神经肌肉疾病，肥胖性低通气综合征等；③撤除有创通气后的序贯通气或气管拔管后再发呼吸衰竭等。多数研究证实早期应用 NPPV 可减少急性呼吸衰竭患者的气管插管率、ICU 住院时间和 ICU 病死率。

NPPV 与有创通气相比，其优点表现在：①患者不需要气管插管或气管切开等有创的人工气道，可以讲话、进食，故患者更易接受；②患者不会丧失气道自身的防御机制，因此呼吸机相关性肺炎等与机械通气有关的严重并发症也随之减少；③亦不需要经历拔管的过程。但也正是由于 NPPV 没有建立有创的人工气道，故与有创通气相比，其不足表现在于 NPPV 不易对 FiO_2 进行精确调节，无法对危重患者提供有效的气道管理，并且会因口/鼻面罩漏气的问题而影响通气效果。临床上使用 NPPV 时要求患者具备以下基本的条件：a.患者清醒能够合作；b.血流动力学监测稳定；c.不需要气管插管保护(即患者无误吸、严重消化道出血、气道分泌物过多且排痰不利等情况)；d.无影响使用口/鼻面罩的面部创伤；e.能够耐受口/鼻面罩。当患者不具备这些条件时，不宜行 NPPV。

NPPV 的通气模式理论上可包括所有的有创通气模式，常用的有：持续气道内正压(CPAP)通气、双水平气道内正压(BiPAP)通气、压力支持通气(PSV)、成比例辅助通气(PAV)等。其中 BiPAP 是急性呼吸衰竭最常用的通气模式，其包括吸气期气道正压(IPAP)

和呼气期气道正压(EPAP)两个重要参数。IPAP类似于PSV,主要作用是在吸气时部分替代呼吸肌做功,从而降低自主呼吸做功、改善气体交换、增加潮气量及每分通气量、降低$PaCO_2$、降低呼吸频率;EPAP类似于PEEP,是患者呼气时呼吸机提供的压力,主要作用为支撑气道、增加功能残气量,改善氧合。在BiPAP模式中,患者潮气量的大小很大程度上取决于IPAP与EPAP之间的差值:当调整EPAP后,如果想保持潮气量基本不变,需相应调整IPAP值。增加IPAP和(或)EPAP均能增加平均气道压力,从而有利于氧合。

急性呼吸衰竭的患者在应用NPPV时必须对患者进行密切的监护,其意义不仅在于观察疗效,还在于发现治疗过程中的问题和不良反应,当临床确认NPPV效果不佳或患者病情继续恶化时,需及时转成有创通气。监测的内容包括患者的生命体征(一般状态、神志、舒适程度等)、呼吸系统症状和体征(痰液引流是否通畅,辅助呼吸肌动用是否减少或消失,呼吸困难症状是否缓解,呼吸频率是否减慢,胸腹活动度是否正常,双肺呼吸音是否清晰可闻,人-机协调性等)、血液循环指标(患者心率、血压、尿量等)、无创呼吸机通气参数(潮气量、压力、频率、吸气时间、漏气量等)、经皮血氧饱和度(SpO_2)和动脉血气分析结果(pH、$PaCO_2$、PaO_2、氧合指数等)、不良反应和并发症(呼吸困难加重、气压伤、胃肠胀气、误吸和排痰障碍、局部皮肤压迫损伤、鼻腔口咽部及眼部干燥刺激、不耐受/恐惧等)及其他(心电监护、胸部X线等)。

4.控制感染

肺部感染常可诱发或加重呼吸衰竭,是呼吸衰竭较常见的原因之一。在综合治疗中应加强抗感染治疗。最好按痰或气道分泌物微生物或血培养的阳性菌株及药物敏感试验选用有效的抗生素,宜用足量、2种以上的抗生素,全身及局部用药(如雾化吸入或气管内滴药),以提高疗效。如经多种抗生素治疗后肺部感染仍未能控制,应考虑可能存在以下因素,宜做相应治疗:①呼吸道引流不畅,分泌物贮积;②抗生素选择不当或更换过频,剂量不够;③病毒感染或二重感染,应特别注意真菌感染。

5.酸碱失衡及电解质紊乱

(1)呼吸性酸中毒:对代偿性呼吸性酸中毒,除上述治疗外,积极改善肺泡通气,排出过多的CO_2,不需补碱,往往可奏效。对失代偿性呼吸性酸中毒,如病情危急,pH值<7.2,而又缺乏通气措施的情况下,为应急可谨慎补碱,宜用浓度为5%的碳酸氢钠150～200mL。呼吸性酸中毒时机体已进行代偿,补碱不宜过多,否则易致代谢性碱中毒。

治疗中必须注意碳酸氢钠应用后会产生CO_2,需由肺排出,如有呼吸道阻塞,可加重二氧化碳潴留,需动脉血气分析监测,或与呼吸兴奋剂或氨茶碱并用,以改善通气。

(2)呼吸性酸中毒合并代谢性酸中毒:积极治疗引起代谢性酸中毒的原因,如严重缺氧、感染、休克等;同时采取有效措施改善通气,促进CO_2排出;根据血气改变适当补充碱性药物,如碳酸氢钠,使血pH值升至正常范围。

(3)呼吸性酸中毒合并代谢性碱中毒:针对引起代谢性碱中毒的原因进行治疗。纠正低血钾、低血氯,给予氯化钾,每天3～6g,分次口服;严重低血钾者,尿量多于500mL/d,可用0.3%氯化钾3～6g静脉滴注,如每天尿钾大于10g,可酌增剂量。单纯低氯者,可用氯化铵,每天3～6g,口服。重者可将15mL浓度为20%的氯化铵,加入至浓度为5%的300mL葡萄糖液中静脉滴注;肝功能不全者不宜用氯化铵,可用盐酸精氨酸10～20g,加入10%葡萄糖溶液

500mL 中静脉滴注，但有重症肾功能不全或无尿者慎用。

(4)呼吸性碱中毒：如因机械通气过度引起者应减少潮气量，避免 CO_2 在短期内排出过多；亦可给予含 5% CO_2 的氧气吸入，以提高 $PaCO_2$；有低血氯、低血钾者，及时纠正；有手足搐搦者，给予浓度为 5%～10%的氯化钙 10mL 或浓度为 10%的葡萄糖酸钙10～20mL 静脉注射。

6.改善心功能

呼吸衰竭患者如由于慢性呼吸疾病引起的，多有肺动脉高压或肺心病，有的老年患者还合并有冠心病，呼吸衰竭时可合并心功能不全。肺心病、心功能不全多用利尿剂，原则上少量、缓速，效果不佳者可使用洋地黄制剂，但应注意在低氧、电解质紊乱的情况下易于发生洋地黄中毒，故使用时应予注意。

7.营养和器官功能支持

积极进行营养支持，对低蛋白血症和贫血要纠正。患者多有其他器官功能的异常，如肝、肾功能异常，需积极进行治疗，防止病情恶化。

第二章　消化系统疾病

第一节　急性胃炎

一、急性糜烂性胃炎

急性糜烂性胃炎是以胃黏膜多发性糜烂、出血为特征的急性胃炎，又称急性胃黏膜病变(AGML)或急性糜烂出血性胃炎，近年来的患病人数有上升趋势。本病已成为上消化道出血的重要病因之一，约占所有病因的 20%。

(一)病因

1.化学物质、物理因素、微生物感染或细菌毒素

前述引起急性胃炎的各种外源性刺激因子均可破坏胃黏膜屏障而导致胃黏膜的急性糜烂。

2.应激状态

一些危重疾病，如严重创伤、大面积烧伤、败血症、颅内病变、休克及重要器官的功能衰竭等严重应激状态亦是常见病因。

(二)发病机制

(1)外源性病因可严重地破坏胃黏膜屏障，导致氢离子及胃蛋白酶的逆向弥散，引起胃黏膜的损伤而发生糜烂、出血。

(2)应激状态时，交感神经及迷走神经兴奋，内脏血管收缩，胃血流量减少，缺血、缺氧使黏膜上皮的线粒体功能降低，影响氧化磷酸化过程，使胃黏膜的糖原储存减少，故黏膜易受损伤。而胃黏膜缺血时，不能清除逆向弥散的氢离子，氢离子损害胃黏膜并刺激肥大细胞释放组胺，使血管扩张，通透性增加。同时要应激状态下可使 HCO_3^- 分泌减少，黏液分泌不足，前列腺素合成减少，削弱胃黏膜屏障功能。

(3)严重应激时，胃肠运动迟缓、幽门功能失调，可造成胆酸、肠液、胰液等反流，其中，次级胆酸对胃黏膜上皮细胞膜的损伤作用大于初级胆酸，酸性环境(pH 值 2～5)时结合胆酸的毒性大，碱性或中性环境下非结合胆酸的损伤作用最明显，结合胆酸在胞内积聚后，导致上皮细胞内离子化，细胞膜通透性增加、细胞间的紧密连接受损，细胞坏死。胰液中的蛋白酶、脂肪

酶、磷脂酶 A_2 均对胃黏膜有损伤作用。阿司匹林、胆盐等可破坏溶酶体膜的稳定性，促使酸性水解酶释放。

（三）病理

病变多见于胃底及胃体部，有时也累及胃窦。胃黏膜呈多发性糜烂，从针尖大小到数毫米，呈点、片、线状或不规则形。伴有点、片状的新鲜出血点或陈旧性出血灶，有时见浅小溃疡，覆以白苔或黄苔，周边黏膜充血水肿。组织学检查见糜烂处表层上皮细胞有灶性脱落，腺体因水肿、出血而扭曲，固有层有中性粒细胞和单核细胞浸润。

（四）临床表现

发病前通常有服用 NSAIDs、酗酒，以及烧伤、大手术、颅脑外伤、重要器官功能衰竭等应激状态病史。临床症状多为上腹部隐痛或剧痛，伴恶心等症状。由药物所致发病，称为药物性胃炎。患者常以上消化道出血为首发症状，表现为呕血和（或）柏油样便，出血常为间歇性，部分患者表现为急性大量出血，病情较重，可出现失血性休克。

（五）诊断

因无特征性临床表现，诊断主要依靠病史及内镜检查。

(1)当患者病前有服用 NSAIDs（如阿司匹林）、酗酒，以及烧伤、创伤、大手术、重要器官功能衰竭等应激状态病史，而既往无消化性溃疡病史，出现上消化道出血症状，出血前无明显上腹痛等症状者，应考虑本病的可能。

(2)确诊有赖于急诊内镜检查，在出血后的 48 小时内做急诊内镜检查，有确诊价值，超过 48 小时，病变可能已不复存在。内镜下见胃黏膜局限性或弥漫性充血、水肿，黏液分泌增多。胃黏膜常有点状或片状出血、血痂，重者可见散在多发圆形或椭圆形糜烂，直径 1～2mm，黏液湖可见新鲜和陈旧血液。

(3)X 线检查：胃肠道钡剂造影检查常不能发现糜烂性病变，且不适用于急性活动性出血患者，因为钡剂可涂布于黏膜表面，使近期不能做内镜或血管造影检查。在急性出血时，肠系膜上动脉选择性血管造影术可做出血的定位诊断，出血间歇时则常为阴性。

（六）鉴别诊断

1.消化性溃疡并出血

消化性溃疡可以上消化道出血为首发症状，需与急性糜烂性胃炎鉴别，通过急诊胃镜检查可鉴别。

2.肝硬化食管静脉曲张破裂出血

患者多有肝炎病史，并有肝功能减退和门静脉高压表现，如低蛋白血症、腹水、侧支循环建立等，结合 X 线钡剂造影和胃镜检查，可与急性糜烂性胃炎相鉴别。

3.其他

急性糜烂性胃炎还需与引起上消化道出血的其他疾病，如胃癌、食管-贲门黏膜撕裂综合征、胆道疾病等鉴别，通过这些原发疾病的临床表现和胃镜、B 超、CT、MRI 等辅助检查，一般可做出鉴别。

(七)治疗

1.一般治疗

去除诱发病因,治疗原发病。患者应卧床休息,禁食或流质饮食,保持安静,烦躁不安时给予适量的镇静剂,如地西泮。出血明显者应保持呼吸道通畅,防止误吸,必要时吸氧。加强护理,密切观察神志、呼吸、脉搏、血压变化及出血情况,记录 24 小时出入量。

2.黏膜保护剂

无明显出血者,可应用黏膜保护剂,如硫糖铝混悬剂 2 包口服,3～4 次/天,铝碳酸镁 3 片嚼服,3～4 次/天。近年来多应用替普瑞酮(施维舒)胶囊 50mg 口服,3 次/天或前列腺素 E_2 衍生物米索前列醇(喜克溃),常用量为 200μg,4 次/天,餐前和睡前口服,还可选用胶体果胶铋、吉法酯或麦滋林-S 颗粒等黏膜保护剂。

3.H_2RA

轻者可口服 H_2RA,如西咪替丁 1.0～1.2g/d,分 4 次口服,雷尼替丁 300mg/d,分 2 次口服,法莫替丁 40mg/d,分 2 次口服,重者可静脉滴注用药。H_2RA 可有效抑制胃酸的分泌,减轻 H^+ 逆弥散,使用中需注意 H_2RA 的不良反应。

4.PPI

一般而言,其抑酸作用要强于 H_2RA。轻者可选用口服制剂,如奥美拉唑 20～40mg/d,兰索拉唑 30～60mg/d,泮托拉唑 40mg/d。近年来抑酸作用更强的制剂已应用于临床,主要有雷贝拉唑(波利特),10～20mg/d,因其药代动力学的特点属非酶代谢(即不依赖肝细胞色素 P_{450} 同工酶 CYP2C19 进行代谢),故其抑酸效果无个体差异性。埃索美拉唑,20～40mg/d,口服。

5.大出血者应积极采取以下治疗措施

(1)补充血容量:对伴上消化道大出血者应立即建立静脉通道,积极补液,酌量输血,迅速改善休克及水电解质紊乱,防止微循环障碍及代谢性酸中毒。输液开始宜快,可选用生理盐水、林格液、右旋糖酐等,补液量根据失血量而定,但右旋糖酐 24 小时不宜超过 1000mL。输血指征为:①血红蛋白＜70g/L,红细胞计数＜3×10^{12}/L 或红细胞比容＜30%;②收缩压＜80mmHg;③脉率＞120 次/min。

(2)局部止血:留置胃管,可观察出血情况、判断治疗效果、降低胃内压力,也可经胃管注入药物止血。主要止血方法有:①去甲肾上腺素 6～8mg 加于生理盐水 100mL 中,分次口服或胃内间歇灌注;②凝血酶1000～4000U 加水稀释,分次口服或胃管注入;③云南白药 0.5g 加水溶解后口服,3 次/天;④注入 3～5℃冰盐水,每次约 500mL,反复冲洗,直至冲洗液清亮,总量不超过 3000mL,可清除胃内积血,使黏膜下层血管收缩,有利于止血。

(3)止血剂:卡巴克络(安络血),可以减低毛细血管的渗透性,并增加断裂毛细血管断端回缩作用,每 4～8 小时肌内注射 10mg;酚磺乙胺(止血敏)能促使血小板凝血活性物质的释放,并增加其集聚活性与黏附性,可用 2～4g 加入 5%浓度的葡萄糖溶液或生理盐水中输入;也可酌情选用血凝酶(立止血)、氨基己酸、氨甲苯酸等药物。

(4)抑酸剂:抑酸剂可以减少胃酸分泌,防止氢离子逆向弥散,pH 值上升后,可使胃蛋白酶失去活性,有利于凝血块的形成,从而达到间接止血的目的。常见抑酸剂有 H_2RA,如西咪替丁每次 600～1200mg,1～2 次/天;法莫替丁每次 20～40mg,1～2 次/天,加入葡萄糖或生理盐水中静脉滴注;还有 PPI,如奥美拉唑静脉滴注 40mg,1～2 次/天;泮托拉唑 40mg 静脉滴注,1～2 次/天。

(5)生长抑素:人工合成的生长抑素具有减少胃酸和胃蛋白酶分泌及降低内脏血流量的作用,常用奥曲肽(8 肽,善宁)首剂 100μg,皮下或静脉注射,然后以 20～50μg/小时的速度静脉维持 24～48 小时;生长抑素,首次以 250μg 静脉注射,再以 250μg/小时静脉持续滴注,必要时剂量可加倍。

(6)内镜下止血:可用 5%～10%浓度的孟氏液 30～50mL 或去甲肾上腺素、凝血酶局部喷洒止血,也可酌情选用电凝、激光、微波凝固止血,常规止血方法无效时可选用内镜下止血方法。

(7)选择性动脉内灌注垂体后叶素:常规止血方法无效时可考虑应用放射介入治疗,方法为经股动脉穿刺插管,将垂体后叶素灌注入腹腔动脉及肠系膜上动脉,每 5 分钟 0.1～0.3U,维持 18～24 小时。近年来多选用三甘氨酰基赖氨酸加压素(特利加压素)1～2mg/次灌注,疗效更好且不良反应少。

(八)预防

对多器官功能衰竭、脓毒血症、大面积烧伤、严重创伤等应激状态患者,应该给予上述抑酸剂或制酸剂药物,以维持胃内 pH 值在 3.5～4,可以有效预防急性胃黏膜病变的发生。对于必须服用 NSAIDs 的患者,应小剂量服用或减少服用次数,加服抑酸剂或前列腺素类似物,可以有效预防急性胃黏膜病变。

二、急性化脓性胃炎

急性化脓性胃炎是由化脓性细菌感染所致的以胃黏膜下层为主的胃壁急性化脓性炎症,又称急性蜂窝组织炎性胃炎,是一种少见的重症胃炎,病死率高,男性多见,发病年龄多在 30～60 岁,免疫力低下、高龄、酗酒为高危因素,行内镜下黏膜切除和胃息肉切除术为医源性高危因素。

(一)病因与发病机制

急性化脓性胃炎是由化脓性细菌感染侵犯胃壁所致,常见的致病菌为溶血性链球菌,约占 70%,其次为金黄色葡萄球菌、肺炎球菌及大肠埃希菌等。细菌主要通过血液循环或淋巴播散侵入胃壁,常继发于其他部位的感染病灶,如败血症、感染性心内膜炎、骨髓炎等疾病;细菌也可通过受损害的胃黏膜直接侵入胃壁,常见于胃溃疡、胃内异物创伤或手术、慢性胃炎、胃憩室、胃癌等可致胃黏膜损伤,生成的致病菌可通过受损的黏膜侵犯胃壁。胃酸分泌低下致胃内杀菌能力减弱和胃黏膜防御再生能力下降是本病的诱因。

(二)病理

化脓性细菌侵入胃壁后,经黏膜下层扩散,引起急性化脓性炎症,可遍及全胃,但很少超过贲门或幽门,最常见于胃远端的 1/2。病变在黏膜下层,胃黏膜表面发红,可有溃疡、坏死、糜烂及出血,胃壁由于炎症肿胀而增厚变硬。胃壁可呈弥漫脓性蜂窝组织炎或形成局限的胃壁脓肿，切开胃壁可见有脓液流出。严重化脓性炎症时，可穿透固有肌层波及浆膜层，发展至穿孔。显微镜下可见黏膜下层大量中性粒细胞浸润、有出血、坏死及血栓形成。

（三）临床表现

本病常以急腹症形式发病，突然出现上腹部疼痛，可进行性加重，前倾坐位时有所缓解，卧位时加重。伴寒战、高热、恶心、呕吐、上腹部肌紧张和明显压痛。严重者早期即可出现周围循环衰竭。随着病情的发展，可见呕吐脓性物和坏死的胃黏膜组织，出现呕血、黑便、腹膜炎体征和休克，可并发胃穿孔、弥散性腹膜炎、血栓性门静脉炎及肝脓肿。

（四）辅助检查

1.实验室检查

外周血白细胞计数升高，多在 $10\times10^{9}/L$ 以上，以中性粒细胞为主，并出现核左移现象，白细胞内可出现中毒颗粒。胃内容物涂片或培养大多可找到致病菌。呕吐物检查有坏死黏膜混合脓性呕吐物。腹水、血液细菌培养可发现致病菌。胃液分析胃酸减少或消失。

2.X 线检查

部分患者腹部 X 线片可显示胃扩张或局限性肠胀气，胃壁内有气泡存在。由于 X 线钡餐检查可导致患者胃穿孔，一般应列为禁忌。

3.胃镜检查

胃镜可明确胃黏膜病变范围及程度。胃镜下见胃黏膜糜烂，充血及溃疡性病变，由于黏膜明显肿胀，可形成肿瘤样外观，但超声胃镜检查无明显胃黏膜物影像。

4.B 超检查

B 超检查显示胃壁明显增厚。

（五）诊断与鉴别诊断

本病缺乏特异性的症状和体征，早期诊断较困难，因此要提高对本病的警惕性。当患者出现上腹部剧痛、发热、恶心、呕吐、存在其他部位感染灶且并发急性腹膜炎，检查结果有血白细胞升高、腹部 X 线片见胃腔大量积气、B 超或 CT 检查见胃壁增厚等表现时，应怀疑本病。如呕吐物有脓性物或坏死的胃黏膜组织、胃液培养见致病菌，在排除胰胆疾病后，可诊断本病，有转移性右下腹痛者需注意是否为急性阑尾炎。上腹压痛明显轻，且腹部立位 X 线片排除胃肠道穿孔后，可慎重考虑进行胃镜检查，明确为胃黏膜病变者可考虑本病的存在，病理组织学上以中性粒细胞浸润为主，显微镜下可见中性粒细胞聚集并可形成小脓肿，尤其以黏膜下层及固有肌层白细胞浸润为甚，故深取大块活检组织有助于发现这些特征性病变。本病需与消化性溃疡穿孔、急性胰腺炎、急性胆囊炎等鉴别。

消化性溃疡并穿孔多有消化性溃疡病史，起病急，突发上腹部痛并很快波及全腹，早期体温不高，腹肌紧张及全腹压痛，反跳痛显著，腹部立位 X 线片多可发现膈下游离气体。

急性胆囊炎亦有发热、上腹部痛，但腹肌紧张及压痛多局限于右上腹部，常放射到右肩部，Murphy 征阳性，并且常伴有黄疸，B 超及 X 线胆道造影可明确诊断，而与急性化脓性胃炎有别。

急性胰腺炎患者有突然发作的上腹部剧烈疼痛，放射至背部及腰部，早期呕吐物为胃内容物，以后为胆汁，血尿淀粉酶增高，结合腹部 B 超及 CT 等检查可确诊。

（六）治疗

急性化脓性胃炎治疗成功的关键在于早期诊断，及早给予积极治疗，静脉使用大剂量抗生素控制感染，改善休克，行全胃肠外营养和维持水电解质酸碱平衡，可选用胃黏膜保护剂。如经抗生素等药物治疗无效或并发胃穿孔、腹膜炎者应及时行手术治疗。

（七）预后

本病通常由于诊断困难而导致治疗不及时，因而预后差，病死率高，提高对本病的重视及早期诊治是降低病死率的关键。

三、急性腐蚀性胃炎

急性腐蚀性胃炎是由于自服或误服强酸（如硫酸、盐酸、硝酸、醋酸、来苏）或强碱（如氢氧化钠、氢氧化钾）等腐蚀剂后引起胃黏膜发生变性、糜烂、溃疡或坏死性病变。早期临床表现为口腔、咽喉、胸骨后及上腹部的剧痛、烧灼感，恶心、呕吐血性胃内容物，吞咽困难及呼吸困难，重者可因食管、胃广泛的腐蚀性坏死而导致穿孔、休克，晚期可导致食管狭窄。

（一）病因与发病机制

本病是由于误服或有意吞服腐蚀剂（强碱或强酸）而引起的急性胃壁损伤。损伤的范围和深度与腐蚀剂的性质、浓度和剂量，腐蚀剂与胃肠道接触的时间，以及胃内所含食物量有关。强酸可使与其接触的蛋白质和角质溶解、凝固，引起口腔、食管至胃所有与强酸接触部位的组织呈界限明显的灼伤或凝固性坏死伴有焦痂，坏死组织脱落可造成继发性胃穿孔、腹膜炎。强碱与组织接触后，迅速吸收组织内的水分，并与组织蛋白质结合成胶冻样的碱性蛋白质，与脂肪酸结合成皂盐，造成严重的组织坏死，常产生食管壁和胃壁全层灼伤，甚至引起出血或穿孔，强碱所致的病变范围多大于与其接触的面积。两者后期都可引起瘢痕形成和狭窄。

（二）病理

累及部位主要为食管和胃窦。主要的病理变化为黏膜充血、水肿和黏液增多。严重者可发生糜烂、溃疡、坏死，甚至穿孔，晚期病变愈合后可能出现消化道狭窄。

（三）临床表现

急性腐蚀性胃炎病变程度及临床表现与腐蚀剂种类、浓度、吞服量、胃内有无食物贮存、与黏膜接触时间长短等因素有关。吞服腐蚀剂后，最早出现的症状为口腔、咽喉、胸骨后及中上腹部剧烈疼痛，常伴有吞咽疼痛、咽下困难、频繁的恶心呕吐。严重者可呕血、呼吸困难、发热、血压下降。食管穿孔可引起食管气管瘘及纵隔炎，胃穿孔可引起腹膜炎。与腐蚀剂接触后的消化道可出现灼痂。在急性期过后，后期的主要症状为梗阻，患者可逐渐形成食管、贲门或幽门瘢痕性狭窄，也可形成萎缩性胃炎。

（四）诊断与鉴别诊断

根据病史和临床表现，诊断并不困难。由于各种腐蚀剂中毒的处理不同，因此在诊断上重要的是一定要明确腐蚀剂的种类、吞服量与吞服时间。检查唇与口腔黏膜痂的色泽（如黑色痂提示硫酸、灰棕色痂提示盐酸、深黄色痂提示硝酸、白色痂醋酸，而提示黏膜呈透明水肿提示强碱）。同时要注意呕吐物的色、味及酸碱反应，必要时收集剩余的腐蚀剂作化学分析，对于鉴别其性质最为可靠。在急性期内，避免 X 线钡餐及胃镜检查，以防出现食管或胃穿孔。急性期过后，钡剂造影检查可以了解食管、胃窦狭窄或幽门梗阻情况，如患者只能吞咽流质时，可吞服碘水造影检查。晚期如患者可进流质或半流质，则可谨慎考虑胃镜检查，以了解食管、胃窦及幽门有无狭窄或梗阻。

(五)治疗

腐蚀性胃炎是一种严重的急性中毒，必须积极抢救。治疗的主要目的是为了抢救生命(治疗呼吸困难、休克、纵隔炎和腹膜炎等)和控制后期的食管狭窄和幽门梗阻。

1.一般处理

(1)保持镇静，避免诱导患者呕吐，因为呕吐会引起食管、器官和口咽部黏膜再次接触腐蚀剂加重损伤，因而禁用催吐剂。

(2)保持呼吸道通畅，误吞腐蚀剂后 24 小时内，快的甚至几秒内就会发生危及生命的气道损伤，此时不宜气管插管，需行气管切开。

(3)抗休克治疗，如有低血压则需积极补液等抗休克治疗。

(4)适当使用抗生素，对有继发感染者需使用抗生素。

2.减轻腐蚀剂继发的损害及对症治疗

服毒后除解毒剂外不进其他食物，严禁洗胃，以避免穿孔。为减少毒物的吸收，减轻黏膜灼伤的程度，对误服强酸者可给予牛奶、蛋清或植物油 100～200mL 口服，但不宜用碳酸氢钠中和强酸，以免产生 CO_2 导致腹胀，甚至胃穿孔。若服用强碱，可给食醋 300～500mL 同时加温水 300～500mL，一般不宜服用浓食醋，避免产生热量加重损害。剧痛者给予止痛剂如吗啡 10mg 肌内注射。呼吸困难者给予氧气吸入，已有喉头水肿、呼吸严重阻塞者应及早行气管切开，同时常给予抗菌药物以防感染。抑酸药物应该静脉足量给予，维持到口服治疗，以减少胃酸对胃黏膜病灶的损伤。发生食管狭窄时可用探条扩张或内镜下球囊扩张。

第二节　急性胃扩张

急性胃扩张(AGD)是指由于胃壁的肌肉张力降低或者麻痹，短时间内胃内容物不能排出，导致大量的气体及液体潴留在胃内，进而产生胃及十二指肠上段极度扩张的一种临床综合征。本病多在术后发生，亦可因暴饮暴食所致。儿童和成人均可发病，男性患者多见。临床症状主要表现为上腹部胀满不适、频繁呕吐胃内容物、水电解质紊乱等，如扩张持续加重甚至还会导致患者胃壁缺血坏死、穿孔、破裂、休克和死亡。

一、病因与发病机制

器质性疾病和功能性因素均可引起急性胃扩张，常见原因可归纳为以下三类。

(一)外科手术

创伤、麻醉和外科手术，尤其是腹腔、盆腔手术及迷走神经切断术均可直接刺激躯体或内脏神经，引起胃的自主神经功能失调和胃壁的反射性抑制，造成胃平滑肌弛缓，进而形成扩张。

部分患者麻醉时行气管插管，术后给氧和胃管鼻饲，亦可导致大量气体进入胃内形成扩张。

（二）饮食过量或饮食不当（尤其是暴饮暴食）

暴饮暴食是急性胃扩张最常见的发病原因，短时间内大量进食使胃突然过度充盈、胃壁肌肉受到过度的牵拉而发生反射性麻痹，食物积聚于胃内，胃持续扩大。慢性消耗性疾病、饥饿和神经性畏食或因肥胖症而节食者突然大量进食后尤易发生。

（三）疾病状态

多种影响胃张力和胃排空能力的疾病均是导致急性胃扩张的病因。

(1)胃扭转、嵌顿性食管裂孔疝，以及各种原因所致的十二指肠壅积症、十二指肠肿瘤、异物等。

(2)幽门附近的病变，如脊柱畸形、环状胰腺、胰癌等压迫胃的输出道。

(3)石膏套固定胸背部 1～2 天后可因脊柱伸展过度，十二指肠受肠系膜上动脉压迫导致胃肠张力失调，引起的所谓“石膏套综合征”。

(4)情绪紧张、精神抑郁、营养不良均可引起自主神经功能紊乱，使胃的张力减低和排空延迟。

(5)糖尿病神经病变、抗胆碱能药物的应用、水电解质代谢失调、严重感染（如败血症）均可影响胃的张力和胃的排空。

本病主要的发病机制是胃肠壁神经性麻痹和机械性梗阻。急性胃扩张时胃内压的急剧上升导致胃壁血管功能受阻、胃张力下降、胃麻痹和胃顺应性下降，进而影响食管上括约肌的功能，使该处肌肉松弛，而空气被大量吞入引起了胃内压的进一步的升高和胃黏膜的分泌增强，使得胃壁的静脉回流受阻，最终导致了胃部大量血液和血浆的渗出使得胃部急剧膨胀。

二、病理与病理生理

各种病因导致胃腔明显扩张后，与食管的角度发生改变，使胃内容物包括气体难以经食管排出，同时胃黏膜的表面积剧增，胃壁受压引起血液循环受阻。胃窦的扩张和胃内容物的刺激使胃窦分泌的胃泌素增多，刺激了胃液的分泌。另一方面，小肠因扩大胃的推移造成肠系膜受到牵拉，影响腹腔神经后加重了胃麻痹，同时十二指肠横部受到肠系膜上动脉的压迫而出现梗阻，加上幽门松弛等因素，使十二指肠液的反流增多。上述所有因素互为因果，形成恶性循环，终使胃腔急剧地、进行性地扩大，最终形成急性胃扩张。如果这种扩张呈持续状态还可能导致胃壁逐渐变薄或者过度伸展，造成黏膜炎性水肿，胃壁各层可见出血，胃黏膜充血并有小糜烂，血管可有血栓形成，胃壁可发生坏死而穿孔。

三、临床表现

急性胃扩张因其早期临床表现不典型，极易与其他急腹症混淆。临床上对于高危人群一旦出现腹痛、腹胀、呕吐等消化道症状，均不能排除本病的可能。患者发病初期以上腹饱胀、上腹或脐部疼痛为主要症状，一般为持续性胀痛，可有阵发性加重，但多不剧烈。继之则出现频繁呕吐，呕吐物常为棕褐色酸性液体或胃内容物，每次量不多，且呕吐后腹胀无明显缓解，潜血试验可呈阳性。随着病情加重患者会逐渐出现口渴、精神萎靡,大部分患者排便停止,病情进展迅速者短期内可有休克、低钾低氯碱中毒以及呼吸困难表现,如出现胃壁坏死或穿孔等并发症时还可表现出剧烈腹痛。查体腹部多隆起,有时可见扩大的胃型,腹部闻及振水音,肠鸣音多减弱或消失,若胃窦极度扩张,可出现"巨胃窦征"(即脐右偏上出现局限性包块,外观隆起,触之光滑而有弹性,有轻度压痛,其右下边界较清)。

四、辅助检查

(一)实验室检查

急性胃扩张患者胃部可有少量出血,但因大量体液丧失,所以血红蛋白及红细胞可增加,并可出现低钾血症、低钠血症、低氯血症。另外胃液中含有盐酸而呈酸性,故若以丢失胃液为主,则会发生代谢性碱中毒,若以丢失胰液等消化液为主,则易发生代谢性酸中毒。

(二)影像学检查

腹部立位X线片可示上腹部有均匀一致的阴影,胃显著扩张(胃影可达盆腔),积气或有巨大气液平面。若采用X线钡剂造影,不仅可以看到增大的胃及十二指肠的轮廓,而且还可以发现十二指肠梗阻,钡剂不能进入空肠。如合并穿孔和胃壁坏死可出现膈下游离气体。

五、诊断与鉴别诊断

该病临床上较为少见,因此需结合患者的体征、病史、实验室检查结果等进行综合诊断。主要的诊断依据如下:①存在术后初期创伤、疾病状态或过分饱食等病因;②出现明显的腹胀症状,伴溢出样呕吐咖啡色恶臭液体,胃部有大量的积气和积液;③实验室检查的结果常提示患者有红细胞和血红蛋白压积升高,非蛋白氮升高,并伴有低钾低氯性碱中毒;④腹部X线片见胃影增大,上腹部巨大液气平面或胃管吸出大量液体,即可确诊。

本病需同肠梗阻和腹膜炎等其他胃肠疾病鉴别。鉴别要点如下:①弥散性腹膜炎常有胃肠道穿孔或内脏破裂病史,有明显的腹膜刺激征,肠管普遍胀气,肠鸣音消失,体温及白细胞增高;②肠梗阻患者临床症状与急性胃扩张非常类似,腹部X线片也可见多个气液的平面,但通常情况下肠梗阻的腹痛以腹中部及脐周最为明显,胃内也不会存在过多的气体和积液;③急性胃炎患者腹胀感不会非常显著,且呕吐后腹胀痛感会明显减轻,而急性胃炎合并胃扭转时会出现干呕,通过腹部X线检查可以确诊和鉴别。

六、治疗

急性胃扩张患者如未并发胃壁坏死或穿孔,均应首先采用非手术疗法。临床上大部分患者早期经过治疗,均能获得良好效果。

1.禁食

待腹胀显著减轻、肠蠕动恢复后方可开始给予流质饮食。

2.紧急胃肠减压

经胃管吸出胃内积液后,可先用温生理盐水洗胃,但量要少,以免造成胃穿孔;然后持续胃肠减压,引流量应作详细的记录;当吸出量逐渐减少并变清时,可在饮水后夹住胃管 2 小时,如无不适及饱胀感,可考虑拔除胃管,但一般应至少保留 36 小时。

3.改变体位

以解除对十二指肠水平部的压迫,促进胃内容物的引流。

4.支持治疗

改善脱水与电解质紊乱、酸碱平衡失调,必要时输血,有休克者予抗休克治疗。

5.促进胃张力和蠕动的恢复

口服莫沙必利、多潘立酮等治疗,中药也有一定疗效,可经胃管注入大承气汤等中药治疗。

第三节　消化性溃疡

一、病因

(一)幽门螺杆菌(Hp)感染

目前认为幽门螺杆菌(Hp)是多数消化性溃疡(Hp)患者的致病因素,支持这一观点的证据如下:

(1)前瞻性研究表明,Hp 阳性胃炎的患者 10 年内有 11%发展为溃疡病,而对照组溃疡病的发生率<1%。

(2)十二指肠溃疡患者 Hp 的检出率约 90%,而胃溃疡患者为 70%～90%。

(3)根除 Hp 感染能够预防溃疡病复发,这是支持 Hp 系溃疡病病因强有力的证据。

(4)根除 Hp 感染能减少溃疡病并发症的发生率。

(5)抗生素与抑酸药联合应用较抑酸药能更快和更有效地促进溃疡愈合。

Hp 引起溃疡病的机制尚未完全明了,目前认为 Hp 的致病能力取决于细菌毒力、宿主遗传易感性和环境因素。细菌毒力因子与细菌定植、逃避宿主防御和损害宿主组织有关,毒力因子包括尿素酶、黏附因子、蛋白酶、脂肪酶、过氧化氢酶、超氧化物歧化酶、血小板激活因子等。一些菌株还合成其他增加毒性的毒力因子,它们由称之为 cagA 致病岛的特殊基因序列编码,其次为编码空泡毒素蛋白的 VacA 基因。

Hp 也能诱导 B 淋巴细胞介导的免疫反应。黏膜的免疫反应诱使 IL-1、IL-6、IL-8 和 TNF-α 表达增加,使炎症和上皮损伤加重。部分细胞因子能趋化和激活单个核细胞和中性粒细胞,后者释放的介质能进一步损害上皮细胞,并参与溃疡的形成。Hp 的脂多糖成分与上皮细胞有交叉抗原,针对 Hp 的抗体能识别这些抗原,引起胃慢性炎症。

Hp 感染者高促胃液素血症可能由胃窦 D 细胞减少或生长抑素及生长抑素 mRNA 水平下降引起。根除 Hp 感染后生长抑素 mRNA 的水平回升。与无症状 Hp 感染者相比,Hp 阳性十二指肠溃疡患者基础和 GRP 刺激酸分泌增加,它反映了机体对促胃液素刺激更为敏感。根除 Hp 感染后基础酸分泌量减少约 50%,GRP 刺激的酸分泌亦减少。根除 Hp 感染后,十二指肠溃疡患者十二指肠分泌碳酸氢盐的能力恢复正常。

不同部位的 Hp 感染引起溃疡的机制有所不同。以胃窦部感染为主的患者中，Hp 通过抑制 D 细胞活性，从而导致高胃泌素血症，引起胃酸分泌增加。同时，Hp 也直接作用于肠嗜铬样细胞(ECL 细胞)，释放组胺引起壁细胞分泌增加。这种胃窦部的高酸状态易诱发十二指肠溃疡。以胃体部感染为主的患者中，Hp 直接作用于泌酸细胞，下调质子泵，引起胃酸分泌过少，易诱发胃溃疡和腺癌。

(二)非留体消炎药

非留体消炎药(NSAIDs)除传统药效外，阿司匹林可用于预防心脑血管疾病和大肠癌的发生，因而增加了 NSAIDs 的用量。全世界每天约有 3 000 万人摄入 NSAIDs，仅美国每天就有 1400 万人服 NSAIDs。流行病学调查显示，在服用 NSAIDs 的人群中，15%～30%可患消化性溃疡，其中胃溃疡发生率为 12%～30%，十二指肠溃疡为 2%～19%。NSAIDs 具有胃肠道毒性，轻者引起恶心和消化不良症状，重则导致胃肠道出血和穿孔。NSAIDs 使溃疡并发症(出血、穿孔等)发生的危险性增加 4～6 倍，而老年人患消化性溃疡及并发症发生率和死亡率约 25%与 NSAIDs 有关。

NSAIDs 诱导胃黏膜损害的机制尚未完全明了，目前认为 NSAIDs 有局部和全身两种方式引起胃黏膜损害。阿司匹林和大多数 NSAIDs 是弱有机酸，其等电点(pKa)为 3～5，在强酸(pH 值<2.5)的环境下呈非离子状态，能自由弥散通过细胞膜进入细胞内，在细胞内接近中性的环境里解离出氢离子和相应的氢根离子。由于非离子状态 NSAIDs 通过细胞内外弥散达到平衡，致使 NSAIDs 在细胞内的浓度远高于细胞外——这一过程称之为“离子捕获”。高浓度的离子对细胞有直接损害作用，其机制包括：增加氢离子反渗等异常的离子内流，这种情况在接触 NSAIDs 后迅速发生；干扰细胞能量代谢，引起细胞膜通透性改变和离子转运抑制；降低黏液层疏水性，从而在局部引起胃黏膜的浅表损害，表现为黏膜下出血和糜烂。NSAIDs 诱导的溃疡病可由其全身不良反应引起，主要作用机制为抑制胃黏膜内源性前列腺素特别是 PGE_1、PGE_2 和 PGI_2 的合成，前列腺素可通过多种途径参与胃黏膜的保护，包括：增加黏液和碳酸氢根分泌，维护黏液-碳酸氢根屏障的完整性；营养胃黏膜上皮细胞，促进受损上皮再生；增加黏膜血流量；具有一定程度的抑制胃酸分泌作用。因此，一旦黏膜前列腺素合成明显受损，就可能诱导溃疡病的发生。NSAIDs 诱导溃疡病的其他机制还有：NSAIDs 促进中性粒细胞黏附于血管内皮，干扰黏膜血液供应；增加白三烯 B_4 合成；抑制 NO 合成，从而减少黏膜血流。此外，NSAIDs 能不可逆抑制血小板的前列环化酶(COX)的活性，干扰血小板凝聚，延长出血时间，参与上消化道出血等溃疡并发症的形成。

影响 NSAIDs 相关溃疡及其并发症的因素有如下几个方面：

1.既往病史

有溃疡病或胃肠道出血史者，NSAIDs 引起溃疡病并发症的危险性增加 14 倍，而且多于服药后 1～3 个月出现。

2.年龄

出现 NSAIDs 相关溃疡并发症的概率与年龄呈线性关系。年龄超过 60 岁者危险性增加 5 倍。

3.药物剂量

NSAIDs 相关溃疡并发症的发生呈剂量依赖性，一组研究资料显示，摄入阿司匹林

300mg/d 或 1200mg/d 发生胃肠道出血的危险性增加 8 倍和 14 倍。然而,NSAIDs 特别是阿司匹林即使小剂量(如 30mg/d)也能引起出血等并发症。

4.NSAIDs 与 Hp

是两个独立的致溃疡病因素,然而,预先存在的 Hp 感染增加摄入 NSAIDs 者患溃疡病的危险性。因此,Hp 阳性者如需要长期服 NSAIDs,则应根除 Hp 感染。

5.NSAIDs 的种类

化学上 NSAIDs 可被分为几类,不同的 NSAIDs 在吸收、药代动力学和用药方法上不同,但总的来说临床疗效和胃肠道不良反应方面差别不大。然而,非乙酰化的 NSAIDs 胃肠道不良反应较小,一些新型 NSAIDs(萘丁美酮和依托度酸)也较少引起胃肠道不良反应,其原因与它们对 COX-1 影响较小有关。选择性 COX-2 抑制剂具有 NSAIDs 相同的解热镇痛效果,但很少有胃肠道不良反应,具有较广阔的应用前景。

6.NSAIDs 影响消化道范围

除胃和十二指肠外,NSAIDs 也可引起空肠和回肠溃疡、出血和狭窄。与 NSAIDs 相关的结肠溃疡、狭窄和穿孔也有报道。此外,NSAIDs 还加重结肠憩室和血管畸形出血。

(三)吸烟

大量流行病学资料显示,吸烟者患溃疡病及其并发症的危险性增加。吸烟者患溃疡病的危险性均增加 2 倍以上,其发病率与吸烟量呈正相关。此外,吸烟者溃疡病并发症发生率也增加,溃疡病穿孔的危险性增加 10 倍。而且,溃疡病患者吸烟会干扰溃疡愈合。目前认为吸烟通过以下机制干扰溃疡的愈合:吸烟增加胃酸分泌和胃泌酸黏膜对五肽促胃液素的敏感性;吸烟显著延长胃对固体和液体的排空;吸烟明显降低溃疡病患者(尤其是老年患者)胃十二指肠黏膜前列腺素的含量;吸烟能减少近端十二指肠黏膜碳酸氢根的分泌;吸烟妨碍氧自由基的清除,从而不利于溃疡的修复。

(四)遗传

流行病学调查发现,约 50%单卵双胞胎同患溃疡病,双卵双胞胎患溃疡病的危险性也增加。溃疡病患者第一代直系亲属溃疡病的发病率是普通人群的 3 倍以上。20%～50%的溃疡病患者有家族史。与遗传有关的其他因素包括:O 型血抗原、未分泌 ABH 抗原和人类白细胞抗原(HLA)亚型(HLA-B5、HLA-B12、HLA-BW-35)。此外,一些罕见的遗传综合征如 MEN-Ⅰ和系统性肥大细胞瘤可并发溃疡病。

(五)与溃疡病伴发的疾病

溃疡病常与一些疾病伴随出现,如胃泌素瘤、系统性肥大细胞瘤、Ⅰ型多发性内分泌肿瘤、慢性肺部疾病、慢性肾衰竭、肝硬化、肾结石、α-抗胰蛋白酶缺乏症等。其他一些疾病也可能增加溃疡病的发生,包括克罗恩病、不伴Ⅰ型多发性内分泌肿瘤的甲状旁腺功能亢进、冠状动脉疾病、慢性胰腺炎等。

二、发病机制

(一)正常胃十二指肠黏膜防御机制

正常胃十二指肠黏膜防御机制包括三个层次,即上皮前、上皮和上皮后。上皮前的防御机制由黏液-碳酸氢根屏障、黏液帽和表面活性磷脂组成。黏液层对酸反渗具有中度屏障作用，对胃蛋白酶和其他大分子屏障作用强。上皮细胞分泌的碳酸氢根进入黏液层内，形成 pH 梯度，以维持上皮细胞表面中性环境。胃肠腔酸化和前列腺素是刺激碳酸氢根分泌的重要因素。全身和局部血流障碍时碳酸氢根分泌减少，可部分解释应激性胃十二指肠黏膜损害的机制。黏液层的磷脂随同黏液一起分泌，它的非极性脂肪酸成分组成黏液层的疏水面，从细胞膜延伸至胃肠腔，从而阻止胃酸的渗透。胃十二指肠黏膜上皮细胞提供第二层防御，它包括上皮重建、上皮细胞 Na^+-H^+ 和 Cl^--HCO_3^- 之间交换、上皮细胞再生。当黏膜出现浅表损害时，受损面周边固有层颈黏液细胞区的上皮细胞向之迁移，覆盖创面，以维护黏膜上皮的完整性。上皮重建需要碱性微环境，在微丝的参与下迅速完成，而无需细胞分裂过程。在缺血和酸性环境中，上皮重建受阻。胃十二指肠黏膜受损时其表面可形成黏液帽，它由胶状黏液、纤维蛋白和细胞碎片组成，除了为创面提供额外的保护外，其下的 pH 接近中性，有助于上皮重建和修复。当黏液-碳酸氢盐屏障受损时，胃黏膜上皮细胞借 Na^+-H^+ 和 Cl^- HCO_3^- 之间交换以维护细胞内 pH 稳定。十二指肠上皮细胞也有 Na^+-HCO_3^- 交换，上述离子交换能清除进入细胞内的氢离子，维护细胞内的中性环境。上皮后的防御机制主要依靠足够的黏膜血液供应，它是维持正常上皮细胞功能和黏膜防御的基础。为了防止深层黏膜损害，壁细胞每分泌一个 H^+，其基底侧通过 Cl^--HCO_3^- 交换泵出一个 HCO_3^-，它通过血管网运送到胃腔面上皮细胞，然后由上皮细胞转运至黏液层。在这一过程中，既调节了上皮细胞内的 pH，又加固了黏液-碳酸氢盐屏障。如果出现黏膜血液供应障碍，会削弱黏膜的防御机制。内源性前列腺素和 NO 能增加黏膜血流，是重要的黏膜保护因子，而中性粒细胞对血管内皮细胞的黏附及其释放的细胞因子则干扰黏膜血液供应。

(二)病理生理改变

多年来溃疡病的病理生理基础一直被认为是损害因素与保护因素失衡所致，目前仍认为溃疡病的发生无单一的致病模式，是多种因素综合作用的结果，分述如下：

1.酸分泌

胃酸在溃疡病特别是十二指肠溃疡致病机制中所起的作用毋庸置疑，十二指肠溃疡患者壁细胞数高于正常人群，而且与最大刺激泌酸量一致；有 10%～20% 的十二指肠溃疡患者基础酸分泌量(BAO)超过正常范围；十二指肠溃疡患者平均夜间酸分泌较正常人群高，据认为与夜间迷走神经张力增高有关；部分溃疡病患者两餐之间酸分泌也较正常人高，其原因与餐刺激酸分泌时间延长有关；32%的十二指肠溃疡患者 MAO 或 PAO 高于正常人上限。与十二指肠溃疡不同，多数胃溃疡患者基础和刺激性胃酸分泌在正常范围内，极少数患者甚至出现胃酸缺乏。胃溃疡似可在较少的胃酸环境下形成，可能与胃黏膜保护因素明显损害有关。部分胃溃疡患者对标准剂量的抗溃疡药物治疗反应不佳，而需要更大剂量的 H_2 受体拮抗剂或 PPI 才显效也支持此观点。

2.促胃液素

人促胃液素是由 17～34 个氨基酸组成的环状结构，17 氨基酸促胃液素的浓度胃窦最高，而 34 氨基酸促胃液素主要位于十二指肠。由于 Hp 致病可能通过促胃液素起作用，因而研究溃疡病促胃液素的变化时应了解 Hp 的感染情况。胃窦促胃液素功能亢进(也称之为促胃液素细胞增生）是罕见的综合征，它具有家族遗传性，空腹和餐后血清促胃液素明显增高，促胃液素激发实验阴性，伴有高胃酸分泌，十二指肠溃疡常见。

3.黏膜屏障削弱

已有研究显示，一些胃或十二指肠溃疡的患者黏液屏障减弱，其机制尚不清楚。活动性十二指肠溃疡患者其十二指肠碳酸氢根的生成明显减少，且这种变化与正常人群较少重叠。引起碳酸氢根减少的原因未完全明了，如前所述，前列腺素能促进胃十二指肠碳酸氢根生成，而在非活动性溃疡病时，这种功效明显减弱，提示细胞和亚细胞水平上碳酸氢根分泌缺陷。

4.胃排空异常

胃溃疡患者静息和刺激（酸和脂肪）后幽门括约肌的压力降低，推测幽门括约肌功能异常使十二指肠内容物反流到胃内，其中的胆酸（尤其是脱氧胆酸）、溶血磷脂酰胆碱和胰肽酶能对胃黏膜造成损伤。胃溃疡患者存在胃排空异常，由于胃溃疡侵犯黏膜肌层，所以不难理解这种胃排空功能改变。

5.黏膜血流

胃溃疡在邻近胃角处多发，此处以束状肌肉为主，黏膜血流直接来自胃左动脉而非黏膜下丰富的血管网。如前所述，NSAIDs诱导溃疡病发生的机制之一是干扰胃黏膜血流。已有研究显示，胃溃疡患者胃黏膜血流减少。因此，黏膜血流减少可能是溃疡病的共同致病因素之一。

三、诊断

（一）临床表现特点

上腹痛是PU的主要症状，性质多为灼痛，亦可为钝痛、胀痛、剧痛或饥饿样不适感。多位于中上腹，可偏左或偏右。一般为轻至中度持续性痛。部分患者可无症状或症状较轻以致不为患者所注意，而以出血、穿孔等并发症为首发症状。典型的PU有如下临床特点：①慢性过程，病史可达数年至数十年；②周期性发作，发作与自发缓解相交替，发作期可为数周或数月，缓解期亦长短不一，短者数周、长者数年。发作常有季节性，多在秋冬或冬春交替时发病；③发作时上腹痛呈节律性，表现为空腹痛即餐后2～4小时或（及）午夜痛，腹痛多以进食或服用抗酸药所缓解，典型节律性表现在十二指肠溃疡（DU）多见。

部分患者无上述典型表现的疼痛，而仅表现为无规律性的上腹隐痛或不适。具或不具典型疼痛者均可伴有反酸、嗳气、上腹胀等症状。

溃疡活动时上腹部可有局限性轻压痛，缓解期无明显体征。

（二）辅助检查

1.内镜检查

内镜检查是确诊消化性溃疡首选的检查方法。其目的有确定有无病变、部位及分期；鉴别良、恶性溃疡；分析治疗效果，对合并出血者予以止血治疗等。内镜下将溃疡分为三期，包括：①活动期（A期）：圆形或椭圆形，覆厚黄或白色苔，边缘光滑，充血水肿，呈红晕环绕；②愈合期（H期）：溃疡变浅缩小，表面薄白苔，周围充血水肿消退后可出现皱襞集中；③瘢痕期（S期）：溃疡被红色上皮覆盖，渐变为白色上皮，纠集的皱襞消失。

2.X 线钡餐检查

X 线钡餐检查适用于对胃镜检查有禁忌或不愿接受胃镜检查者。溃疡的 X 线征象有直接和间接两种。龛影是直接征象，对溃疡有确诊价值；局部压痛、十二指肠球部激惹和球部畸形、胃大弯侧痉挛性切迹均为间接征象，仅提示可能有溃疡。

3.幽门螺杆菌检测

幽门螺杆菌检测应列为消化性溃疡诊断的常规检查项目，因为有无幽门螺杆菌感染决定治疗方案的选择。

（三）特殊类型的消化性溃疡

1.复合溃疡

指胃和十二指肠同时发生的溃疡。DU 常先于胃溃疡（GU）出现，幽门梗阻发生率较高，复合溃疡中的 GU 较单独的 GU 癌变率低。

2.幽门管溃疡

幽门管溃疡与 DU 相似，胃酸分泌较高。幽门管溃疡上腹痛的节律性不明显，对药物治疗反应较差，呕吐多见，较易发生幽门梗阻、出血和穿孔等并发症。

3.球后溃疡

DU 大多发生在十二指肠球部。发生在十二指肠降段、水平段的溃疡称球后溃疡，多发生在十二指肠降段的初始部及乳头附近，溃疡多在后内侧壁，可穿透入胰腺。具 DU 的临床特点，但午夜痛及背部放射痛多见，对药物治疗反应较差，较易并发出血。严重的炎症反应可导致胆总管引流障碍，出现梗阻性黄疸或致急性胰腺炎。

4.巨大溃疡

指直径大于 2cm 的溃疡。对药物治疗反应较差，愈合时间慢，易发生慢性穿透或穿孔。常见于有 NSAIDs 服用史及老年患者。

5.无症状性溃疡

约 15％的 PU 患者可无症状，而以出血穿孔等并发症为首发症状。可见于任何年龄，以老年人较多见。NSAIDs 引起的溃疡近半数无症状。

6.老年人消化性溃疡

胃溃疡多见。临床表现多不典型，疼痛多无规律，较易出现体重减轻和贫血。GU 多位于胃体上部甚至胃底部，溃疡常较大，易误诊为胃癌。

7.食管溃疡

食管溃疡常发生于食管下段，多为单发。主要症状是胸骨下段后方或高位上腹部疼痛，常在进食或饮水后出现，卧位时加重。多发于伴有反流性食管炎和滑动性食管裂孔疝的患者，也可发生于食管胃吻合术或食管空肠吻合术后。

8.难治性溃疡

难治性溃疡是指经正规抗溃疡治疗而溃疡仍未愈合者。因素可能有以下几点：①病因尚未去除，如仍有 Hp 感染，继续服用 NSAIDs 等致溃疡药物等；②穿透性溃疡伴有幽门梗阻等并发症；③特殊病因，如克罗恩病、促胃泌素瘤；④某些疾病或药物影响抗溃疡药物吸收或效价降低；⑤误诊，如胃或十二指肠恶性肿瘤；⑥不良诱因存在，包括吸烟、酗酒及精神应激等。

9.Dieulafoy 溃疡

多发生于距贲门 6cm 以内的胃底贲门部。仅限于黏膜肌层的浅小溃疡，但黏膜下有易破裂出血的管径较粗的小动脉，即恒径动脉。恒径动脉是一种发育异常的血管，易形成迂曲或瘤样扩张，一旦黏膜受损，血管容易受损而引起大出血。

10.Meckel 憩室溃疡

常见的先天性回肠末段肠壁上的憩室，憩室内常含有异位组织，最多见是胃黏膜，其次是胰腺组织，十二指肠和空肠黏膜。异位胃黏膜组织分泌胃酸引起憩室和周围黏膜产生溃疡。儿童多见，常表现为大量出血或穿孔。死亡者多为老年人，因延误诊断所致。

11.应激性溃疡

指在严重烧伤、颅脑外伤、严重外伤、脑肿瘤、大手术、严重的急性或慢性内科疾病等应激的情况下，在胃或十二指肠、食管产生的急性黏膜糜烂和溃疡。其中，由严重烧伤引起的应激性溃疡又称为 Curling 溃疡；由颅脑外伤、脑肿瘤或颅脑大手术引起的应激性溃疡又称为 Cushing 溃疡，主要表现是大出血且较难控制。内镜检查时溃疡多发生于高位胃体，呈多发性浅表性不规则的溃疡，直径多在 0.5～1.0cm，周围水肿不明显，溃疡愈合后一般不留瘢痕。

（四）消化性溃疡并发症

1.上消化道出血

本病最常见并发症，发生率为 20%～25%，也是上消化道出血的最常见原因。DU 多于 GU。10%～15%的患者以出血为消化性溃疡的首见症状。

2.穿孔

溃疡穿透浆膜层达游离腹腔导致急性穿孔，穿孔部位多为十二指肠前壁或胃前壁。临床上突然出现剧烈腹痛。腹痛常起始于右上腹或中上腹，持续而较快蔓延至全腹。也可放射至肩部（大多为右侧）。因腹痛剧烈而卧床，两腿卷曲而不愿移动。体检腹肌强直，有压痛和反跳痛。腹部 X 线透视膈下有游离气体。十二指肠后壁和胃后壁溃疡穿透至浆膜层，易与邻近器官、组织粘连，穿孔时胃肠内容物不流入腹腔而在局部形成包裹性积液，则称为穿透性溃疡或溃疡慢性穿孔。后壁穿孔或穿孔较小者只引起局限性腹膜炎时，称亚急性穿孔。亚急性或慢性穿孔者可有局限性腹膜炎、肠粘连或肠梗阻征象，抗酸治疗效果差。

3.幽门梗阻

大多由十二指肠和幽门管溃疡所致。溃疡周围组织的炎性充血、水肿可引起幽门反射性痉挛，此类幽门梗阻内科治疗有效，称为功能性或内科性幽门梗阻。反之，由于溃疡愈合，瘢痕组织收缩或与周围组织粘连而阻塞幽门通道所致者，则属持久性，需经外科手术治疗，称为器质性或外科性幽门梗阻。梗阻引起胃潴留，呕吐更是幽门梗阻的主要症状。空腹时上腹部饱胀和逆蠕动的胃型以及上腹部振水音，是幽门梗阻的特征性体征。

4.癌变

GU 癌变率在 1%左右，DU 则否。长期 GU 病史，年龄 45 岁以上，溃疡顽固不愈者应提高警惕。对可疑癌变者，在胃镜下取多点活检做病理检查；在积极治疗后复查胃镜，直到溃疡完全愈合；必要时定期随访复查。

(五)诊断注意事项

PU应注意与下列疾病鉴别。

1.胃癌

胃镜发现GU时,应注意与癌性溃疡鉴别,应在溃疡边缘取活检。对有GU的中老年患者,当溃疡迁延不愈时,应多点活检,并在正规治疗6～8周后复查胃镜,直到溃疡完全愈合。

2.促胃液素瘤

促胃液素瘤是一种胃肠胰神经内分泌肿瘤,多位于胰腺和十二指肠,肿瘤通常较小,生长缓慢,多为良性,但最终都将发展为恶性。肿瘤病理性地分泌大量促胃液素,刺激胃酸过度分泌,致严重而顽固的溃疡,多数溃疡位于十二指肠球部和胃窦小弯侧,其余分布于食管下段、十二指肠球后及空肠等非典型部位。临床以高胃酸分泌,血促胃液素水平升高,多发、顽固及不典型部位消化性溃疡,多伴有腹泻和明显消瘦等特征,易并发出血、穿孔。因此,当溃疡为多发或位于不典型部位、对正规抗溃疡药物疗效差、病理检查已除外胃癌时,应考虑到本病。胃液分析、血清促胃液素检测等有助于促胃液素瘤定性诊断,而超声检查(包括超声内镜)、CT、MRI、选择性DSA等有助于定位诊断。因此类肿瘤具有大量生长抑素受体表达,采用长效生长抑素类似物如奥曲肽微球治疗,可有效缓解症状,使溃疡愈合且能抑制肿瘤生长。

3.其他疾病

如慢性胃炎、功能性消化不良、慢性胆囊炎、克罗恩病等。

四、治疗

(一)一般治疗

生活要有规律,工作宜劳逸结合,避免过度劳累和精神紧张,如有焦虑不安,应予开导,必要时可给予镇静剂。原则上需强调进餐要定时,注意饮食规律,避免辛辣、过咸食物及浓茶、咖啡等饮料,如有烟酒嗜好而确认与溃疡的发病有关者应戒烟、酒。牛乳和豆浆能稀释胃酸,但其所含钙和蛋白质能刺激胃酸分泌,故不宜多饮。服用NSAIDs者尽可能停用,即使未用亦要告诫患者今后慎用。

(二)抑制胃酸分泌的药物及其应用

溃疡的愈合特别是DU的愈合与抑酸治疗的强度和时间成正比,药物治疗中24小时胃内pH值>3总时间可预测溃疡愈合率。碱性抗酸药物(如氢氧化铝、氢氧化镁和其他复方制剂)具有中和胃酸作用,可迅速缓解疼痛症状,但一般剂量难以促进溃疡愈合,目前已很少单一应用碱性抗酸剂来治疗溃疡,仅作为加强止痛的辅助治疗。常用的抗酸分泌药有 H_2 受体拮抗剂(H_2-RAs)和PPI两大类。随着PPI的开发与广泛临床应用,H_2-RAs已逐步摒弃。

质子泵抑制剂(PPI)作用于壁细胞胃酸分泌终末步骤中的关键酶 H^+-K^+-ATP酶,使其不可逆失活,因此抑酸作用比 H_2-RAs更强且作用持久。与 H_2-RAs相比,PPI促进溃疡愈合的速度较快、溃疡愈合率较高,因此特别适用于难治性溃疡或NSAIDs溃疡患者不能停用NSAIDs时的治疗。对根除幽门螺杆菌治疗,PPI与抗生素的协同作用较 H_2-RAs好,因此是根除幽门螺杆菌治疗方案中最常用的基础药物。使用推荐剂量的各种PPI,对消化性溃疡的疗效相仿，不良反应较少，不良反应率为 1.1%～2.8%。主要有头痛、头晕、口干、恶心、腹胀、失眠。偶有皮疹、外周神经炎、血清氨基转移酶或胆红素增高等。长期持续抑制胃酸分泌，可致胃内细菌滋生。早期研究曾发现长期应用奥美拉唑可使大鼠产生高胃泌素血症，并引起胃肠嗜铬样细胞增生或类癌。现认为这是种属特异现象，也可见于 H_2 受体阻断剂等基础胃酸抑制后。在临床应用 6 年以上患者，血清胃泌素升高 1.5 倍，但未见壁细胞密度增加。

研究表明，PPI 常规剂量（奥美拉唑 20mg，2 次/d、兰索拉唑 30mg，2 次/d、泮托拉唑 40mg，2 次/d，雷贝拉唑 20mg，2 次/d）治疗十二指肠溃疡（DU）和胃溃疡（GU）均能取得满意的效果，明显优于 H_2 受体拮抗剂且 5 种 PPI 的疗效相当。对于 DU，疗程一般为 2～4 周，2 周愈合率平均为 70%，4 周愈合率平均为 90%；对于 GU，疗程一般为 4～8 周，4 周溃疡愈合率平均为 70%，8 周愈合率平均为 90%。其中雷贝拉唑在减轻消化性溃疡疼痛方面优于奥美拉唑且耐受性好。雷贝拉唑在第 4 周对 DU 和第 8 周对 GU 的治愈率与奥美拉唑相同，但雷贝拉唑对 24 小时胃内 pH 值>3 的时间明显长于奥美拉唑 20mg/d 治疗的患者，能够更快、更明显地改善症状，6 周时疼痛频率和夜间疼痛完全缓解。埃索美拉唑是奥美拉唑的 S-异构体，相对于奥美拉唑，具有更高的生物利用度，给药后吸收迅速，1～2 小时即可达血药峰值，5 天胃内 pH 值>4 的平均时间为 14 小时，较奥美拉唑、兰索拉唑、泮托拉唑、雷贝拉唑 4 种 PPI 明显增加，且持续抑酸作用时间更长，因此能够快速、持久缓解症状。研究表明，与奥美拉唑相比，埃索美拉唑治疗 DU4 周的愈合率相当，但在缓解胃肠道症状方面（如上腹痛、反酸、胃灼热感）明显优于奥美拉唑。最新上市艾普拉唑与其他 5 种 PPI 相比在结构上新添了一个吡咯环，吸电子能力强，与酶结合容易。相对于前 5 种 PPI，艾普拉唑经 CYP3A4 代谢而不是经 CYP2C19 代谢，因此完全避免了 CYP2C19 基因多态性对其疗效的影响。PPI 可抑制胃酸分泌，提高胃内 pH 值，有助于上消化道出血的预防和治疗。奥美拉唑可广泛用于胃、十二指肠病变所致的上消化道出血，泮托拉唑静脉滴注也常用于急性上消化道出血。消化性溃疡合并出血时，迅速有效地提高胃内 pH 值是治疗成功的关键。血小板在低 pH 值时不能聚集，血凝块可被胃蛋白酶溶解，其他凝血机制在低 pH 值时也受损，而 pH 值为 7 时胃蛋白酶不能溶解血凝块，故胃内 pH 值 7.0 时最佳。另外，静脉内使用 PPI 可使胃内 pH 值达到 6.0 以上，能有效改善上消化道出血的预后，并使再出血率、输血需要量和紧急手术率下降，PPI 可以降低消化性溃疡再出血的风险，并可减少接受手术治疗的概率，但对于总死亡率的降低并无多少意义。消化性溃疡合并出血时静脉注射 PPI 的选择推荐大剂量 PPI 治疗，如埃索美拉唑 80mg 静脉推注后，以 8mg/h 速度持续输注 72 小时，适用于大量出血患者；常规剂量 PPI 治疗，如埃索美拉唑 40mg 静脉输注，每 12 小时 1 次，实用性强，适于在基层医院开展。

目前国内上市的 PPI 有奥美拉唑、兰索拉唑、泮托拉唑、雷贝拉唑、埃索美拉唑以及最近上市的艾普拉唑。第一代 PPI（奥美拉唑、泮托拉唑和兰索拉唑）依赖肝细胞色素 P450 同工酶进行代谢和清除，因此，与其他经该同工酶进行代谢和清除的药物有明显的相互作用。由于 CYP2C19 的基因多态性，导致该同工酶的活性及第一代 PPI 的代谢表型发生了变异，使不同个体间的 CYP2C19 表现型存在着强代谢型（EM）和弱代谢型（PM）之分。另外，抑酸的不稳定性、发挥作用需要浓聚和酶的活性、半衰期短等局限性影响了临床的应用；影响疗效因素多（如易受进餐和给药时间、给药途径的影响）；起效慢、治愈率和缓解率不稳定，甚至一些患者出现奥美拉唑耐药或失败;不能克服夜间酸突破等,由此可见,第一代 PPI 的药效发挥受代谢影响极大,使疗效存在显著的个体差异。第二代 PPI(雷贝拉唑、埃索美拉唑、艾普拉唑)则有共同的优点,起效更快,抑酸效果更好,能 24 小时持续抑酸,个体差异少,与其他药物相互作用少。新一代 PPI 的进步首先是药效更强,这和化学结构改变有关,如埃索美拉唑是奥美拉唑中作用强的 S-异构体,把药效差的 L-异构体剔除后,其抑酸作用大大增强。而艾普拉唑结构上新添的吡咯环吸电子能力强,与酶结合容易,艾普拉唑对质子泵的抑制活性是奥美拉唑的 16 倍,雷贝拉唑的 2 倍;其次新一代 PPI 有药代动力学方面优势,如雷贝拉唑的解离常数(pKa)值较高,因此在壁细胞中能更快聚积,更快和更好地发挥作用。再次新一代 PPI 较少依赖肝 P450 酶系列中的 CYP2C19 酶代谢。另外,第二代 PPI 半衰期相对较长,因此保持有效血药浓度时间较长,抑酸作用更持久,尤其是新上市的艾普拉唑,半衰期为3～4 小时,为所有 PPI 中最长的,因而作用也最持久(表 2-3-1)。

表 2-3-1　常用 PPI 抗酸分泌作用比较(剂量 mg)

药物	每次剂量(mg)	治疗溃疡标准剂量(mg)	根除 H.pylori 标准剂量
奥美拉唑	20	20,每日 1 次	20,每日 2 次
兰索拉唑	30	30,每日 1 次	30,每日 2 次
泮托拉唑	40	40,每日 1 次	40,每日 2 次
雷贝拉唑	10	10,每日 1 次	10,每日 2 次
埃索美拉唑	20	20,每日 1 次	20,每日 2 次

(三)保护胃黏膜药物

替普瑞酮、铝碳酸镁、硫糖铝、胶体枸橼酸铋、马来酸伊索拉定(盖世龙)、蒙托石、麦滋林、谷氨酰胺胶囊等均有不同程度制酸、保护胃黏膜及溃疡面、促进溃疡愈合作用。

(四)根除幽门螺杆菌治疗

对幽门螺杆菌感染引起的消化性溃疡,根除幽门螺杆菌不但可促进溃疡愈合,而且可预防溃疡复发,从而彻底治愈溃疡。因此,凡有幽门螺杆菌感染的消化性溃疡,无论初发或复发、活动或静止、有无并发症,均应予以根除幽门螺杆菌治疗。因此,根除幽门螺杆是溃疡愈合及预防复发的有效措施。根除组 DU 愈合优于非根除组,但 GU 溃疡愈合两组无差异。预防 DU 和 GU 复发方面,根除组优于对照组。

1.治疗方案

目前幽门螺杆菌根除方案有序贯疗法、PPI 四联疗法(PPI＋阿莫西林＋克拉霉素＋甲硝唑)、铋剂＋两种抗生素三联疗法、含喹诺酮类疗法、含呋喃唑酮疗法、含有辅助药物(如益生菌、胃蛋白酶)的疗法以及中医中药治疗等。评价根除幽门螺杆菌疗效的方法用试验治疗分析(PP,符合方案集)和意向性治疗分析(ITT)。根据 ITT 对治疗方案的疗效分为 5 级,即 A 级＞95％,B 级 90％～94％,C 级85％～90％,D 级 81％～84％,E 级＜80％,理想的根除率应是 D 级以上。

随着抗生素的广泛应用,使得幽门螺杆菌耐药菌株在不断增加,这是造成根除率下降的主要原因。我国 Hp 耐药情况为甲硝唑耐药率 5.6%、克拉霉素为 7.6%、左氧氟沙星 30%～38%，而阿莫西林、呋喃唑酮和四环素的耐药率较低，为 1%～5%。美国北得克萨斯州大学公共卫生学院 Fischbach 等的一项荟萃分析研究显示，在成年患者中，抗生素耐药是衡量三联或四联疗法根除幽门螺杆菌疗效的有力预测指标。在四联疗法中含有克拉霉素和甲硝唑时，可减少克拉霉素和甲硝唑耐药，但如发生两者同时用药，则疗效更差。值得注意的是，欧美国家的甲硝唑耐药株为 30%～40%，而在发展中国家甲硝唑耐药株达到了 80%～100%，这是一个严重的问题，在发展中国家治疗幽门螺杆菌的甲硝唑有被淘汰的趋势。在三联疗法中克拉霉素耐药比硝基咪唑类药物耐药对疗效的影响更大。克拉霉素耐药使克拉霉素＋PPI＋甲硝唑和克拉霉素＋PPI＋阿莫西林方案的有效率下降了 35%和 66%。出现耐药时目前提倡选用第三代或第四代喹诺酮类、四环素类抗生素或呋喃唑酮作为补救治疗。新近又提出 10 天序贯治疗来提高幽门螺杆菌根除率。

2012《第四次全国 Hp 感染处理共识报告》主推铋剂四联疗法，可提高疗效，ITT 85.7%，PP 93.8%。疗程 7 天和 14 天，以后者疗效好，ITT 和 PP，7 天和 14 天的疗效分别为 80%、93.7%和 82%、97.4%。

2.治疗方案的选择

应选择疗效高，不良现象反应少，用药短时间，费用低廉，依从性好，不易产生耐药性的治疗方案。开始均选用一线药物治疗。

(1)按病情选择：幽门螺杆菌阳性的活动性溃疡疼痛明显时，选用抗酸分泌剂为基础的方案；反之，幽门螺杆菌阳性的慢性萎缩性胃炎则选用铋剂和抗生素为主的治疗方案。

(2)以高效选择：所用三联或四联疗法中，就包括克拉霉素，因克拉霉素可使根除率提高 10%～20%。如 PPI＋丽珠胃三联或四联疗法，疗程 2 周，幽门螺杆菌根除率高达 95.7%。

(3)从经济角度考虑选择：尽可能用国产、疗效好、价格适中的药物，如克拉霉素、阿莫西林、甲硝唑、替硝唑氟喹诺酮类等均可应用。

(4)对出现耐药菌株的治疗选择：对甲硝唑、替硝唑耐药者可用呋喃唑酮或氟喹诺酮类代替；对克拉玛依霉素耐药者或选用左氧氟沙星或洛美沙星代替；PPI 可用雷贝拉唑、泮托拉唑或埃索美拉唑。此外，可适当考虑增加用药剂量。有条件下者，应培养或耐药基因工程检测，针对结果选用敏感抗生素。

(5)疗程问题：疗程长短并不是决定疗效的因素，主要看药物联合是否合理。最初用药 3 天，后又延长至 1 周。目前许多报告提出用药 2 周疗效较好。

3.推荐的幽门螺杆菌治疗方案

(1)标准初始治疗(可从下列 3 种中选择其中 1 种)：①三联疗法 7～14 天，PPI，治愈剂量，2 次/d；阿莫西林，1g，2 次/d 克拉霉素，500mg，2 次/d；②四联疗法 10～14 天，PPI 治愈剂量，2 次/d；三钾二枸橼酸铋(德诺)，240mg，2 次/d；四环素，500mg，4 次/d；甲硝唑，400mg，2 次/d；③序贯疗法 10 天，第 1～5 天，PPI，治愈剂量，2 次/d；阿莫西林，1g，2 次/d。第 6～10 天，PPI，治愈剂量，2 次/d；克拉霉素，500mg，2 次/d；替硝唑，500mg，2 次/d。(2)二线治疗(如果最初使用了含克拉霉素的三联疗法可用下述方案中的 1 种)：①三联疗法 7～14 天，PPI，治愈剂量，1 次/d；阿莫西林，1g，2 次/d；甲硝唑，400mg，2 次/d。②四联疗法，与标准初始治疗的建议相同。

(3)几点说明和注意点:①PPI 的剂量为奥美拉唑 20mg、埃索美拉唑 20mg、雷贝拉唑 10mg、泮托拉唑 40mg、兰索拉唑 30mg,均为 2 次/d;②如果患者对阿莫西林过敏,则用甲硝唑替代,而在初始三联疗法中的克拉霉素剂量减半;③在克拉霉素或甲硝唑耐药率高(>20%)的地区或者在最近暴露于或反复暴露于克拉霉素或甲硝唑的患者中,四联疗法适合作为标准初始治疗;④用甲硝唑或替硝唑治疗期间应避免饮酒,因为有可能出现类似于饮酒后对双硫仑的反应;⑤强调个体化治疗。治疗方案、疗程、药物选择须考虑既往抗菌药物应用史、吸烟、药物过敏、潜在不良反应、根除适应证、伴随疾病和年龄等;⑥根除治疗前,停服 PPI 不少于 2 周,停服抗菌药物、铋剂等不少于 4 周,若为补救,治疗建议间隔 2~3 个月。

在根除幽门螺杆菌疗程结束后,继续给予一个常规疗程的抗溃疡治疗(如 DU 患者予 PPI 常规剂量,每日 1 次,总疗程 2~4 周;或 H_2-RA 常规剂量,疗程 4~6 周;GU 患者 PPI 常规剂量,每日 1 次,总疗程 4~6 周;或 H_2-RA 常规剂量,疗程 6~8 周)是最理想的。这在有并发症或溃疡面积大的患者尤为必要,但对无并发症且根除治疗结束时症状已得到完全缓解者,也可考虑停药。

(五)NSAID 溃疡的治疗、复发预防及初始预防

对服用 NSAIDs 后出现的溃疡,如情况允许应立即停用 NSAIDs,如病情不允许可换用对黏膜损伤少的 NSAIDs 如特异性 COX-2 抑制剂。对停用 NSAIDs 者,可予常规剂量常规疗程的 PPI 治疗;对不能停用 NSAIDs 者,应选用 PPI 治疗。因幽门螺杆菌和 NSAIDs 是引起溃疡的两个独立因素,因此应同时检测幽门螺杆菌,如有幽门螺杆菌感染应同时根除幽门螺杆菌。溃疡愈合后,如不能停用 NSAIDs,无论幽门螺杆菌阳性还是阴性都必须继续 PPI 或米索前列醇(喜克馈)长程维持治疗以防溃疡复发。对初始使用 NSAIDs 的患者是否应常规给药预防溃疡的发生仍有争论。已明确的是,对于发生 NSAIDs 溃疡并发症的高危患者,如既往有溃疡病史、高龄、同时应用抗凝血药(包括低剂量的阿司匹林)或糖皮质激素者,应常规予抗溃疡药物预防,目前认为 PPI 或米索前列醇预防效果较好。

减少 NSAIDs 相关溃疡的策略包括用非 NSAID 止痛药;尽可能小剂量。用选择性 COX-2 抑制剂时,联合抗溃疡药 PPI、米索前列醇;根除幽门螺杆菌。上述方案,以 PPI 效果最佳。PPI 对 NSAID 胃病高危人群有预防作用,可以显著降低服用 NSAIDs 6 个月后再出血率(4% vs 19%);显著降低用阿司匹林 1 年后再出血率(2% vs 19%)。

NSAIDs 选择原则见表 2-3-2。

表 2-3-2 NSAIDs 选择原则

	溃疡危险低	溃疡危险中	溃疡危险高
心血管危险低	最低剂量 NSAID	COX-2 或 NSAIDs+PPI	COX-2+PPI
心血管危险高	ASA+奈普生+PPI	ASA+奈普生+PPI	ASA+PPI

第四节 急性消化道出血

一、急性上消化道出血

（一）概述

上消化道出血是指屈氏韧带以上的消化道包括食管、胃、十二指肠、胆管及胰管的出血，胃空肠吻合术后的空肠上段出血也包括在内。大量出血是指短时间内出血量超过1000mL或达血容量20%的出血。上消化道出血为临床常见急症，以呕血、黑便为主要症状，常伴有血容量不足的临床表现。

1.病因

（1）上消化道疾病和全身性疾病：均可引起上消化道出血，临床上较常见的病因是消化性溃疡、食管胃底静脉曲张破裂、急性胃黏膜损害及胃癌。糜烂性食管炎、食管贲门黏膜撕裂综合征引起的出血也不少见。其他原因见表2-4-1。

表2-4-1 上消化道出血的常见病因

名称	病因
食管疾病	食管静脉曲张、食管贲门黏膜撕裂症（Mallory-Weiss综合征）、糜烂性食管炎、食管癌
胃部疾病	胃溃疡、急性胃黏膜损害、胃底静脉曲张、门脉高压性胃黏膜损害、胃癌、胃息肉
十二指肠疾病	溃疡、十二指肠炎、憩室
邻近器官疾病	胆道出血（胆石症、肝胆肿瘤等）、胰腺疾病（假性囊肿、胰腺癌等）、主动脉瘤破裂入上消化道
全身性疾病	血液病（白血病、血小板减少性紫癜等）、尿毒症、血管性疾病（遗传性出血性毛细血管扩张症等）

（2）不明原因消化道出血（OGIB）：指常规消化内镜检查（包括检查食管至十二指肠降段的上消化道内镜与肛门直肠至回盲瓣的结肠镜）和X线小肠钡剂检查（口服钡剂或钡剂灌肠造影）或小肠CT不能明确病因的持续或反复发作的出血。可分为不明原因的隐性出血和显性出血，前者表现为反复发作的缺铁性贫血和大便隐血试验阳性，后者表现为黑便、血便或呕血等肉眼可见的出血。OGIB占消化道出血的3%～5%。上消化道疾病导致不明原因消化道出血的可能病因包括Cameron糜烂、血管扩张性病变、静脉曲张、Dieulafoy病变、胃窦血管扩张症、门静脉高压性胃病等。

2.诊断

（1）临床表现特点①呕血与黑便：是上消化道出血的直接证据。幽门以上出血且出血量大者常表现为呕血。呕出鲜红色血液或血块者表明出血量大、速度快，血液在胃内停留时间短。若出血速度较慢，血液在胃内经胃酸作用后变性，则呕吐物可呈咖啡样。幽门以下出血表现为黑便，但如出血量大而迅速，幽门以下出血也可以反流到胃腔而引起恶心、呕吐，表现为呕血。黑便的颜色取决于出血的速度与肠道蠕动的快慢。粪便在肠道内停留的时间短，可排出暗红色的粪便。反之,空肠、回肠,甚至右半结肠出血,如在肠道中停留时间长,也可表现为黑便;②失血性周围循环衰竭:急性周围循环衰竭是急性失血的后果,其程度的轻重与出血量及速度有关。少量出血可因机体的代偿机制而不出现临床症状。中等量以上出血常表现为头晕、心悸、口渴、冷汗、烦躁及昏厥。体检可发现面色苍白、皮肤湿冷、心率加快、血压下降。大量出血者可在黑便排出前出现晕厥与休克,应与其他原因引起的休克鉴别。老年人大量出血可引起心、脑方面的并发症,应引起重视;③氮质血症:上消化道出血后常出现血中尿素氮浓度升高,24～28 小时达高峰,一般不超过 14.3mmol/L(40mg/dL),3～4 天降至正常。若出血前肾功能正常,出血后尿素氮浓度持续升高或下降后又再升高,应警惕继续出血或止血后再出血的可能;④发热:上消化道出血后,多数患者在 24 小时内出现低热,但一般不超过 38℃,持续 3～5 天降至正常。引起发热的原因尚不清楚,可能与出血后循环血容量减少,周围循环障碍,导致体温调节中枢的功能紊乱,再加以贫血的影响等因素有关。

(2)实验室检查及其他辅助检查特点①血常规:红细胞及血红蛋白在急性出血后 3～4 小时开始下降,血细胞比容也下降。白细胞稍有反应性升高;②隐血试验:呕吐物或黑便隐血反应呈强阳性;③血尿素氮:出血后数小时内开始升高,24～28 小时内达高峰,3～4 天降至正常。

(3)诊断和鉴别诊断:根据呕血、黑便和血容量不足的临床表现以及呕吐物、黑便隐血反应呈强阳性,红细胞计数和血红蛋白浓度下降的实验室证据,可做出消化道出血的诊断。下面几点在临床工作中值得注意。①上消化道出血的早期识别:呕血及黑便是上消化道出血的特征性表现,但应注意部分患者在呕血及黑便前即出现急性周围循环衰竭的征象,应与其他原因引起的休克或内出血鉴别。及时进行直肠指检可较早发现尚未排出体外的血液,有助于早期诊断。呕血和黑便应和鼻出血、拔牙或扁桃体切除术后吞下血液鉴别,通过询问发病过程与手术史不难加以排除。进食动物血液、口服铁剂、铋剂及某些中药,也可引起黑色粪便,但均无血容量不足的表现与红细胞、血红蛋白降低的证据,可以借此加以区别。呕血有时尚需与咯血鉴别,支持咯血的要点是:a.患者有肺结核、支气管扩张、肺癌、二尖瓣狭窄等病史;b.出血方式为咯出,咯出物呈鲜红色,有气泡与痰液,呈碱性;c.咯血前有咳嗽、喉痒、胸闷、气促等呼吸道症状;d.咯血后通常不伴黑便,但仍有血丝痰;e.胸部 X 线片通常可发现肺部病灶;②出血严重程度的估计:由于出血大部分积存于胃肠道,单凭呕出或排出量估计实际出血量是不准确的。根据临床实践经验,下列指标有助于估计出血量。出血量每天超过 5mL 时,粪隐血试验则可呈阳性;当出血量超过 60mL,可表现为黑便;呕血则表示出血量较大或出血速度快。若出血量在 500mL 以内,由于周围血管及内脏血管的代偿性收缩,可使重要器官获得足够的血液供应,因而症状轻微或者不引起症状。若出血量超过 500mL,可出现全身症状,如头晕、心悸、乏力、出冷汗等。若短时间内出血量＞1000mL 或达全身血容量的 20%时,可出现循环衰竭表现,如四肢厥冷、少尿、晕厥等,此时收缩压＜90mmHg 或较基础血压下降 25%,心率＞120 次/min,血红蛋白＜70g/L。事实上,当患者体位改变时出现血压下降及心率加快,说明患者血容量明显不足、出血量较大。因此,仔细测量患者卧位与直立位的血压与心率,对估计出血量很有帮助。另外,应注意不同年龄与体质的患者对出血后血容量不足的代偿功能相差很大,因而相同出血量在不同患者引起的症状也有很大差别;③出血是否停止的判断:上消化道出血经过恰当的治疗,可于短时间内停止出血。但由于肠道内积血需经数天(约 3 天)才能排尽,因此不能以黑便作为判断继续出血的指征。临床上出现以下情况应考虑继续出血的可能：a.反复呕血或黑便次数增多，粪质转为稀烂或暗红；b.周围循环衰竭经积极补液输血后未见明显改善；c.红细胞计数、血红蛋白测定与血细胞比容继续下降，网织红细胞持续增高；d.在补液与尿量足够的情况下，血尿素氮持续或再次增高。一般来讲，一次出血后48小时以上未再出血，再出血的可能性较小。而过去有多次出血史，本次出血量大或伴呕血，24小时内反复大出血，出血原因为食管胃底静脉曲张破裂、有高血压病史或有明显动脉硬化者，再出血的可能性较大；④出血的病因诊断：过去病史、症状与体征可为出血的病因诊断提供重要线索，但确诊出血原因与部位需靠器械检查。包括的器械检查有：a.胃镜检查：是诊断上消化道出血最常用与准确的方法。出血后24～48小时内的紧急胃镜检查价值更大，可发现十二指肠降部以上的出血灶，尤其对急性胃黏膜损害的诊断更具意义，因为该类损害可在几天内愈合而不留下痕迹。有报道，紧急内镜检查可发现约90%的出血原因。在紧急内镜检查前需先补充血容量，改善休克。一般认为患者收缩压>90mmHg、心率<110次/min、血红蛋白浓度≥70g/L时，进行内镜检查较为安全。若有活动性出血，内镜检查前应先插鼻胃管，抽吸胃内积血，并用生理盐水灌洗至抽吸物清亮，然后拔管行胃镜检查，以免积血影响观察；b.X线钡餐检查：早期活动性出血期间，胃内积血或血块影响观察且患者处于危急状态，需要进行输血、补液等抢救措施而难以配合检查。早期行X线钡餐检查还有引起再出血之虞。鉴于上述原因，X线钡餐检查对上消化道出血的诊断价值有限，只用于不能耐受胃镜检查患者，最好在出血停止和病情稳定数天后再进行；c.选择性腹腔动脉造影：若上述检查未能发现出血部位与原因，可行选择性肠系膜上动脉造影。若有活动性出血且出血速度>0.5mL/min时，可发现出血病灶。可同时行栓塞治疗而达到止血的目的；d.胶囊内镜：用于常规胃、肠镜检查无法找到出血灶的原因未明消化道出血患者，是近年来主要用于小肠疾病检查的新技术。国内外已有较多胶囊内镜用于不明原因消化道出血检查的报道，病灶检出率在50%～75%，显性出血者病变检出率高于隐性出血者。胶囊内镜检查的优点是无创、患者容易接受，可提示活动性出血的部位。缺点是胶囊内镜不能操控，对病灶的暴露有时不理想，易遗漏病变，肠道狭窄时有发生嵌顿的风险，也不能取病理活检等；e.小肠镜：小肠镜可检查全小肠，大大提高了不明原因消化道出血的病因诊断率，当胶囊内镜发现可疑病灶或者不宜行胶囊内镜检查时可行小肠镜检查，其优势在于能够对可疑病灶仔细观察、取活检且可进行内镜下止血治疗，如氩离子凝固术、注射止血术或息肉切除术等。不足之处在于该技术属于侵入性检查，操作技术要求高，有一定的并发症发生率，如急性胰腺炎、肠穿孔等。双气囊小肠镜，据国内外报道双气囊全小肠镜对不明原因消化道出血的病因诊断率在43%～75%，对显性出血的不明原因消化道出血诊断阳性率高于隐性出血。单气囊小肠镜，没有内镜前端的气囊，可单人操作，可较为安全地完成小肠检查，对出血的诊断率与双气囊小肠镜相似。螺旋式小肠镜，是新近研发的技术，小肠镜由螺旋式的外套管和内镜组成，也可配合普通小肠镜内镜使用。推进式小肠镜，只能检查部分上段空肠且插入时间长、患者不适感强，现已很少使用。对原因未明的消化道出血患者有条件的医院应尽早行全小肠镜检查；f.放射性核素^{99m}Tc标记红细胞扫描：注射^{99m}Tc标记红细胞后，连续扫描10～60分钟，如发现腹腔内异常放射性浓聚区则视为阳性。可依据放射性浓聚区所在部位及其在胃肠道的移动来判断消化道出血的可能部位，适用于怀疑小肠出血的患者，也可作为选择性腹腔动脉造影的初筛方法，为选择性动脉造影提供依据；g.CT/MRI 影像学检查：包括 CT/MRI 消化道成像技术，为非侵入性检查，易为医师与患者接受。可完成全消化道及腹部实质脏器、肠腔内外情况的判断。对占位性病变、肠道狭窄或扩张、瘘管形成等有较高的诊断价值，并能显示病变与周围血管、淋巴结之间的关系，但对黏膜的表浅病变，如小溃疡或血管发育不良等病变，则价值有限。本检查适合不能耐受内镜检查、内镜不能通过的患者检查，也能单独作为评价消化道病变的检查。

3.治疗

上消化道出血病情急，变化快，严重时可危及患者生命，应采取积极措施进行抢救。这里叙述各种病因引起的上消化道出血的治疗的共同原则，其不同点在随后各节中分别叙述。

(1)上消化道出血的初步诊断一经确立，则抗休克、迅速补充血容量应放在一切医疗措施的首位，不应忙于进行各种检查。可选用生理盐水、林格液、右旋糖酐或其他血浆代用品。对高龄、伴心肺肾疾病患者，应防止输液量过多，以免引起急性肺水肿。对于急性大量出血者。应尽可能施行中心静脉压监测以指导液体的输入量。出血量较大者，特别是出现循环衰竭者，应尽快输入足量同型浓缩红细胞或全血。出现下列情况时有紧急输血指征：①患者改变体位时出现晕厥，心率增快（＞120 次/min)；②收缩压＜90mmHg 或较基础收缩压降低幅度＞30mmHg；③血红蛋白浓度＜70g/L，血细胞比容＜25％。对于肝硬化食管胃底静脉曲张破裂出血者应尽量输入新鲜血且输血量适中，以免门静脉压力增高导致再出血。下述征象提示血容量补充充分：意识恢复；四肢末端由湿冷、发绀转为温暖、红润，肛温与皮温差减小(1℃)；脉搏由快、弱转为正常有力，收缩压接近正常，脉压差大于 30mmHg；尿量多于 0.5mL/(kg·h)；中心静脉压改善。在积极补液的前提下，可以适当地选用血管活性药物(如多巴胺)以改善重要脏器的血液灌注。

(2)迅速提高胃内酸碱度(pH)，当胃内 pH 值提高至 5 时，胃内胃蛋白酶原的激活明显减少，活性降低。而 pH 值升高至 7 时，则胃内的消化酶活性基本消失，对出血部位凝血块的消化作用消失，起到协助止血的作用。自身消化作用的减弱或消失，对溃疡或破损部位的修复也起促进作用，有利于出血病灶的愈合。

(3)根据不同的病因与具体情况，因地制宜选用最有效的止血措施。

(4)严密监测病情变化。患者应卧床休息，保持安静，保持呼吸道通畅，避免呕血时血阻塞呼吸道而引起窒息。严密监测患者的生命体征，如血压、脉搏、呼吸、尿量及神志变化。观察呕血及黑便情况，定期复查红细胞数、血红蛋白浓度、血细胞比容。必要时行中心静脉压测定。对老年患者根据具体情况进行心电监护。留置鼻胃管可根据抽吸物颜色监测胃内出血情况。

(二)消化性溃疡出血

胃及十二指肠溃疡出血占全部上消化道出血病因的 50％左右。

1.诊断

(1)根据本病的慢性过程、周期性发作及节律性上腹痛，一般可做出初步诊断。出血前上腹部疼痛常加重，出血后可减轻或缓解。应注意约 15％患者可无上腹痛病史，而以上消化道出血为首发症状。也有部分患者虽有上腹部疼痛症状，但规律性并不明显。应注意不少老年人消化性溃疡症状不典型或无症状，特别注意询问患者有无服用阿司匹林或非甾体消炎药史，因为此类药物可以引起消化道黏膜损伤，且多数患者没有症状。

(2)胃镜检查常可发现溃疡灶。对无明显病史、诊断疑难或有助于治疗时，应争取行紧急胃镜检查。若有胃镜检查禁忌证或无条件行胃镜检查，可于出血停止后数天行 X 线钡餐检查。

2.治疗

治疗原则与上述相同。一般少量出血经适当内科治疗后可于短期内止血，大量出血则应引起高度重视，宜采取综合治疗措施。

(1)饮食：目前不主张过分禁食。若患者无呕血或明显活动性出血的征象，可予流质饮食，并逐渐过渡到半流质饮食。但若患者有频繁呕血或解稀烂黑便，甚至暗红色血便，则主张暂时禁食，直至活动性出血停止才予进食。

(2)提高胃内 pH：主要措施是静脉内使用抑制胃酸分泌的药物。临床常用的抑酸剂包括质子泵抑制剂(PPI)和 H_2 受体拮抗剂(H_2RAs)，常用的 PPI 针剂有埃索美拉唑、奥美拉唑、泮托拉唑、兰索拉唑、雷贝拉唑等，常用的 H_2RAs 针剂包括雷尼替丁、法莫替丁等。临床研究资料表明：①PPI 的止血效果显著优于 H_2RAs，起效快并可显著降低再出血的发生率；②尽可能早期应用 PPI，内镜检查前应用 PPI 可以减少内镜下止血的需要；③内镜止血治疗后，应用大剂量 PPI 可以降低患者再出血的发生率，降低外科手术率；④静脉注射 PPI 剂量的选择：推荐大剂量 PPI 治疗，如奥美拉唑或埃索美拉唑 80mg 静脉推注后，以 8mg/h 速度持续输注 72 小时，适用于大量出血患者；常规剂量 PPI 治疗，如埃索美拉唑 40mg 静脉输注，每 12 小时一次。当活动性出血停止后，可改口服治疗。

(3)内镜下止血：是溃疡出血止血的首选方法，疗效肯定，推荐对 Forrest 分级Ⅰa～Ⅱb 的出血病变行内镜下止血治疗。常用方法包括药物局部注射、热凝止血和机械止血 3 种。药物注射可选用在出血部位附近注射 1∶10 000 肾上腺素盐水、高渗钠肾上腺素溶液(HSE)等，其优点为方法简便易行。热凝止血包括高频电凝、氩离子凝固术(APC)、热探头、微波等方法，止血效果良好，但需要一定的设备与技术经验。机械止血主要采用各种止血夹，尤其适用于活动性出血，但对某些部位的病灶难以操作。目前主张首选热凝固疗法或联合治疗，即注射疗法加热凝固方法或止血夹加注射疗法。可根据条件及医师经验选用。但不主张单纯的局部注射治疗，因为注射治疗后再出血的机会明显高于热凝固治疗或止血夹治疗。

(三)食管胃底静脉曲张破裂出血

食管胃底静脉曲张破裂出血为上消化道出血常见病因，出血量往往较大，病情凶险，病死率较高。

1.诊断

(1)起病急，出血量往往较大，常有呕血。

(2)有慢性肝病史。若发现黄疸、蜘蛛痣、肝掌、腹壁静脉曲张、脾大、腹水等有助于诊断。

(3)实验室检查可发现肝功能异常，特别是白/球蛋白比例倒置、凝血酶原时间延长、血清胆红素增高。血常规检查有红细胞、白细胞及血小板减少等脾功能亢进表现。

(4)胃镜检查发现食管静脉曲张。

值得注意的是，有不少的肝硬化消化道出血原因不是食管胃底静脉曲张破裂出血所致，而是急性胃黏膜糜烂或消化性溃疡。急诊胃镜检查对出血原因部位的诊断具有重要意义。

2.治疗

除按前述紧急治疗、输液及输血抗休克、使用抑制胃酸分泌药物外，下列方法可根据具体情况选用。

(1)药物治疗：是各种止血治疗措施的基础，在建立静脉通路后即可使用，为后续的各种治疗措施创造条件。①生长抑素及其类似品：可降低门静脉压力。国内外临床试验表明，该类药物对控制食管胃底曲张静脉出血有效，止血有效率在70%～90%。目前供应临床使用的有14肽生长抑素、8肽生长抑素类似物、伐普肽等。14肽生长抑素，能显著改善提高止血率，不良反应发生率低。用法是首剂250μg静脉推注，继而将3mg加入至500mL 5%浓度的葡萄糖液中，250μg/h连续静脉滴注，连用3～5天。因该药半衰期短，若输液中断超过3分钟，需追加250μg静脉推注，以维持有效的血药浓度。奥曲肽是一种合成的8肽生长抑素类似物，具有与14肽相似的生物学活性，半衰期较长。其用法是奥曲肽首剂100μg静脉推注，继而600μg，加入至500mL 5%浓度的葡萄糖液中，以25～50μg/h速度静脉滴注，连用3～5天。伐普肽是新近人工合成的生长抑素类似物，用法为起始剂量50μg，之后50μg/h静脉滴注。在硬化治疗前使用有利于减少活动性出血，使视野清晰，便于治疗。硬化治疗后再静脉滴注一段时间可减少再出血的机会；②血管升压素及其类似物：包括垂体后叶素、特利加压素、血管升压素等。静脉使用血管升压素类药物作用机制是通过对内脏血管的收缩作用，减少门静脉血流量，降低门静脉及其侧支的压力，从而控制食管、胃底静脉曲张破裂出血，可明显控制静脉曲张出血，但未能降低死亡率。垂体后叶素用法为0.2～0.4U/min持续静脉泵入，视治疗反应调整剂量，最高可加至0.8U/min；由于具有收缩全身血管的作用，其不良反应包括血压升高、心动过缓、心律失常、心绞痛、心肌梗死、缺血性腹痛等；为减少垂体后叶素引起的不良反应，到达有效剂量时必须联合静脉滴注硝酸甘油，40～400μg/min静脉滴注，并保证收缩压>90mmHg。特利加压素是合成的血管升压素类似物，可有效减少门静脉血流，起始剂量为每4小时2mg，出血停止后再改为每天2次，每次1mg，一般维持5天。

(2)内镜治疗：内镜治疗包括内镜下曲张静脉套扎术、硬化剂或组织黏合剂注射治疗，目的是控制急性食管静脉曲张出血，并尽可能使静脉曲张消失或减轻以防止其再出血。药物联合内镜治疗是目前治疗急性静脉曲张出血的主要方法之一，可提高止血成功率。①食管静脉曲张套扎术(EVL)：食管静脉曲张套扎术止血率可达90%左右，不引起注射部位出血和系统并发症，值得进一步推广。a.适应证：急性食管静脉曲张出血；外科术后食管静脉曲张再发；中重度食管静脉曲张虽无出血史但存在出血危险倾向(一级预防)；既往有食管静脉曲张出血史(二级预防)；b.禁忌证：有上消化道内镜检查禁忌证；出血性休克未纠正；肝性脑病≥Ⅱ期；过于粗大或细小的静脉曲张；c.术后处理：术后一般禁食24小时，观察有无并发症，如术中出血(曲张静脉套勒割裂出血)、皮圈脱落(早期再发出血)、发热及局部哽噎感等。首次套扎间隔10～14天可行第二次套扎，直至静脉曲张消失或基本消失。建议疗程结束后1个月复查胃镜，然后每隔3个月复查第二、三次胃镜；以后每6～12个月进行胃镜检查，如有复发则在必要时行追加治疗；②硬化注射治疗(EIS)：在有条件的医疗单位，硬化注射治疗为当今控制食管静脉曲张破裂出血的首选疗法。多数报道硬化注射治疗紧急止血成功率超过90%，硬化注射治疗治疗组出血致死率较其他疗法明显降低。

a.适应证:一般来说,不论什么原因引起的食管静脉曲张破裂出血,均可考虑行硬化注射治疗;对于不适合套扎治疗的食管静脉曲张者,也可考虑应用硬化注射治疗。下列情况下更是硬化注射治疗的指征:重度肝功能不全、储备功能低下如 Child C 级、低血浆蛋白质、血清胆红素升高的病例;合并有心、肺、脑、肾等重要器官疾病而不宜手术者;合并有预后不良或无法切除之恶性肿瘤者,尤以肝癌为常见;已行手术治疗而再度出血,不可再次手术治疗,而常规治疗无效者;经保守治疗(包括三腔二囊管压迫)无效者;由于胃曲张静脉直径较大,出血速度较快,硬化剂不能很好地闭塞血管,因此胃静脉曲张较少应用硬化注射治疗。但在下列情况下可以胃静脉曲张硬化注射治疗作为临时止血措施:急诊上消化道出血行胃镜检查见胃静脉喷射状出血;胃曲张静脉有血囊、纤维素样渗出或其附近有糜烂或溃疡;b.禁忌证:有上消化道内镜检查禁忌证;出血性休克未改善;肝性脑病≥Ⅱ期;伴有严重肝肾功能障碍、大量腹水或出血抢救时根据医师经验及医院情况而定。c.硬化剂的选择:常用的硬化剂有下列几种。乙氧硬化醇(AS):主要成分为表面麻醉剂 polidocanol 与乙醇。乙氧硬化醇的特点是对组织损伤作用小,有较强的致组织纤维作用,黏度低,可用较细的注射针注入,是一种比较安全的硬化剂;乙氧硬化醇:可用于血管旁与血管内注射,血管旁每点 2～3mL,每条静脉内 4～5mL,每次总量不超过 30mL;乙醇胺油酸酯(EO):以血管内注射为主,因可引起较明显的组织损害,每条静脉内不超过 5mL,血管旁每点不超过 3mL,每次总量不超过 20mL;十四羟基硫酸钠(TSS):据报道硬化作用较强,止血效果好,用于血管内注射;纯乙醇:以血管内注射为主,每条静脉不超过 1mL,血管外每点不超过 0.6mL;鱼肝油酸钠:以血管内注射为主,每条静脉 2～5mL,总量不超过 20mL。d.术后治疗:术后应继续卧床休息,密切注意出血情况,监测血压等生命指征,严密观察出血、穿孔、发热、败血症及异位栓塞等并发症征象;禁食 6～8 小时后可进流质饮食;补液,酌情使用抗生素,根据病情继续使用降低门静脉压力的药物。首次治疗止血成功后,应每隔 1～2 周后进行重复治疗,直至曲张静脉完全消失或只留白色硬索状血管,多数病例施行3～5 次治疗后可达到此目的。如发现静脉再生,必要时行追加治疗;e.并发症:较常见的并发症包括出血,在穿刺部位出现渗血或喷血,可在出血处再补注1～2 针,可达到止血作用;胸痛、胸腔积液和发热,可能与硬化剂引起曲张静脉周围炎症、食管溃疡、纵隔炎、胸膜炎的发生有关;食管溃疡和狭窄;胃溃疡及出血性胃炎,可能与 EIS 后胃血流淤滞加重、应激、从穿刺点溢出的硬化剂对胃黏膜的直接损害有关;③组织黏合剂治疗:对于合并有胃静脉曲张出血,组织黏合剂疗法有效而经济,但组织黏合剂治疗后可发生排胶出血、败血症和异位栓塞等并发症,且有一定的操作难度及风险。a.适应证:急性胃静脉曲张出血;对于胃静脉曲张有红色征或表面糜烂,且有出血史者可行二级预防治疗;b.术后处理:同硬化注射治疗。给予抗生素治疗 5～7 天,注意酌情应用抑酸药。术后1 周、1 个月、3 个月及 6 个月时复查胃镜。可重复治疗直至胃静脉闭塞。选用何种内镜治疗方法应结合医院具体条件、医师经验和患者病情综合考虑。硬化注射治疗和食管静脉曲张套扎术以其安全有效、并发症少成为食管静脉曲张的标准初始疗法,联用食管静脉曲张套扎术和硬化注射治疗并发症较少、根除率较高、再出血率较低。对于胃底静脉曲张出血患者,有条件时建议使用组织黏合剂进行内镜下闭塞治疗,在某些情况下也可使用内镜下套扎治疗。

(3)三腔双囊管压迫:是传统的有效止血方法,其止血成功率在44%~90%,由于存在一定的并发症,目前各大医院已较少使用。主要用于药物效果不佳,暂时无法进行内镜治疗者,也适用于基层单位不具备内镜治疗的技术或条件者。①插管前准备:a.向患者说明插管的必要性与重要性,取得其合作;b.仔细检查三腔管各通道是否通畅,气囊充气后做水下检查有无漏气,同时测量气囊充气量,一般胃囊注气200~300mL(用血压计测定内压,以40~50mmHg为宜),食管囊注气150~200mL(压力以30~40mmHg为宜),同时要求注气后气囊膨胀均匀,大小、张力适中,并做好各管刻度标记;c.插管时若患者能忍受,最好不用咽部麻醉剂,以保存喉头反射,防止吸入性肺炎;②正确的气囊压迫:插管前先测知胃囊上端至管前端的距离,然后将气囊完全抽空,气囊与导管均外涂液状石蜡,通过鼻孔或口腔缓缓插入。当至50~60cm刻度时,套上50mL注射器从胃管做回抽。如抽出血性液体,表示已到达胃腔,并有活动性出血。先将胃内积血抽空,用生理盐水冲洗。然后用注射器注气,将胃气囊充气200~300mL,再将管轻轻提拉,直到感到管子有弹性阻力时,表示胃气囊已压于胃底贲门部,此时可用宽胶布将管子固定于上唇一侧,并用滑车加重量500g(如500mL生理盐水瓶加水250mL)牵引止血。定时抽吸胃管,若不再抽出血性液体,说明压迫有效,此时可继续观察,不用再向食管囊注气。否则应向食管囊充气150~200mL,使压力维持在30~40mmHg,压迫出血的食管曲张静脉;③气囊压迫时间:第一个24小时可持续压迫,定时监测气囊压力,及时补充气体。每1~2小时从胃管抽吸胃内容物,观察出血情况,并可同时监测胃内pH值。压迫24小时后每间隔6小时放气1次,放气前宜让患者吞入液状石蜡15mL,润滑食管黏膜,以防止囊壁与黏膜黏附。先解除牵拉的重力,抽出食管囊气体,再放胃囊气体,也有人主张可不放胃囊气体,只需把三腔管向胃腔内推入少许则可解除胃底黏膜压迫。每次放气观察15~30分钟后再注气压迫。间歇放气的目的在于改善局部血液循环,避免发生黏膜坏死糜烂。出血停止24小时后可完全放气,但仍将三腔管保留于胃内,再观察24小时,如仍无再出血方可拔出。一般三腔双囊管放置时间以不超过72小时为宜,也有报告长达7天而未见黏膜糜烂者;④拔管前后注意事项:拔管前先给患者服用液状石蜡15~30mL,然后抽空2个气囊中的气体,慢慢拔出三腔双囊管。拔管后仍需禁食1天,然后给予温流质饮食,视具体情况再逐渐过渡到半流质和软食。三腔双囊管如使用不当,可出现以下并发症:a.曲张静脉糜烂破裂;b.气囊脱出阻塞呼吸道引起窒息;c.胃气囊进入食管导致食管破裂;d.食管和(或)胃底黏膜因受压发生糜烂;e.呕吐反流引起吸入性肺炎;f.气囊漏气使止血失败,若不注意观察可继续出血引起休克。

(4)介入治疗:①经皮经颈静脉肝穿刺肝内门体分流术(TIPS):TIPS是影像学X线监视下的介入治疗技术。通过颈静脉插管到达肝静脉,用特制穿刺针穿过肝实质,进入门静脉。放置导线后反复扩张,最后在这个人工隧道内置入1个可扩张的金属支架,建立人工瘘管,实施门体分流,降低门静脉压力,达到治疗食管胃底曲张静脉破裂出血的目的。与外科门体分流术相比,TIPS具有创伤小、成功率高、降低门静脉压力效果确切、可控制分流道直径、能同时行断流术(栓塞静脉曲张)、并发症少等优点。TIPS要求有相当的设备与技术,费用昂贵,推广普及尚有困难。对于食管、胃底静脉曲张破裂大出血经保守治疗(药物、内镜下治疗等)效果不佳,外科术后再发静脉曲张破裂出血以及终末期肝病等待肝移植术期间静脉曲张破裂出血等患者可考虑TIPS治疗。TIPS对急诊静脉曲张破裂出血的即刻止血成功率可达90%~99%,但其中远期(≥1 年)疗效尚不十分满意；②其他介入疗法：包括经球囊导管阻塞下逆行闭塞静脉曲张术(BORTO)、脾动脉栓塞术、经皮经肝曲张静脉栓塞术(PTVE)等。

(四)其他原因引起的上消化道出血

1.急性胃黏膜损害

本病是以一组胃黏膜糜烂或急性溃疡为特征的急性胃黏膜表浅性损害，常引起急性出血。主要包括急性出血性糜烂性胃炎和应激性溃疡，是上消化道出血的常见病因。

(1)病因：①服用非甾体消炎药(阿司匹林、吲哚美辛等)；②大量酗烈性酒；③应激状态(大面积烧伤、严重创伤、脑血管意外、休克、败血症、心肺功能不全等)。

(2)诊断：①具备上述病因之一者；②出血后 48 小时内急诊胃镜检查发现胃黏膜(以胃体为主)多发性糜烂或急性浅表小溃疡，有时可见活动性出血。

(3)治疗：①迅速提高胃内 pH，减少 H^+ 反弥散，降低胃蛋白酶活力，防止胃黏膜自身消化，帮助凝血。可选用质子泵抑制剂如奥美拉唑或泮托拉唑；②内镜下直视止血，包括出血部位的注射疗法、电凝止血或局部喷洒止血药(凝血酶或去甲肾上腺素溶液等)。

2.胃癌出血

胃癌一般为持续小量出血，急性大量出血者占 20%～25%，对中年以上男性患者，近期内出现上腹部疼痛或原有疼痛规律消失，食欲下降，消瘦，贫血程度与出血量不符者，应警惕胃癌出血的可能。内镜检查加黏膜活检可明确诊断。出血的治疗原则与方法与消化性溃疡相似，对可以外科手术的患者应及早行外科手术治疗。

3.食管贲门黏膜撕裂综合征

由于剧烈干呕、呕吐或可致腹腔内压力骤增的其他原因，造成食管贲门部黏膜及黏膜下层撕裂并出血，为上消化道出血的常见病因之一，约占上消化道出血病因的 10%，部分患者可致严重出血。急诊内镜检查是确诊的最重要方法，镜下可见纵向撕裂，长 3～20mm，宽 2～3mm，大多为单个裂伤，以右侧壁最多，左侧壁次之，可见到病灶渗血或有血痂附着。治疗上除按一般上消化道出血原则治疗外，可在内镜下使用钛夹、电凝、注射疗法等。使用抑制胃酸分泌药物可减少胃酸反流，促进止血与损伤组织的修复。

4.胆道出血

本病是指胆管或流入胆管的出血，可分为肝内型和肝外型出血。肝内型出血多为肝外伤、肝脏活检、经皮肝穿刺(PTC)、感染和中毒后肝坏死、血管瘤、恶性肿瘤、肝动脉栓塞等病因所致。肝外型出血多为胆结石、胆道蛔虫、胆道感染、胆管肿瘤、经内镜胆管逆行造影下十二指肠乳头括约肌切开术后、T 管引流等引起。

(1)诊断：①有上述致病因素存在，临床上出现三大症状：消化道出血、胆绞痛及黄疸；②经内镜检查未发现食管和胃内的出血病变，而十二指肠乳头部有血液或血块排出，即可确认胆管出血。必要时可行 ERCP、PTC、选择性动脉造影、腹部探查中的胆管造影、术中胆管镜直视检查等，均有助于确诊。

(2)治疗：首先要查明原发疾病，只有原发病查明后才能制定正确的治疗方案。轻度的胆道出血，一般可用保守疗法止血，急性胆道大出血则应及时手术治疗。除按上述一般紧急治疗、输液及输血、止血药物使用外，以下措施应着重进行。①病因治疗：a.控制感染：由于肝内或胆管内化脓性感染所引起的出血，控制感染至关重要，可选用肝胆管系统内浓度较高的抗生素，如头孢菌素类、喹诺酮类等抗生素静脉滴注，可联合两种以上抗生素；b.驱蛔治疗：由胆道蛔虫引起者，主要措施是驱蛔、防治感染、解痉镇痛。在内镜直视下钳取嵌顿在壶腹内的蛔虫是一种有效措施；②手术治疗：a.持续胆道大出血，经各种治疗仍血压不稳，休克未能有效控制者；b.反复的胆道出血，经内科积极治疗无效者；c.肝内或肝外有需要外科手术治疗的病变存在者。

二、急性下消化道出血

急性下消化道出血是指屈氏韧带以下的空肠、回肠、结肠部位（临床上通常把屈氏韧带以下的空肠、回肠、结肠称为下消化道）出血。临床上主要表现为血便和大便带血。根据出血量可分为急性大出血、显性出血和隐性出血。一般所说的急性下消化道出血多指下消化道大量出血，一次出血量超过 450mL 者，常可导致急性贫血，血压下降，甚至出现休克等。

（一）病因

急性下消化道出血可由肠道炎症、肿瘤、息肉及肠道血管畸形等因素引起。

1.溃疡和炎症

溃疡和炎症是下消化道出血的主要原因。肠道炎症性病变可分为特异性炎症、非特异性炎症和放射性肠炎。

(1)特异性炎症：包括结核、梅毒、伤寒及肠道寄生虫感染等。小肠和结肠非常适合细菌及寄生虫发育、定居和繁殖，从而造成肠黏膜充血、水肿、糜烂和溃疡，导致出血的发生。急性出血坏死性小肠炎是一类与 C 型产气荚膜芽孢杆菌感染有关的急性肠炎，主要表现为便血、腹痛、呕吐和腹胀等，严重者可出现休克、肠麻痹，甚至穿孔等并发症，病情危重，预后不良。

(2)非特异性炎症：是指病因还不清楚的一些疾病，如溃疡性结肠炎、克罗恩病、嗜酸性胃肠炎等。

(3)放射性肠炎：由于放射损伤或治疗后引起的肠黏膜损害，出现肠道充血、水肿、糜烂和溃疡，从而出现下消化道出血。

2.恶性肿瘤

以结肠癌为多见，多见于中老年人群。小肠恶性肿瘤则相对少见，主要有淋巴瘤、间质肉瘤等。肿瘤活动性出血主要发生于肿瘤的中央坏死部位以及黏膜溃疡部位，侵及血管者则出血量更大。

3.息肉

无论是单发还是多发息肉均可以出现下消化道出血，以家族性腺瘤样息肉病更为明显。

4.良性肿瘤

以小肠间质瘤为多见，其他有脂肪瘤、腺瘤、血管瘤、神经纤维瘤和淋巴管瘤等。

5.憩室

憩室可发生在肠道的任何部位，以十二指肠降部最为常见。由于憩室颈部狭小，容易造成食物及粪便潴留，从而引起憩室部位炎症、溃疡，甚至出血。

6.肠道血管性病变

肠道血管性病变引起的下消化道出血往往反复发作,出血量多少不一,诊断比较困难。

(1)肠道血管发育不良:发病原因不明,男女发病率相当,年龄一般小于60岁。早期病理变化为黏膜下静脉血管扩张呈簇状,后期形成动静脉瘘。伴出血者为50%~80%。

(2)肠道血管畸形:多见于老年人,随着年龄的增加有升高的趋势,也是引起下消化道出血的常见原因之一。随着检查技术的发展和普及,肠道血管畸形的检出率有明显增加。

(3)奥斯勒-韦伯-朗迪病:即遗传性毛细血管扩张症,好发于胃及近端小肠,消化道出血可能是唯一的临床表现。

7.胆管胰腺疾病

胆管出血在临床上并不多见,常有典型的三联征——发热、黄疸和腹痛,多有外伤及胆管手术史。

8.全身疾病

引起出凝血机制障碍的疾病都可能导致下消化道出血,如血液系统疾病、尿毒症、肝硬化、结缔组织病等。

(二)诊断

1.临床表现

对便血患者应详细了解病史,了解粪便的颜色、血与粪便是否相混、便血量及次数等对估计出血部位、病因有较大的价值。体检时要注意有无贫血、休克等情况,有无腹块及压痛等。对出血量较大或黑便的患者,应插入胃管持续引流胃液,以鉴别是否为上消化道出血,必要时行胃镜检查。对不能排除的全身性疾病所致的出血应行相应的检查,如血小板、凝血因子、肾功能和肝功能等。

(1)血便和大便带血:下消化道出血一般很少由胃部呕出,绝大多数都通过肠道排出而呈血便或者血液与粪便混合排出。根据出血的速度和量,特别是在肠道停留的时间长短,血液的颜色从黑色到果酱色、红色不等。出血的位置越高,在肠道停留的时间越长,颜色就越深;位置越接近肛门,出血后排出越快,颜色就越红。

(2)循环衰竭的表现:根据出血的速度和量的多少,表现有不同的全身症状。若出血速度慢,量又少,一般无明显全身症状,仅在出血时间多后显示有贫血。若出血量多又快,则可出现心慌、冷汗、苍白,甚至血压下降等急性失血表现。

(3)原发疾病的症状:引起下消化道出血的原因甚多,不同的病因会出现不同的症状。如间质肉瘤引发的出血,常伴腹痛、腹块;克罗恩病和溃疡性结肠炎引起的出血一般都伴有腹泻、腹痛、发热;肠癌引起的出血则可能有肠梗阻和腹块出现。

2.辅助检查

对于不能排除上消化道出血(UGIB)的患者,应通过胃镜或鼻胃管胃冲洗加以鉴别。同时,还可通过鼻胃管给予清肠剂(口服困难者),以完成肠镜检查前的肠道准备。近年来,内镜和影像技术的迅速发展使得结肠镜和CT血管成像在诊治下消化道出血中愈发重要。

(1)结肠镜检查:90%以上的LGIB患者可经急诊结肠镜检查而确诊。因结肠镜还可通过内镜下喷洒药物、黏膜下注射、套扎以及金属夹夹闭等技术实现内镜下止血。基于诊治一体化的优势,目前结肠镜检查已成为急性 LGIB 的首选诊疗手段。

存在血流动力学不稳的便血患者,应立即行胃镜检查以排除上消化道出血可能。血流动力学稳定的患者须在出血后 24 小时内进行结肠镜检查,但出血急性期也存在病情不稳定、肠道准备困难等不利因素,应结合病情实施个体化方案。结肠镜检查前的肠道准备对于保证内镜下清晰的视野以及后续的诊治至关重要。故只要病情允许,在结肠镜检查前应尽量完成肠道准备。聚乙二醇因其安全性较好,是目前常用的清肠剂。推荐剂量 3～6L,须在 3～4 小时内口服完毕。而对于有持续性出血且不能耐受口服清肠剂的患者,在排除存在误吸高风险的基础上,可短期内置入鼻胃管以协助肠道准备。当然,不是所有 LGIB 患者结肠镜检查前都需要肠道准备。以下情况,如出血较快且血压不稳、可预判出血部位(息肉切除后出血)、直肠或左半结肠出血可能性高,可不做肠道准备直接行结肠镜检查。

(2)CT 血管成像:多层螺旋 CT 血管成像(MDCTA)较常规 CT 可获得高分辨率的薄层轴位图像,可检出 0.3mL/min 的急性 LGIB。MDCTA 对活动性消化道出血总体敏感性为 85.2%,特异性为92.1%,具有简单、快速、无创等优势,基本可取代传统血管造影的诊断作用。同时,MDCTA 一旦明确出血部位,可立即通过超选择栓塞“罪犯血管”止血,在憩室引起的急性 LGIB 止血成功率达 85%。该项技术主要不足是造影剂肾毒性、射线暴露等。

(3)核素显像:利用^{99m}锝(^{99m}TC)标记红细胞行放射性核素扫描消化道活动性出血,具有较高的敏感性,可检出 0.1～0.5mL/min 的出血。核素显像对急性 LGIB 的诊断阳性率为 45%～90%,但只能靠腹部投影大致判断出血部位,定位的精准度有限。因此,利用核素显像诊断 LGIB 需要与其他检查手段联合使用。

(三)治疗

1.一般治疗

(1)监测生命体征,注意病情变化。出血量大的时候应住院治疗或卧床休息,严密监测血压、脉搏、心率、呼吸等变化。

(2)根据病情禁食或无渣饮食或静脉营养,有活动性出血的时候一般需要禁食,待病情稳定后进清淡饮食、软食、流质或半流质,注意保持正常的饮食习惯。

(3)补充有效血容量,积极抗休克治疗。迅速建立通畅的静脉通路,充分补充血容量,出血量较大者,则需输血,尽快尽早地使循环保持稳定。无血的情况下可先输注平衡盐液和糖盐水或其他血浆代用品。

(4)针对原发病的治疗,如怀疑有感染者,应选用足量有效的抗生素。特异及非特异性炎症采用相应的治疗。

2.药物止血治疗

(1)肠道局部用药:可用冰盐水口服或胃管内注入,即 100mL 生理盐水中加入 8mg 去甲肾上腺素,每2～4 小时一次。凝血酶 400～2000U 溶于适量的生理盐水中,口服或胃管内注入,每 4～8 小时一次。出血量不大时也可口服云南白药。

(2)全身给药:静脉使用酚磺乙胺、氨甲苯酸、维生素 K、凝血酶原复合物等,对于有血管性出血也可使用生长抑素及其类似物。

3.内镜治疗

病变位于内镜所及的局限性病变如息肉、血管畸形等，可通过内镜下行电凝、热探头、激光、微波等治疗。也可在局部注射高渗盐水、肾上腺素和硬化剂等止血治疗。

4.动脉栓塞治疗

通过选择性动脉插管找到出血部位后，采用明胶海绵、聚乙烯醇颗粒、微弹簧圈及液体栓塞剂等对病变供血血管进行栓塞。对于肿瘤及动静脉瘘者，一般选用弹簧圈等永久性栓塞物质，在急性止血的同时，也是对原发病的治疗。而对于溃疡、糜烂、憩室及渗出性出血，可选用明胶海绵等临时性栓塞物质。一般要求尽量减少栓塞范围，达到止血目的，获得最佳效果。

第三章 循环系统疾病

第一节 原发性高血压

原发性高血压是以血压升高为主要临床表现但原因不明的综合征，一般简称为高血压。高血压是导致充血性心力衰竭、卒中、冠心病、肾衰竭、夹层动脉瘤的发病率和病死率升高的主要危险性因素之一，严重影响人们的健康和生活质量，至今仍是心血管疾病死亡的主要原因之一。

一、血压分类和定义

目前，我国采用国际上统一的血压分类和标准，将18岁以上成人的血压按不同水平分类(表3-1-1)，高血压定义为收缩压≥140mmHg和(或)舒张压≥90mmHg，根据血压升高水平，又进一步将高血压分为1、2、3级。

表3-1-1 血压的定义和分类(WHO/ISH)

类别	收缩压(mmHg)		舒张压(mmHg)
理想血压	<120	和	<80
正常血压	<130	和	<85
正常高值	130～139	或	85～89
高血压			
1级(轻度)	140～159	或	90～99
亚组:临界高血压	140～149	或	90～94
2级(中度)	160～179	或	100～109
3级(重度)	≥180	或	≥110
单纯收缩期高血压	≥140	和	<90
亚组:临界收缩期高血压	140～149	和	<90

注：当患者的收缩压和舒张压分属不同分类时，应当用较高的分类。

二、病因与发病机制

原发性高血压病因尚未阐明，目前认为是在一定的遗传背景下由多种后天环境因素决定，使正常血压调节机制失代偿所致。

1.遗传学说

原发性高血压有群集于某些家族的倾向，提示有遗传学基础或伴有遗传生化异常。双亲均有高血压的子女，发生高血压的比例。

2.神经精神学说（交感神经系统活性亢进）

人在长期精神紧张、压力、焦虑或长期环境噪声、视觉刺激下可引起高血压，可能与大脑皮质的兴奋、抑制平衡失调，导致交感神经活动增强，儿茶酚胺类介质的释放使小动脉收缩并继发引起血管平滑肌增殖肥大有关。而交感神经的兴奋还可使肾素释放增多，这些均促使高血压的形成。

3.肾素-血管紧张素系统（RAAS）

肾小球入球小动脉的球旁细胞分泌的肾素，激活肝脏产生的血管紧张素原（AGT）生成血管紧张素Ⅰ（ATⅠ），再经肺循环的血管紧张素转化酶（ACE）的作用转变为血管紧张素Ⅱ（ATⅡ）。ATⅡ作用于ATⅡ受体，使小动脉平滑肌收缩，外周血管阻力增加；并可刺激肾上腺皮质球状带分泌醛固酮，使水钠潴留，血容量增加。以上机制均可使血压升高。

4.钠与高血压

流行病学和临床观察均显示食盐摄入量与高血压的发生密切相关。某些影响钠排出的因子，如心钠素等也可能参与高血压的形成。细胞内钠、钙离子浓度升高，膜电位降低，激活平滑肌细胞兴奋-收缩偶联，使血管收缩反应性增强，平滑肌细胞增生肥大，血管阻力增高。

5.血管内皮功能异常

血管内皮通过代谢、生成、激活和释放各种血管活性物质，而在血液循环、心血管功能的调节中起着极为重要的作用。内皮细胞可生成血管舒张物质，如前列环素（PGI_2）、内源性舒张因子（NO）等及血管收缩物质如内皮素（ET-1）、ATⅡ等。高血压时NO生成减少，而ET-1生成增加，且血管平滑肌细胞对舒张因子的反应减弱而对收缩因子的反应增强。

6.胰岛素抵抗

胰岛素抵抗（IR）是指必须以高于正常的血胰岛素释放水平来维持正常的糖耐量，表示机体组织对胰岛素处理葡萄糖的能力减退。约50%的原发性高血压患者存在不同程度的IR。近年来认为IR是2型糖尿病和高血压的共同病理生理基础。多数认为IR造成继发性高胰岛素血症，而胰岛素的以下作用可能与血压升高有关：①使肾小管对钠的重吸收增加；②增强交感神经活动；③使细胞内钠、钙浓度增加；④刺激血管壁增生肥厚。

7.其他

流行病学提示，肥胖、吸烟、过量饮酒等也可能与高血压发生有关。

三、临床表现

1.症状

大多数患者早期症状不明显，常见症状有头痛、头晕、耳鸣、眼花、乏力、心悸，还有的表现为失眠、健忘、注意力不集中、情绪易波动或发怒等。经常在体检或其他疾病就医检查时发现血压升高。血压升高常与情绪激动、精神紧张、体力活动有关，休息或去除诱因血压可下降。

2.体征

血压受昼夜、气候、情绪、环境等因素影响波动较大。一般清晨起床活动后血压迅速升高，夜间血压较低；冬季血压较高，夏季血压较低；情绪不稳定时血压高；在医院或诊所血压明显增高，在家或医院外的环境中血压低。体检时可听到主动脉瓣区第二心音亢进、收缩期杂音，长期高血压时有心尖搏动明显增强、搏动范围扩大以及心尖搏动左移体征，提示左心室增大。

3.恶性或急进性高血压

表现为患者发病急骤，舒张压多持续在130～140mmHg或更高。常有头痛、视物模糊或失明，视网膜可发生出血、渗出及视盘水肿，肾脏损害突出，持续蛋白尿、血尿及管型尿，病情进展迅速，如不及时治疗，易出现严重的脑、心、肾损害，发生脑血管意外、心力衰竭和尿毒症，最后多因尿毒症而死亡，但也可死于脑血管意外或心力衰竭。

四、实验室检查

（一）基本项目

血液生化（钾、空腹血糖、总胆固醇、甘油三酯、高密度脂蛋白胆固醇、低密度脂蛋白胆固醇和尿酸、肌酐）；全血细胞计数、血红蛋白和血细胞比容；尿液分析（蛋白、糖和尿沉渣镜检）；心电图。

（二）推荐项目

24小时动态血压监测、超声心动图、颈动脉超声、餐后2小时血糖、血同型半胱氨酸、尿白蛋白定量、尿蛋白定量、眼底、胸部X线检查、脉搏波传导速度以及踝臂血压指数等。

动态血压监测（ABPM）是由仪器自动定时测量血压，每隔15～30分钟自动测压，连续24小时或更长时间。正常人血压呈明显的昼夜节律，表现为双峰一谷，在上午6—10时及下午4—8时各有一高峰，而夜间血压明显降低。目前认为动态血压的正常参考范围为24小时平均血压＜130/80mmHg，白天血压均值＜135/85mmHg，夜间血压均值＜120/70mmHg。动态血压监测可诊断白大衣高血压，发现隐蔽性高血压，检查顽固难治性高血压的原因，判断血压升高程度、短时变异和昼夜节律以及治疗效果等。

（三）选择项目

对怀疑为继发性高血压患者，根据需要可以分别选择以下检查项目：血浆肾素活性、血和尿醛固酮、血和尿皮质醇、血游离甲氧基肾上腺素及甲氧基去甲肾上腺素、血和尿儿茶酚胺、动脉造影、肾和肾上腺超声、CT或MRI、睡眠呼吸监测等。对有并发症的高血压患者，进行相应的脑功能、心功能和肾功能检查。

五、诊断和鉴别诊断

高血压诊断主要根据诊室测量的血压值，采用经核准的水银柱或电子血压计，测量安静休息坐位时上臂肱动脉部位血压，一般需非同日测量三次血压值收缩压均≥140mmHg和（或）舒张压均≥90mmHg可诊断高血压。患者既往有高血压史，正在使用降压药物，血压虽然正常，也诊断为高血压。也可参考家庭自测血压收缩压≥135mmHg和（或）舒张压≥85mmHg

和24小时动态血压收缩压平均值≥130mmHg和(或)舒张压≥80mmHg,白天收缩压平均值≥135mmHg和(或)舒张压平均值≥85mmHg,夜间收缩压平均值≥120mmHg和(或)舒张压平均值≥70mmHg进一步评估血压状态。一般来说,左、右上臂的血压相差<1.33～2.66kPa(10～20mmHg)。如果左、右上臂血压相差较大,要考虑一侧锁骨下动脉及远端有阻塞性病变。如疑似直立性低血压的患者还应测量平卧位和站立位血压。是否血压升高,不能仅凭1次或2次诊室血压测量值,需要经过一段时间的随访,进一步观察血压变化和总体水平。

六、治疗

(一)目的与原则

原发性高血压目前尚无根治方法。临床证据表明收缩压下降10～20mmHg或舒张压下降5～6mmHg,3～5年内脑卒中、冠心病与心脑血管病死亡率事件分别减少38%、16%和20%,心力衰竭减少50%以上,高危患者获益更为明显。降压治疗的最终目的是减少高血压患者心、脑血管病的发生率和死亡率。高血压治疗原则如下:

1.治疗性生活方式干预

适用于所有高血压患者。①减轻体重:将BMI尽可能控制在<24kg/m²;体重降低对改善胰岛素抵抗、糖尿病、血脂异常和左心室肥厚均有益;②减少钠盐摄入:膳食中约80%钠盐来自烹调用盐和各种腌制品,所以应减少烹调用盐,每人每日食盐量以不超过6g为宜;③补充钾盐:每日吃新鲜蔬菜和水果;④减少脂肪摄入:减少食用油摄入,少吃或不吃肥肉和动物内脏;⑤戒烟限酒;⑥增加运动:运动有利于减轻体重和改善胰岛素抵抗,提高心血管调节适应能力,稳定血压水平;⑦减轻精神压力,保持心态平衡;⑧必要时补充叶酸制剂。

2.降压药物治疗对象

①高血压2级或以上患者;②高血压合并糖尿病,或者已经有心、脑、肾靶器官损害或并发症患者;③凡血压持续升高,改善生活方式后血压仍未获得有效控制者。从心血管危险分层的角度,高危和很高危患者必须使用降压药物强化治疗。

3.血压控制目标值

目前一般主张血压控制目标值应<140/90mmHg。糖尿病、慢性肾脏病、心力衰竭或病情稳定的冠心病合并高血压患者,血压控制目标值<130/80mmHg。对于老年收缩期高血压患者,收缩压控制在150mmHg以下,如果能够耐受可降至140mmHg以下。应尽早将血压降低到上述目标血压水平,但并非越快越好。大多数高血压患者,应根据病情在数周至数月内将血压逐渐降至目标水平。年轻、病程较短的高血压患者,可较快达标。老年人、病程较长或已有靶器官损害或并发症的患者,降压速度宜适度缓慢。

4.多重心血管危险因素协同控制

各种心血管危险因素之间存在关联,大部分高血压患者合并其他心血管危险因素。降压治疗后尽管血压控制在正常范围,其他危险因素依然对预后产生重要影响,因此降压治疗时应同时兼顾其他心血管危险因素控制。降压治疗方案除了必须有效控制血压,还应兼顾对糖代谢、脂代谢、尿酸代谢等多重危险因素的控制。

(二)降压药物治疗

1.降压药物应用基本原则

使用降压药物应遵循以下 4 项原则,即小剂量开始,优先选择长效制剂,联合用药及个体化。

(1)小剂量:初始治疗时通常应采用较小的有效治疗剂量,根据需要逐步增加剂量。

(2)优先选择长效制剂:尽可能使用每天给药 1 次而有持续 24 小时降压作用的长效药物,从而有效控制夜间血压与晨峰血压,更有效预防心脑血管并发症。如使用中、短效制剂,则需给药每天 2～3 次,以达到平稳控制血压的目的。

(3)联合用药:可增加降压效果又不增加不良反应,在低剂量单药治疗效果不满意时,可以采用两种或两种以上降压药物联合治疗。事实上,2 级以上高血压为达到目标血压常需联合治疗。对血压≥160/100mmHg 或高于目标血压 20/10mmHg 或高危及以上患者,起始即可采用小剂量两种药物联合治疗或用固定复方制剂。

(4)个体化:根据患者具体情况、药物有效性和耐受性,兼顾患者经济条件及个人意愿,选择适合患者的降压药物。

2.降压药物种类

目前常用降压药物可归纳为五大类,即利尿剂、β 受体拮抗剂、钙通道阻滞剂(CCB)、血管紧张素转换酶抑制剂(ACEI)和血管紧张素Ⅱ受体拮抗剂(ARB)。

3.各类降压药物作用特点

(1)利尿剂:有噻嗪类、袢利尿剂和保钾利尿剂三类。噻嗪类使用最多,常用的有氢氯噻嗪。降压作用主要通过排钠,减少细胞外容量,降低外周血管阻力。降压起效较平稳、缓慢,持续时间相对较长,作用持久。适用于轻、中度高血压,对单纯收缩期高血压、盐敏感性高血压、合并肥胖或糖尿病、围绝经期女性、合并心力衰竭和老年人高血压有较强的降压效应。利尿剂可增强其他降压药的疗效。主要不良反应是低血钾症和影响血脂、血糖、血尿酸代谢,往往发生在大剂量时,因此推荐使用小剂量。其他还包括乏力、尿量增多等,痛风患者禁用。保钾利尿剂可引起高血钾,不宜与 ACEI、ARB 合用,肾功能不全者慎用。袢利尿剂主要用于合并肾功能不全的高血压患者。

(2)β 受体拮抗剂:有选择性(β_1)、非选择性(β_1 与 β_2)和兼有 α 受体拮抗三类。该类药物可通过抑制中枢和周围 RAAS,抑制心肌收缩力和减慢心率发挥降压作用。降压起效较强而且迅速,不同 β 受体拮抗剂降压作用持续时间不同。适用于不同程度高血压患者,尤其是心率较快的中、青年患者或合并心绞痛和慢性心力衰竭者,对老年高血压疗效相对较差。各种 β 受体拮抗剂的药理学和药代动力学情况相差较大,临床上治疗高血压宜使用选择性 β_1 受体拮抗剂或者兼有 α 受体拮抗作用的 β 受体拮抗剂,达到能有效减慢心率的较高剂量。β 受体拮抗剂不仅降低静息血压,而且能抑制体力应激和运动状态下血压急剧升高。使用的主要障碍是心动过缓和一些影响生活质量的不良反应,较高剂量治疗时突然停药可导致撤药综合征。虽然糖尿病可以使用 β 受体拮抗剂,但它增加胰岛素抵抗,还可能掩盖和延长低血糖反应,使用时应加以注意。不良反应主要有心动过缓、乏力、四肢发冷。β 受体拮抗剂对心肌收缩力、窦房结及房室结功能均有抑制作用，并可增加气道阻力。急性心力衰竭、病态窦房结综合征、房室传导阻滞患者禁用。

（3）钙通道阻滞剂：根据药物核心分子结构和作用于L型钙通道不同的亚单位，钙通道阻滞剂分为二氢吡啶类和非二氢吡啶类，前者以硝苯地平为代表，后者有维拉帕米和地尔硫䓬。根据药物作用持续时间，钙通道阻滞剂又可分为短效和长效。长效包括长半衰期药物，例如氨氯地平、左旋氨氯地平；脂溶性膜控型药物，例如拉西地平和乐卡地平；缓释或控释制剂，例如非洛地平缓释片、硝苯地平控释片。降压作用主要通过阻滞电压依赖L型钙通道减少细胞外钙离子进入血管平滑肌细胞内，减弱兴奋，收缩偶联，降低阻力血管的收缩反应。钙通道阻滞剂还能减轻ATⅡ和α_1肾上腺素能受体的缩血管效应，减少肾小管钠重吸收。钙通道阻滞剂降压起效迅速，降压疗效和幅度相对较强，疗效的个体差异性较小，与其他类型降压药物联合治疗能明显增强降压作用。钙通道阻滞剂对血脂、血糖等无明显影响，服药依从性较好。相对于其他降压药物，钙通道阻滞剂还具有以下优势：对老年患者有较好降压疗效；高钠摄入和非甾体类抗炎症药物不影响降压疗效；对嗜酒患者也有显著降压作用；可用于合并糖尿病、冠心病或外周血管病患者；长期治疗还具有抗动脉粥样硬化作用。主要缺点是开始治疗时有反射性交感活性增强，引起心率增快、面部潮红、头痛、下肢水肿等，尤其使用短效制剂时。非二氢吡啶类抑制心肌收缩和传导功能，不宜在心力衰竭、窦房结功能低下或心脏传导阻滞患者中应用。

（4）血管紧张素转换酶抑制剂：降压作用主要通过抑制循环和组织ACE，使ATⅡ生成减少，同时抑制激肽酶使缓激肽降解减少。降压起效缓慢，3～4周时达最大作用，限制钠盐摄入或联合使用利尿剂可使起效迅速和作用增强。ACEI具有改善胰岛素抵抗和减少尿蛋白作用，对肥胖、糖尿病和心脏、肾脏靶器官受损的高血压患者具有相对较好的疗效，特别适用于伴有心力衰竭、心肌梗死、房颤、蛋白尿、糖耐量减退或糖尿病肾病的高血压患者。不良反应主要是刺激性干咳和血管性水肿。干咳发生率为10％～20％，可能与体内缓激肽增多有关，停用后可消失。高血钾症、妊娠妇女和双侧肾动脉狭窄患者禁用。血肌酐超过3mg/dL患者使用时需谨慎，应定期监测血肌酐及血钾水平。

（5）血管紧张素Ⅱ受体拮抗剂：降压作用主要通过阻滞组织ATⅡ受体亚型AT_1，更充分有效地阻断ATⅡ的血管收缩、水钠潴留与重构作用。近年来的研究表明，阻滞AT_1负反馈引起ATⅡ增加，可激活另一受体亚型AT_2，能进一步拮抗AT_1的生物学效应。降压作用起效缓慢，但持久而平稳。低盐饮食或与利尿剂联合使用能明显增强疗效。多数ARB随剂量增大降压作用增强，治疗剂量窗较宽。最大的特点是直接与药物有关的不良反应较少，一般不引起刺激性干咳，持续治疗依从性高。治疗对象和禁忌证与ACEI相同。

除上述五大类主要的降压药物外，在降压药发展历史中还有一些药物，包括交感神经抑制剂，例如利血平、可乐定；直接血管扩张剂，例如肼屈嗪；α_1受体拮抗剂，例如哌唑嗪、特拉唑嗪、多沙唑嗪，曾多年用于临床并有一定的降压疗效，但因不良反应较多，目前不主张单独使用，但可用于复方制剂或联合治疗。

4.降压治疗方案

大多数无并发症的患者可单独或联合使用噻嗪类利尿剂、β受体拮抗剂、CCB、ACEI和

ARB,治疗应从小剂量开始。临床实际使用时,患者心血管危险因素状况、靶器官损害、并发症、降压疗效、不良反应以及药物费用等,都可能影响降压药的具体选择。目前认为,Ⅱ级高血压患者在开始时就可以采用两种降压药物联合治疗,联合治疗有利于血压较快达到目标值,也利于减少不良反应。

联合治疗应采用不同降压机理的药物,我国临床主要推荐应用优化联合治疗方案是ACEI/ARB+二氢吡啶类CCB;ARB/ACEI+噻嗪类利尿剂;二氢吡啶类CCB+噻嗪类利尿剂;二氢吡啶类CCB+β受体拮抗剂。次要推荐使用的联合治疗方案是利尿剂+β受体拮抗剂;α受体拮抗剂+β受体拮抗剂;二氢吡啶类CCB+保钾利尿剂;噻嗪类利尿剂+保钾利尿剂。三种降压药联合治疗一般必须包含利尿剂。采用合理的治疗方案和良好的治疗依从性,一般可使患者在治疗3～6个月达到血压控制目标值。对于有并发症的患者,降压药和治疗方案选择应该个体化。

降压治疗的益处主要是通过长期控制血压达到的,所以高血压患者需要长期降压治疗,尤其是高危和很高危患者。在每个患者确立有效治疗方案血压控制后,仍应继续治疗,不应随意停止治疗或频繁改变治疗方案,停降压药后多数患者在半年内又回复到原来的血压水平。由于降压治疗的长期性,因此患者的治疗依从性十分重要。采取以下措施可以提高患者治疗依从性:医师与患者之间保持经常性的良好沟通;让患者和家属参与制订治疗计划;鼓励患者家中自测血压。

第二节　继发性高血压

继发性高血压是指继发于其他疾病或原因的高血压,只占人群高血压的5%～10%。血压升高仅是这些疾病的一个临床表现。继发性高血压的临床表现、并发症和后果与原发性高血压相似。继发性高血压的原发病可以治愈,而原发病治愈之后高血压症状也随之消失,而延误诊治又可产生各种严重并发症,故需要及时早期诊断,早期治疗继发性高血压是非常重要的。

一、病因与发病机制

1.肾性

(1)肾实质性:急、慢性肾炎,肾盂肾炎,系统性红斑狼疮及其他风湿性疾病肾损害,放射性肾病,多囊肾、肾结核,肾素瘤,糖尿病性肾病,肾结石,肾盂积水,肾肿瘤等。

(2)肾血管性:肾动脉畸形,肾动脉粥样硬化,肾动脉肌纤维病,肾梗死,多动脉炎,肾动脉血栓形成。

(3)外伤:肾周血肿,肾动脉夹层血肿,肾挫伤等。

2.内分泌性

(1)甲状腺疾病:甲状腺功能亢进或甲状腺功能减退。

(2)肾上腺疾病:嗜铬细胞瘤、原发性醛固酮增多症、库欣综合征或肾上腺皮质功能异常。

(3)垂体疾病:肢端肥大症,垂体加压素分泌过多。

(4)甲状旁腺疾病:甲状旁腺功能亢进。

(5)性腺及其他:多囊卵巢,妊娠中毒症,围绝经期综合征。

3.代谢性

糖尿病、高胰岛素血症及高血钙症。

4.大血管疾病

主动脉缩窄、动静脉瘘、多发性大动脉炎等。

5.神经源性

脑肿瘤、颅内高压、间脑刺激、脑干损伤、脑炎,肾上腺外嗜铬组织增生或肿瘤,焦虑状态。

6.毒物中毒或药物

如铝、铊中毒或口服避孕药,升压药物等。

7.其他

如睡眠呼吸暂停综合征、红细胞增多症等。

二、临床表现

继发性高血压患者的临床表现主要是有关的原发系统性疾病的症状和体征,高血压仅是其中的一个症状。但有时也可由于其他症状和体征不甚显著而使高血压成为主要的临床表现。继发性高血压本身的症状、体征和临床过程与高血压病类似。但在不同病因的高血压中,可各有自身的特点。

三、辅助检查

1.实验室检查

(1)血常规:红细胞和血红蛋白一般无异常,急进型高血压时可有 Coomb's 试验阴性的微血管病性溶血性贫血,伴畸形红细胞、血液黏度增加。

(2)尿常规:早期患者尿常规正常,肾浓缩功能受损时尿比重逐渐下降,可有少量蛋白、红细胞,偶见管型。随肾脏病变进展,尿蛋白量增多。良性肾硬化者如 24 小时尿蛋白在 1g 以上时,提示预后差,红细胞和管型亦可增多,管型主要为透明和颗粒管型。

(3)肾功能:早期患者检查并无异常,肾实质受损到一定程度时,血尿素氮、血肌酐开始升高;成人肌酐$>114.3\mu mol/L$,老年人和妊娠者$>91.5\mu mol/L$时提示有肾损害,酚红排泄试验、内生肌酐清除率等可低于正常。

(4)其他检查:可见有血清总胆固醇、三酰甘油、低密度脂蛋白胆固醇增高和高密度脂蛋白胆固醇、载脂蛋白 A1 降低;部分患者血糖升高和高尿酸血症;部分患者血浆肾素活性、血管紧张素Ⅱ的水平升高。

2.特殊检查

(1)X 线胸部检查:可见主动脉升部、弓部迂曲延长,其升部、弓部或降部可扩张;高血压性心脏病时有左心室增大,有左心衰竭时左心室增大更明显,全心衰竭时则可左、右心室都增大,并有肺淤血征象;肺水肿时则见肺间质明显充血,呈蝴蝶形模糊阴影;常规摄片检查用于检查前后的对比。

(2)心电图:左心室肥厚时心电图可显示左心室肥大或劳损的表现,左心室舒张期顺应性下降,左心房舒张期负荷增加,心电图可出现P波增宽、切凹、P_{v1}的终末电势负值增大等,上述表现甚至可出现在心电图发现左心室肥大之前,可见室性早搏、心房颤动等心律失常。

(3)动态血压监测:推荐参考标准正常值为24小时平均<130/80mmHg,白昼平均<135/85mmHg,夜间平均<125/75mmHg。正常情况下,夜间血压均值比白昼血压均值低10%~20%。

(4)超声心动图:目前认为,此项检查和X线胸部检查、心电图比较,超声心动图是诊断左心室肥厚最敏感、可靠的手段。

(5)眼底检查测量视网膜中心动脉压可见增高,在病情发展的不同阶段可见不同的眼底变化。

四、治疗

治疗原则为继发性高血压的治疗,主要是针对其原发疾病进行病因治疗。

继发性高血压的治疗,主要是针对其原发病。单侧肾脏病变、肾脏肿瘤、肾动脉狭窄、泌尿道阻塞、嗜铬细胞瘤、肾上腺皮质肿瘤或增生、主动脉缩窄、多发性大动脉炎、脑瘤和脑创伤等可行手术治疗,及时而成功的手术可使血压下降,甚至可完全根治。对原发病不能手术或术后血压仍高者,除采用其他针对病因的治疗外,对高血压可按治疗高血压病的方法进行降压治疗。α受体阻滞药苯苄胺10~30mg(开始用小剂量逐渐增加),每日1~2次,或合并应用β受体阻滞药,或用α、β受体阻滞药,对控制嗜铬细胞瘤的高血压有效,可在手术准备阶段或术后使用。醛固酮拮抗药螺内酯20~40mg,每日3次,可用于原发性醛固酮增多症术前的准备阶段,有利于控制血压和减少钾的排泄,对术后血压仍高或不能手术者,可长期给予螺内酯控制血压。

第三节 急性心力衰竭

心力衰竭(简称心衰)亦称为心功能不全,是由于初始的心肌损害和应力作用,包括收缩期或舒张期心室负荷过重和(或)心肌细胞数量和质量的变化(节段性如心肌梗死,弥漫性如心肌炎),引起心室和(或)心房肥大和扩大,继以心室舒缩功能低下,逐渐发展而成,常是各种心脏病的严重阶段和最终结局。由于心脏泵血功能减退,其排出的血量不足以维持机体组织代谢的需要而产生一系列临床症状的病理生理综合征。

急性心力衰竭(AHF)又称急性心衰综合征,是指心力衰竭的症状和(或)体征的急剧发作或在平时症状、体征的基础上急剧恶化,常危及生命,需要立即予以评估和治疗,甚至急诊入院。AHF既可以是急性起病(先前不知有心功能不全的病史),也可以表现为慢性心力衰竭急性失代偿(ADHF),其中后者更为多见,约占80%。临床上最为常见的AHF是急性左心衰竭,而急性右心衰竭较少见。

急性左心衰竭是指急性发作或加重的左心功能异常所致的心肌收缩力明显降低、心脏负荷加重,造成急性心排血量骤降、肺循环压力突然升高、周围循环阻力增加,从而引起肺循环充血而出现急性肺淤血、肺水肿以及伴组织器官灌注不足的心源性休克的一种临床综合征。急性右心衰竭是指某些原因使右心室心肌收缩力急剧下降或右心室的前后负荷突然加重,从而引起右心排血量急剧减低的临床综合征。

AHF 已成为年龄＞65 岁患者住院的主要原因,严重威胁生命,需紧急医疗干预;AHF 预后很差,住院病死率为 3%,6 个月的再住院率约 50%。

一、病因和诱因

AHF 一般为原处于代偿阶段的心脏由某种或某些诱因引起突然恶化或原有不同程度心功能不全者病情突然加重,但原来心功能正常者亦可以突然发生(如首次发生大面积急性心肌梗死、急性重症心肌炎、外科术后等),急性左心衰竭的常见病因如下。

1.急性左心室后负荷过重

高血压危象、严重主动脉瓣狭窄、原发性梗阻性心肌病、嗜铬细胞瘤、过量的应用血管收缩剂等。

2.急性左心室前负荷过重

二尖瓣关闭不全、主动脉瓣关闭不全、急性心肌梗死并发症(室间隔穿孔、乳头肌或腱索断裂等)、感染性心内膜炎致瓣膜穿孔、主动脉窦瘤破入心腔等。

3.心室肌弥漫性病变

广泛性心肌梗死、严重的风湿性心肌炎、暴发性病毒性心肌炎、原发性扩张性心肌病等。

4.左心房衰竭

严重二尖瓣狭窄、左房黏液瘤或血栓、二尖瓣口急性嵌顿等。

5.先天性心脏畸形

心房或心室间隔缺损、主动脉缩窄、动脉导管未闭等。

6.严重心律失常

严重的快速性心律失常(如房颤、室上速和恶性室性心律失常)或显著的心动过缓等。

7.心脏外科术后的低心排量状态等

AHF 的常见诱发因素(表 3-3-1)包括感染、心律失常、输液过多或过快、过度体力活动、情绪激动、治疗不当或依从性不好、贫血、妊娠与分娩等。

表 3-3-1 急性心力衰竭的诱发因素

急性冠状动脉综合征
严重心律失常(心动过速,如房颤、室速,心动过缓)
感染(如肺炎、感染性心内膜炎、脓毒血症)

续表

急性冠状动脉综合征
慢性阻塞性肺疾病急性加重
高血压急症
药物(如非甾体类抗炎药、糖皮质激素、负性肌力药物、具有心脏毒性的化疗药物)
肺栓塞
手术及围手术期并发症
交感神经张力升高、应激性心肌病
代谢及内分泌紊乱(如甲状腺功能异常、糖尿病、肾功能不全、妊娠及围手术期相关疾病)
脑血管意外
急性机械性因素:ACS继发心脏破裂(游离壁破裂、室间隔穿孔、急性二尖瓣关闭不全),胸部创伤或心脏介入治疗后,继发于心内膜炎的瓣膜或人工瓣膜关闭不全,主动脉夹层或血栓形成
依从性差(未严格限制水/钠摄入或未规律服用药物)
吸烟、酗酒

(1)感染:是最常见的诱发因素,其中以肺部感染尤为多见,这不仅由于呼吸道感染是多发病,更由于多数充血性心力衰竭患者有程度不同的肺淤血,易于发生肺部感染。

(2)心律失常:房颤是慢性心脏瓣膜病、冠心病等器质性心脏病最常见的并发症之一,而快速房颤同时也是诱发心衰或使充血性心衰急性加重的重要因素,这不仅因为心室率增快,心室充盈不足,也由于心房失去规律性收缩,从而失去对心脏排血量贡献的20%～30%血量。其他快速性心律失常由于心率突然加快,使心脏的负荷、心肌的耗氧量急剧增加,心排血量减少。严重的缓慢心律失常如二度或三度房室传导阻滞,心排血量也有明显的下降,均可诱发或加重心衰。

(3)血容量增加:由于对患者潜在的心脏病或其边缘心功能状态认识不足,在治疗其他疾病时,静脉输入液体过多、过快,使心脏在短时间内接受高容量负荷的冲击,易于诱发或加重心力衰竭甚至出现急性肺水肿。饮食中盐量不适当的增加,摄入钠盐过多,也是增加血容量的原因。

(4)过度体力活动或情绪激动:过度体力活动是突然发生心力衰竭的诱因,这种情况多发生在原来不知道自已有心脏病或者虽然知道有心脏病但平时症状不多的患者。情绪激动致交感神经兴奋性增高,心率增快,心肌耗氧增加,也是常见的诱因。

(5)治疗不当或依从性不好:停用洋地黄是充血性心衰反复或加重的常见原因之一,这种情况多见于出现洋地黄毒性反应,停服后未能及时恢复应用。停用抗高血压药更是高血压治疗中存在的常见且重要的问题,在高血压心脏病或伴有心衰者,不恰当停用治疗药物可使血压重新升高,心脏负担加重。

(6)其他因素:心脏病变加重如慢性风湿性心脏瓣膜病出现风湿活动或并发其他疾病如甲状腺功能亢进、贫血等。妊娠与分娩也是重要的诱发因素。

二、分类

既往根据临床表现将 AHF 分成六类，见表 3-3-2。此外，Alexandre 等人根据靶器官的病理生理改变和 AHF 的初始临床表现，分为“血管性”和“心脏性”AHF，见表 3-3-3。

表 3-3-2　AHF 根据临床表现的分类

高血压急性心力衰竭	有心力衰竭的症状和体征伴有血压升高，左室功能相对保存/正常，X 线胸片(CXR)常伴有急性肺水肿
急性肺水肿	CXR 证实急性肺水肿伴严重呼吸窘迫，满肺湿啰音和端坐呼吸，未治疗时吸入室内空气氧饱和度低于 90%
急性失代偿性心力衰竭	急性心力衰竭的症状和体征很轻，不能满足心源性休克、肺水肿和高血压危象的标准
心源性休克	在前负荷正常的情况下由心力衰竭引起的组织低灌流。虽然没有明确的血流动力学参数定义心源性休克，但心源性休克的特征是血压降低(收缩压＜90mmHg 或动脉压平均降低 30mmHg)和(或)尿量减少(每小时尿量＜0.5mL/kg)，脉搏＞60 次/min 伴或不伴器官淤血的证据。从心排出量减低综合征到心源性休克是一个连续的过程
高排出量心力衰竭	其特征是心排出量增加伴心率增快(常由心律失常、甲亢、贫血、Paget 病、医源性或其他原因所致)，伴有肢暖、肺淤血，有时也会低血压，如脓毒症休克
右心心力衰竭	其特征是心排出量减低综合征伴颈静脉压升高、肝脏增大和低血压

表 3-3-3　“血管性”和“心脏性”AHF 分类

血管性心力衰竭	心脏性心力衰竭
血压升高	血压正常
病情进展迅速	病情逐渐进展(数天)
肺淤血	以体循环淤血为主
PCWP 急性升高	PCWP 慢性升高
肺部啰音	可能没有肺部啰音
CXR 淤血征象严重	可能无 CXR 淤血征象
体重增加很少	体重增加(水肿)
LVEF 相对保存/正常	LVEF 通常很低
对治疗的反应：相对较快	对治疗的反应：尽管初始治疗症状改善，但体循环淤血持续存在

2016 欧洲心脏病学会(ESC)《急、慢性心力衰竭诊断和治疗指南》(简称《2016ESC 指南》)给出 AHF 的分类方法主要有：①根据血压水平分类，大多数 AHF 患者表现为收缩压正常(90～140mmHg)或升高(＞140mmHg，高血压性 AHF)，仅有 5%～8%患者表现为低收缩压(＜90mmHg，低血压性 AHF)，该类患者预后不良，特别是同时伴有组织低灌注者；②根据需要紧急干预的病因分类，如急性冠状动脉综合征、高血压急症、心律失常、急性机械性因素及急

性肺栓塞；③AHF 的临床分级，主要基于床旁对于充血（即“干”或“湿”）和（或）外周组织低灌注（即“暖”或“冷”）相关症状和体征的综合评估，共分四组，暖/湿（最常见）、冷/湿、暖/干、冷/干，该分类有助于指导 AHF 的早期治疗及预后评估；④急性心肌梗死合并心力衰竭可采用 Killip 分级方法。

《2016ESC 指南》重新强调以 AHF 的症状和体征等临床资料来定义和分类，未重申“伴血浆脑钠肽（BNP）水平的升高”，这提示在 AHF 的诊断中要重视患者的临床症状和体征，迅速给予初步诊断和分类，以指导早期治疗及预后评估。

三、病理生理

正常心脏有丰富的储备力，使之能充分适应机体代谢状态的各种需要。当心肌收缩力减低和（或）负荷过重、心肌顺应性降低时，心脏储备力明显下降，此时机体首先通过代偿机制，包括 Frank-Starling 机制（增加心脏前负荷，回心血量增多，心室舒张末容积增加，从而增加心排血量及提高心脏做功量）、心肌肥厚、神经体液系统的代偿（包括交感-肾上腺素能神经兴奋性增强和肾素-血管紧张素-醛固酮系统激活）等，从而增加心肌收缩力和心率来维持心排血量。此外心房利钠肽（ANP）和脑利钠肽（BNP）、精氨酸加压素和内皮素等细胞因子也参与了心力衰竭的发生与发展。

虽然在心衰发生时心脏有上述代偿机制，但是这些代偿机制所产生的血流动力学效应是很有限的，甚至在一定程度上可能会有害，当心脏出现失代偿状态时即发生心力衰竭。正常人肺毛细血管静水压一般不超过 12mmHg，血浆胶体渗透压为 25～30mmHg，由于二者压差的存在，有利于肺毛细血管对水分的重吸收，肺毛细血管的水分不能进入肺泡和肺间质。当急性左心衰竭发生时，左室舒张末压（LVEDP）和左房平均压升高，当肺静脉压大于 18mmHg 时，产生肺淤血；当肺毛细血管压超过血浆胶体渗透压时，血液中的水分即可从肺毛细血管渗透到肺间质。开始时通过淋巴流的增加引流肺间质内的液体，但是随着肺毛细血管压的继续升高，肺间质的淋巴循环不能引流过多的液体，此时的液体积聚于肺间质，在终末支气管和肺毛细血管周围形成间质性肺水肿；当间质内液体继续聚集，肺毛细血管压继续增加大于 25mmHg 以上时，肺泡壁基底膜和毛细血管内皮间的连接被破坏，血浆和血液中的有形成分进入肺泡，继而发生肺水肿。原有慢性心功能不全的患者如二尖瓣狭窄，其肺毛细血管壁和肺泡基底膜增厚，肺毛细血管静水压需大于 35mmHg 才发生肺水肿，此类患者肺毛细血管静水压突然升高可因偶尔体力劳动、情绪激动或异位性心动过速（如房颤）引起肺循环血流量突然增多。在肺泡内液体与气体形成泡沫后，表面张力增大，妨碍通气和肺毛细血管从肺泡内摄取氧，可引起缺氧；同时肺水肿可减低肺的顺应性，引起换气不足和肺内动静脉分流，导致动脉血氧饱和度减低，组织乳酸产生过多而发生代谢性酸中毒，使心力衰竭进一步恶化，甚至引起休克、严重心律失常而致死。

急性左心衰竭时，心血管系统的血流动力学改变包括：①左室顺应性降低、dp/dt 降低，LVEDP 升高（单纯二尖瓣狭窄例外）；②左房压（LAP）和容量增加；③肺毛细血管压或肺静脉压增高;④肺淤血,严重时急性肺水肿;⑤外周血管阻力(SVR)增加;⑥肺血管阻力(PVR)增加;⑦心率加速;⑧心脏每搏量(SV)、心排血量(CO)、心脏指数(CI)降低;⑨动脉压先升高后下降;⑩心肌耗氧量增加。

四、诊断

(一)病史

病史可提供与急性左心衰竭病因或诱因有关的信息。患者先前有较轻的充血性心力衰竭的症状如易疲劳、劳力性呼吸困难或阵发性夜间呼吸困难或体循环淤血如双下肢水肿的征象,遇有感染、慢性阻塞性肺疾病(COPD)急性加重、心律失常、输液过多或过快等因素,致使心衰症征短时间内恶化或加重,即慢性心衰急性失代偿;原无症状者"突然"发生 AHF 常提示冠心病急性心肌梗死或其机械并发症如腱索断裂、急性重症心肌炎、快速心律失常等。

(二)临床表现特点

AHF 发作迅速,可以在几分钟到几小时(如 AMI 引起的急性心衰)或数天至数周内恶化。患者的症状也可有所不同,从呼吸困难、外周水肿加重到威胁生命的肺水肿或心源性休克,均可出现。急性心衰症状也可因不同病因和伴随临床情况而不同。

1.基础心血管疾病的病史和表现

大多数患者有各种心脏疾病史,存在引起急性心衰的各种病因。老年人中主要病因为冠心病、高血压和老年性退行性心瓣膜病,年轻人中多由风湿性心瓣膜病、扩张型心肌病、急性重症心肌炎等所致。

2.早期表现

原来心功能正常的患者出现原因不明的疲乏或运动耐力明显减低以及心率增加 15～20 次/min,可能是左心功能降低的最早期征兆。继续发展可出现劳力性呼吸困难、夜间阵发性呼吸困难、不能平卧等;检查可发现左心室增大、舒张早期或中期奔马律、P_2 亢进、两肺尤其肺底部有湿性啰音,还可有干啰音和哮鸣音,提示已有左心功能障碍。

3.急性肺水肿

起病急骤,病情可迅速发展至危重状态。突发呼吸困难、呼吸浅快、频率达 30～40 次/min 或以上,端坐呼吸,咳嗽、咳大量白色或粉红色泡沫样痰,甚至可从口腔或鼻腔中涌出,烦躁不安或有恐惧感,口唇发绀、皮肤湿冷、大汗淋漓、湿啰音始于肺底部,迅速布满全肺,具有"突然发生、广泛分布、大中小湿啰音与哮鸣音并存、变化快"的特点。心音快而弱,心尖部闻及第三或(和)第四心音奔马律。

4.心源性休克

主要表现为:①持续性低血压,收缩压降至 90mmHg 以下且持续 30 分钟以上,需要循环支持;②血流动力学障碍:肺毛细血管楔压(PCWP)$\geqslant$18mmHg,心脏指数$\leqslant$2.2L/(min · m^2)(有循环支持时)或 1.8L/(min · m^2)(无循环支持时);③组织低灌注状态,可有皮肤湿冷、苍白和发绀,尿量显著减少(<30mL/h),甚至无尿,意识障碍,代谢性酸中毒。

(三)辅助检查

1.生物学标志物

(1)血浆B型利钠肽(BNP)或N-末端利钠肽原(NT-proBNP):血浆BNP/NT-proBNP水平能够很敏感的反映血流动力学变化,并且能在急诊室或床旁快速检测,操作便捷,BNP/NT-proBNP水平升高在急性心源性(心力衰竭)与非心源性呼吸困难的诊断与鉴别诊断中作用日益突出,具有卓越的应用价值。需要强调的是,年龄、体重指数、肾功能、严重脓毒症和肺血栓栓塞性疾病等都是影响BNP或NT-proBNP水平的重要因素,诊断AHF时NT-proBNP水平应根据年龄和肾功能不全分层。50岁以下的成人血浆NT-proBNP浓度>450ng/L,50岁以上血浆浓度>900ng/L,75岁以上应>1800ng/L,肾功能不全(肾小球滤过率<60mL/min)时应>1200ng/L。相对于BNP/NT-proBNP水平升高有助于诊断心力衰竭,BNP/NT-proBNP水平不高特别有助于除外心力衰竭,BNP<100ng/L、NT-proBNP<300ng/L为排除AHF的切点。

BNP或NT-proBNP还有助于心力衰竭严重程度和预后的评估,心力衰竭程度越重,BNP或NT-proBNP水平越高:NT-proBNP>5000ng/L提示心衰患者短期死亡风险较高,NT-proBNP>1000ng/L提示长期死亡风险较高。尽管从总体上讲,不同心功能分级病例的BNP或NT-proBNP升高幅度有较大范围的交叉或重叠,难以单次的BNP或NT-proBNP的升高水平来对个体心力衰竭的程度做出量化判断,但连续动态的观察对于个体的病情与走势的判断是有很大帮助的,甚至于有指导临床治疗的作用。当然,BNP或NT-proBNP也不能判断心力衰竭的类型属收缩性(EF降低)或舒张性(EF保留)心力衰竭。

(2)心肌肌钙蛋白I/T(cTnI/T):一种心脏疾病状态时常会有多种病理与病理生理变化。充血性心力衰竭时,长期慢性的心肌缺血缺氧必然导致心肌损伤,这种损伤会在诸多应激状态下急性加重,因此AHF患者cTnI/T多有增高;重要的是,心肌细胞损伤与心功能恶化或加重往往互为因果。研究认为,cTnI/T也是心力衰竭独立预后因素,与低的TnI患者相比,增高的TnI患者的死亡率和再住院率明显增高,治疗期间TnI水平增加的患者与TnI水平稳定或降低的患者相比有更高的死亡率。若是联合检测cTnI和BNP则更有助于充分地评估心力衰竭患者的危险。

(3)可溶性ST2(sST2):ST2属于IL-1受体家族的新成员,作为IL-33的诱骗受体,可以与IL-33结合,从而阻断IL-33与ST2L结合,继而削弱IL-33/ST2L信号通路的心血管保护作用。在心肌受到过度牵拉造成损伤的过程中,大量可溶性ST2(sST2)生成使心肌缺乏足够的IL-33的保护,从而加速心肌重构和心室功能障碍,导致死亡风险增高。

一项研究对600例因呼吸困难急诊入院患者进行了血清sST2分析,结果显示sST2浓度在因急性收缩性心力衰竭引起的呼吸困难患者中明显升高,sST2水平对于鉴别急性呼吸困难是否为心源性病因具有相当高的敏感度。新近的一个研究报告了因胸痛而急诊的995例患者,评价sST2对于心力衰竭诊断的效能和对18个月预后(死亡和心力衰竭)的效能。结果显示,sST2增高对于AHF诊断的敏感性为73.5%、特异性为79.6%;增高的ST2预测18个月的死亡风险经调整后的危险比为1.9。

(4)其他生物学标志物:有研究证实,中段心房利钠肽前体(MR-proANP,分界值为

120pmol/L)用于诊断 AHF,其效能不差于 BNP 或 NT-proBNP,也是一个较好的生物学标志物。

伴有肾功能不全的 AHF 或是 AHF 治疗中出现急性肾损伤是预后不良的危险因素。与血肌酐(Scr)相比,半胱氨酸蛋白酶抑制剂 C(CystatinC,简称胱抑素 C)不受年龄、性别、肌肉含量等因素的影响,能更好地反映肾小球滤过率以及敏感地反映早期肾损害,是判断急、慢性肾损伤的理想生物学标志物之一。近期的研究还证明,中性粒细胞明胶酶相关脂质运载蛋白(NGAL)也是急性肾损伤的早期标志物,对急性肾损伤的早期有良好价值。

疑似急性肺血栓栓塞需检测 D -二聚体。

2.胸部 X 线检查

对急性左心衰竭的诊断颇有价值。X 线胸片显示肺淤血(肺上野血管纹理增多、粗乱,肺门角平直)、间质性肺水肿(Kerley B 线)、肺泡性肺水肿(两肺门见大片云雾状蝶翼形阴影),心影增大;可以伴有少量胸腔积液。

3.心电图检查

特别有助于了解有无心律失常、急性心肌缺血或梗死等表现,也可提示原有基础心脏病情况以及严重电解质紊乱如低钾或高钾血症等。

4.超声心动图

可准确评价心脏结构与功能变化,如室壁变薄或增厚、左心室舒张末径增大或容量增加、心室壁运动幅度减弱或不协调,左室射血分数减低或保留以及基础心脏病表现等。

5.胸部与腹部超声

床旁胸部超声可发现肺间质水肿的征象(B 线);腹部超声可检查下腔静脉直径和腹水。

6.血气分析

急性左心衰时,PaO_2 常不同程度降低,并且由于组织缺氧产生无氧代谢,致代谢性酸中毒;$PaCO_2$ 在病情早期多因过度换气而降低,但在病情晚期 $PaCO_2$ 升高可出现混合性酸中毒。血气分析对于 AHF 的诊断价值不如其评价病情严重程度的意义大。

《2016ESC 指南》:动脉血气分析不需要常规检测,除非 SpO_2 异常;静脉血气分析也可接受(pH 和 PCO_2)。

7.血流动力学监测

适用于血流动力学状态不稳定、病情严重且治疗效果不理想者,尤其是伴肺水肿或心源性休克的患者。主要方法有右心导管、连续脉搏波心排量测定(PiCCO)等。不推荐常规有创血流动力学监测。

8.其他检查

①降钙素原:用于 AHF 与肺部感染的鉴别和指导抗生素的应用;②肝脏功能:AHF 患者因血流动力学异常(心排出量降低、静脉回流受阻)导致肝功能异常,预后不良;③甲状腺功能:甲状腺功能异常可导致 AHF,新发 AHF 应注意检查;④其他生化指标:如血常规、肾功能、电解质、血糖等,必要时复查。

(四)病情评估与严重程度分级

根据上述临床表现与检查,对患者病情的严重程度进行评估,评估时应尽快明确:①容量状态;②循环灌注是否不足;③是否存在急性心衰的诱因和(或)并发症。强调动态观察、动态评估。

急性左心衰竭严重程度分级主要有临床程度床边分级(表 3-3-4)、Killip 法(表 3-3-5)和 Forrester 法(表 3-3-6)3 种。Killip 法主要用于 AMI 患者,根据临床和血流动力学状态分级。Forrester 法适用于监护病房,及有血流动力学监测条件的病房、手术室。临床程度床边分级根据 Forrester 法修改而来,主要根据末梢循环的观察和肺部听诊,无须特殊的监测条件,适用于一般的门诊和住院患者。以 Forrester 法和临床程度床边分级为例,自Ⅰ级至Ⅳ级的急性期病死率分别为 2.2%、10.1%、22.4%和 55.5%。

表 3-3-4 AHF 的临床心功能分级

分级	皮肤	肺部啰音
Ⅰ级	温暖	无
Ⅱ级	温暖	有
Ⅲ级	寒冷	无/有
Ⅳ级	寒冷	有

表 3-3-5 AMI 的 Killip 分级

分级	表现	近期病死率
Ⅰ级	无明显心功能损害,肺部无啰音	6%
Ⅱ级	轻,中度心衰,肺部啰音和 S_3 奔马律,及 X 线肺淤血	17%
Ⅲ级	重度心衰,肺啰音大于两肺野的 50%,X 线肺水肿	38%
Ⅳ级	心源性休克,伴或不伴肺水肿	81%

表 3-3-6 AHF 的 Forrester 分级

类型	心脏指数(CI)(L/min/m²)	肺毛细血管楔嵌压(PCWP)(kPa)	临床表现
Ⅰ型	≥2.2	≤2.4(18mmHg)	无周围灌注不足及肺淤血
Ⅱ型	≥2.2	>2.4(18mmHg)	无周围灌注不足出现肺淤血
Ⅲ型	<2.2	≤2.4(18mmHg)	有周围灌注不足及肺淤血
Ⅳ型	<2.2	>2.4(18mmHg)	有周围灌注不足出现肺淤血

五、治疗

急性左心衰的抢救治疗目标是迅速改善氧合(纠正缺氧),改善症状,稳定血流动力学状态,维护重要脏器功能,同时纠正诱因和治疗病因,避免 AHF 复发,改善远期预后。

应当明确,"及时治疗"的理念对 AHF 极其重要。一些诊断和治疗的方法可以应用于院前阶段(救护车上),包括 BNP 的快速检测、无创通气(可降低气管插管的风险,并改善急性心源性肺水肿的近期预后)、静脉应用呋塞米及硝酸酯类药物。

《2016ESC 指南》将 AHF 治疗分为三个阶段,各有不同的治疗目标(表 3-3-7):①立即目标(急诊室、CCU 或 ICU):改善血流动力学和器官灌注,恢复氧合,缓解症状,减少心肾损伤,预防血栓栓塞,缩短 ICU 停留时间;②中间目标(住院期间):针对病因及相关并发症给予优化规范的药物治疗,对适宜辅助装置治疗的患者应考虑机械装置治疗并进行评估;③出院前和长期管理目标:制订优化药物治疗的时间表,对适宜辅助装置治疗者的实施进行再评估;制订长期随访管理计划。纳入疾病管理方案,进行患者教育并启动和调整适宜的生活方式,防止早期再住院,改善症状、生活质量和生存率。

表 3-3-7　急性心力衰竭的治疗目标

早期(急诊科/EICU/CCU)
改善血流动力学和组织灌注
改善氧合
缓解症状
尽量减轻心脏和肾脏损害
预防血栓栓塞
减少 EICU/CCU 治疗天数
中期(住院期间)
明确病因及相关的合并疾病
逐渐增加药物剂量以控制症状及充血,改善血压
逐渐增加用以缓解病情的药物剂量
适合的患者可考虑应用辅助治疗设备
出院前及长期管理
制订包括以下方面的治疗计划:
定期复查,逐渐增加药物剂量
定期评估并检查辅助治疗设备
安排随访人员,确定随访时间
纳入疾病管理计划,疾病教育,合理调整生活方式
预防早期复发
改善症状,提高生活治疗及生存率

《2016ESC 指南》强调:在首次就医紧急阶段,对疑诊为急性心衰患者的管理应尽可能缩短所有诊断和治疗决策的时间;在起病初始阶段,如果患者存在心源性休克和(或)通气障碍,需尽早提供循环支持和(或)通气支持;在起病 60～120 分钟内的立即处理阶段,应迅速识别合并的威胁生命的五个临床情况和(或)急性病因(简写为 CHAMP),并给予指南推荐的相应特异性治疗。包括:①急性冠状动脉综合征:推荐根据 STEMI 和 NSTE-ACS 指南进行处理;②高血压急症:推荐采用静脉血管扩张剂和袢利尿剂;③心律失常:快速性心律失常或严重的缓慢性心律失常,立即应用药物、电转复或起搏器。电转复推荐用于血流动力学不稳定、需要转复以改善临床症状的患者。持续性室性心律失常与血流动力学不稳定形成恶性循环时,可

以考虑冠状动脉造影和电生理检查;④急性机械并发症:包括急性心肌梗死并发症(游离壁破裂、室间隔穿孔、急性二尖瓣关闭不全),胸部外伤或心脏介入治疗后,继发于心内膜炎的急性瓣膜关闭不全,主动脉夹层或血栓形成以及少见的梗阻性因素(如心脏肿瘤)。心脏超声可用于诊断,外科手术或PCI术常需循环支持设备;⑤急性肺栓塞:明确急性肺栓塞是休克、低血压的原因后,立即根据指南推荐予以干预,包括溶栓、介入治疗及取栓。

(一)一般处理

1.体位

允许患者采取最舒适的体位。静息时明显呼吸困难者应半卧位或端坐位,双腿下垂以减少回心血量,降低心脏前负荷。端坐位时,两腿下垂,保持此种体位10～20分钟后,可使肺血容量降低约25%(单纯坐位而下肢不下垂收益不大)。

2.吸氧(氧疗)

适用于低氧血症和呼吸困难明显,尤其指端血氧饱和度<90%的患者。无低氧血症的患者不应常规应用,这可能导致血管收缩和心排出量下降。如需吸氧,应尽早采用,使患者SaO_2≥95%(伴COPD者SaO_2≥90%)。可采用不同方式:①鼻导管吸氧:是常用的给氧方法,适用于轻中度缺氧者,氧流量从1～2L/min起始,根据动脉血气结果可增加到4～6L/min;②面罩吸氧:适用于伴呼吸性碱中毒的患者;③消除泡沫:严重肺水肿患者的肺泡、支气管内含有大量液体,当液体表面张力达到一定程度时,受气流冲击可形成大量泡沫,泡沫妨碍通气和气体交换,加重缺氧。因此,可于吸氧的湿化器内加入50%浓度的乙醇以降低泡沫张力,使之破裂变为液体而易咳出,减轻呼吸道阻力。经上述方法给氧后PaO_2仍小于60mmHg时,应考虑使用机械通气治疗。

3.出入量管理

肺淤血、体循环淤血及水肿明显者应严格限制饮水量和静脉输液速度。无明显低血容量因素(大出血、严重脱水、大汗淋漓等)者,每天摄入液体量一般宜在1500mL以内,不要超过2000mL。保持每天出入量负平衡约500mL,严重肺水肿者水负平衡为1000～2000mL/d,甚至可达3000～5000mL/d,以减少水钠潴留,缓解症状。3～5天后,如肺淤血、水肿明显消退,应减少水负平衡量,逐渐过渡到出入量大体平衡。在负平衡下应注意防止发生低血容量、低钾血症和低血钠等。同时限制钠摄入<2g/d。

(二)药物治疗

1.吗啡

吗啡是治疗急性左心衰肺水肿的有效药物,其主要作用是抑制中枢交感神经,反射性地降低周围血管阻力,扩张静脉而减少回心血量,起“静脉内放血”的效果;其他作用有减轻焦虑、烦躁,抑制呼吸中枢兴奋、避免呼吸过频,直接松弛支气管平滑肌改善通气。急性左心衰竭患者往往存在外周血管收缩情况,吗啡从皮下或肌内注射后,吸收情况无法预测,宜3～5mg/次缓慢静脉注射,必要时每15分钟重复一次,共2～3次。同时也要注意,勿皮下或肌内注射后,短期内又静脉给药,以免静脉注射后可能与延迟吸收的第一剂药同时发挥作用而致严重不良反应。吗啡的主要不良反应是低血压与呼吸抑制。神志不清、伴有慢性阻塞性肺病或CO_2潴留的呼吸衰竭、肝功能衰竭、颅内出血、低血压或休克者禁用,年老体弱者慎用。

急性失代偿心衰国家注册研究(ADHERE)中,147 362 例 AHF 患者应用吗啡者(14.1%)机械通气比例增多、在 ICU 时间和住院时间延长、死亡率更高,加之目前没有证据表明吗啡能改善预后,因而不推荐常规使用,需使用时应注重个体化。

《2016ESC 指南》:AHF 不推荐常规应用阿片类药物,但出现严重呼吸困难伴肺水肿时可考虑应用,其是否潜在增加死亡风险仍存争议。

抗焦虑和镇静药物:用于伴有焦虑和谵妄的 AHF 患者,可考虑使用小剂量苯二氮䓬类(地西泮或劳拉西泮)。

2.快速利尿

选用高效利尿剂(袢利尿剂)。呋塞米(速尿)在发挥利尿作用之前即可通过扩张周围静脉增加静脉床容量,迅速降低肺毛细血管压和左室充盈压并改善症状。静脉注射后 5 分钟出现利尿效果,30~60 分钟达到高峰,作用持续约 2 小时。一般首剂量为 20~40mg 静脉注射,继以静脉滴注 5~40mg/h,其总剂量在起初 6 小时不超过 80mg,起初 24 小时不超过 160mg;对正在使用呋塞米或有大量水钠潴留或高血压或肾功能不全的患者,首剂量可加倍。应注意由于过度利尿可能发生的低血容量、休克与电解质紊乱如低钾血症等。也可以用布美他尼(丁尿胺)1~2mg 或依他尼酸 25~100mg 静脉注射。伴有低血容量或低血压休克者禁用。

新型利尿剂托伐普坦是血管升压素受体拮抗剂,选择性阻断肾小管上的精氨酸血管升压素受体,具有排水不排钠的特点,能减轻容量负荷加重的患者呼吸困难和水肿,并使低钠血症患者的血钠正常化,特别适用于心力衰竭合并低钠血症的患者。推荐用于充血性心衰、常规利尿剂治疗效果不佳、有低钠血症或有肾功能损害倾向患者,对心衰伴低钠的患者能降低心血管病所致病死率。建议剂量为 7.5~15.0mg/d 开始,疗效欠佳者逐渐加量至 30mg/d。其不良反应主要是血钠增高。

3.氨茶碱

本品具有如下特点。①扩张支气管改善通气,特别适用于伴有支气管痉挛的患者;②轻度扩张静脉,降低心脏前负荷,增强心肌收缩力;③增加肾血流与利尿作用。成人一般首剂 0.125~0.25g 加入至 40mL 浓度为 25%的葡萄糖液内,10~20 分钟内缓慢静脉注射;必要时 4~6 小时可以重复一次,但每天总量不宜超过 1~1.5g。因其会增加心肌耗氧量,急性心肌梗死和心肌缺血者不宜使用。老年人与肝肾功能不全者用量酌减。常见不良反应有头痛、面部潮红、心悸,严重者可因血管扩张致低血压与休克,甚至室性心律失常而猝死。目前临床已相对少用。

4.血管扩张剂

①主要作用机制:可降低左、右心室充盈压和全身血管阻力,也降低收缩压,从而减轻心脏负荷,但没有证据表明血管扩张剂可改善预后;②应用指征:此类药可用于急性心衰早期阶段。收缩压水平是判断此类药是否适宜的重要指标。收缩压>90mmHg 即可在严密监护下使用;收缩压>110mmHg 的患者通常可安全使用;收缩压<90mmHg,禁忌使用,因可能增加急性心衰患者的病死率。此外,HF-PEF 患者因对容量更加敏感,使用血管扩张剂应小心;③注意事项:禁用血管扩张药物的情况有收缩压<90mmHg 或持续低血压伴症状,尤其有肾功能不全的患者,以避免重要脏器灌注减少;严重阻塞性心瓣膜疾病,如主动脉瓣狭窄或肥厚型梗阻

性心肌病，有可能出现显著低血压；二尖瓣狭窄患者也不宜应用，有可能造成心排出量明显降低。

常用的血管扩张药物如下。

(1)硝酸酯类：其作用主要是扩张静脉容量血管、降低心脏前负荷，较大剂量时可同时降低心脏后负荷，在不减少每搏排出量和不增加心肌耗氧的情况下减轻肺淤血，特别适用于急性冠状动脉综合征伴心衰的患者。硝酸甘油用法：①舌下含化：首次用 0.3mg 舌下含化，5 分钟后测量血压 1 次，再给 0.3～0.6mg，5 分钟后再测血压，以后每 10 分钟给 0.3～0.6mg，直到症状改善或收缩压降至 90～100mmHg；②静脉给药：一般采用微量泵输注，从 10μg/min 开始以后每 5 分钟递增 5～10μg/min，直至心力衰竭的症状缓解或收缩压降至 90～100mmHg 或达到最大剂量 100μg/min 为止。硝酸异山梨醇静脉滴注剂量 5～10mg/h。病情稳定后逐步减量至停用，突然终止用药可能会出现反跳现象。硝酸酯类药物长期应用均可能产生耐药。

(2)硝普钠：能均衡的扩张动脉和静脉，同时降低心脏前、后负荷，适用于严重心衰、有高血压以及伴肺淤血或肺水肿患者。宜从小剂量 10μg/min 开始静脉滴注，以后酌情每 5 分钟递增 5～10pg/min，直至症状缓解、血压由原水平下降 30mmHg 或血压降至 100mmHg 左右为止。由于其具有强的降压效应，用药过程中要密切监测血压，调整剂量；停药应逐渐减量，以免反跳。通常疗程不超过 72 小时。长期用药可引起氰化物和硫氰酸盐中毒。

(3)乌拉地尔：主要阻断突触后 α_1 受体，使外周阻力降低，同时激活中枢 5-羟色胺 1A 受体，降低延髓心血管中枢的交感反馈调节，外周交感张力下降。可降低心脏前、后负荷和平均肺动脉压，改善心功能，对心率无明显影响。通常静脉注射 25mg，如血压无明显降低可重复注射，然后 50～100mg 于 100mL 液体中静脉滴注维持，速度为 0.4～2mg/min，根据血压调整速度。

(4)奈西立肽：是一重组人 BNP，具有扩张静脉、动脉和冠状动脉，降低前、后负荷，增加心排量，增加钠盐排泄，抑制肾素，血管紧张素系统和交感神经系统的作用，无直接正性肌力作用。多项随机、安慰剂对照的临床研究显示，AHF 患者静脉输注奈西立肽可获有益的临床与血流动力学效果；左室充盈压或 PCWP 降低、心排量增加，呼吸困难和疲劳症状改善，安全性良好，但对预后可能无改善。该药可作为血管扩张剂单独使用，也可与其他血管扩张剂(如硝酸酯类)合用，还可与正性肌力药物(如多巴胺、多巴酚丁胺或米力农等)合用。给药方法：1.5～2μg/kg 负荷剂量缓慢静脉注射，继以 0.01μg/(kg · min)持续静脉滴注，也可不用负荷剂量而直接静脉滴注，给药时间在 3 天以内。收缩压<90mmHg 或持续低血压并伴肾功能不全的患者禁用。

(5)重组人松弛素-2：是一种血管活性肽激素，具有多种生物学和血流动力学效应。RELAX-AHF 研究表明，该药治疗 AHF 可缓解患者呼吸困难，降低心衰恶化病死率，耐受性和安全性良好，但对心衰再住院率无影响。

5.正性肌力药物

①应用指征和作用机制：适用于低心排血量综合征，如伴症状性低血压(≤85mmHg)或 CO 降低伴循环淤血患者，可缓解组织低灌注所致的症状，保证重要脏器血液供应；②急性心衰患者应用此类药需全面权衡：a.是否用药不能仅依赖一两次血压测量值，必须综合评价临床

状况，如是否伴组织低灌注的表现；b.血压降低伴低心排出量或低灌注时应尽早使用，而当器官灌注恢复和(或)循环淤血减轻时则应尽快停用；c.药物的剂量和静脉滴注速度应根据患者的临床反应做调整，强调个体化治疗；d.此类药可即刻改善急性心衰患者的血流动力学和临床状态，但也可能促进和诱发一些不良的病理生理反应，甚至导致心肌损伤和靶器官损害，必须警惕；e.用药期间应持续心电、血压监测，因正性肌力药物可能导致心律失常、心肌缺血等情况；f.血压正常又无器官和组织灌注不足的急性心衰患者不宜使用。

常用的正性肌力药物如下。

(1)洋地黄类制剂：主要适应证是有快速室上性心律失常并已知有心室扩大伴左心室收缩功能不全的患者。近两周内未用过洋地黄的患者，可选用毛花苷丙(西地兰)0.4～0.6mg 加入至 20～40mL 浓度为 25%～50%的葡萄糖液中缓慢静脉注射；必要时 2～4 小时后再给 0.2～0.4mg，直至心室率控制在 80 次/min 左右或 24 小时总量达到 1.2～1.6mg。也可静脉缓注地高辛，首剂0.5mg，2 小时后酌情 0.25mg。若近期用过洋地黄，但并非洋地黄中毒所致心力衰竭，仍可应用洋地黄，但应酌情减量。此外，使用洋地黄之前，应描记心电图确定心律，了解是否有急性心肌梗死、心肌炎或低钾血症等；床旁 X 线胸片了解心影大小。单纯性二尖瓣狭窄合并急性肺水肿时，如为窦性心律不宜使用洋地黄制剂，因洋地黄能增加心肌收缩力，使右室排血量增加，加重肺水肿；但若二尖瓣狭窄合并二尖瓣关闭不全的肺水肿患者，可用洋地黄制剂。对急性心肌梗死早期出现的心力衰竭，由于发生基础为坏死心肌间质充血、水肿致顺应性降低，而左心室舒张末期容量尚未增加，故梗死后 24 小时内宜尽量避免用洋地黄药物，此时宜选用多巴酚丁胺[5～10μg/(min·kg)]静脉滴注。

(2)儿茶酚胺类：常用者为多巴胺和多巴酚丁胺。多巴胺小剂量[$<3\mu g/(kg \cdot min)$]应用有选择性扩张肾动脉、促进利尿的作用；大剂量[$>5\mu g/(kg \cdot min)$]应用有正性肌力作用和血管收缩作用。个体差异较大，一般从小剂量起始，逐渐增加剂量，短期静脉内应用。可引起低氧血症，应监测 SaO_2，必要时给氧。

多巴酚丁胺主要通过激动 β_1 受体发挥作用，具有很强的正性肌力效应，在增加心排出量的同时伴有左室充盈压的下降且具有剂量依赖性，常用于严重收缩性心力衰竭的治疗。短期应用可增加心排出量，改善外周灌注，缓解症状。对于重症心衰患者，连续静脉应用会增加死亡风险。用法：2～20μg/(kg·min)静脉滴注。使用时监测血压，常见不良反应有心律失常、心动过速，偶尔可因加重心肌缺血而出现胸痛。但对急重症患者来讲，药物反应的个体差异较大，老年患者对多巴酚丁胺的反应显著下降。用药 72 小时后可出现耐受。正在应用 β 受体阻滞剂的患者不推荐应用多巴酚丁胺和多巴胺。

(3)磷酸二酯酶抑制剂：选择性抑制心肌和平滑肌的磷酸二酯酶同工酶Ⅲ，减少 cAMP 的降解而提高细胞内 cAMP 的含量，发挥强心与直接扩血管作用。常用药物有米利农、依诺昔酮等，米力农首剂 25～75μg/kg 静脉注射(>10 分钟)，继以 0.375～0.75μg/(kg·min)滴注。常见不良反应有低血压和心律失常，有研究表明米力农可能增加不良事件和病死率。

(4)左西孟旦：属新型钙增敏剂，通过与心肌细胞上的 TnC 结合，增加 TnC 与 Ca^{2+} 复合物的构象稳定性而不增加细胞内 Ca^{2+} 浓度，促进横桥与细肌丝的结合，增强心肌收缩力而不增加心肌耗氧量，并能改善心脏舒张功能；同时激活血管平滑肌的 K^+ 通道，扩张组织血管。其正性肌力作用独立于β肾上腺素能刺激，可用于正接受β受体阻滞剂治疗的患者。多项随机、双盲、平行对照研究结果提示，该药在缓解临床症状、改善预后等方面不劣于多巴酚丁胺，患者近期血流动力学有所改善，并且不增加交感活性。左西孟旦宜在血压降低伴低心排血量或低灌注时尽早使用，负荷量 12μg/kg 静脉注射(>10 分钟)，继以 0.1～0.2μg/(kg·min)滴注，维持用药 24 小时。左西孟旦半衰期长达 80 小时，单次 6～24 小时的静脉注射，血流动力学改善的效益可持续 7～10 天(主要是活性代谢产物延长其效)。对于收缩压<100mmHg 的患者，不需负荷剂量，可直接用维持剂量，防止发生低血压。应用时需监测血压和心电图，避免血压过低和心律失常的发生。

6.β受体阻滞剂

有关β受体阻滞剂治疗 LVEF 正常的心力衰竭的研究资料缺乏，其应用是经验性的，主要基于存在减慢心率和改善心肌缺血的可能益处。

尚无随机临床试验使用β-受体阻滞剂治疗 AHF 以改善急性期病情。若 AHF 患者发生持续的心肌缺血或心动过速，可考虑谨慎地静脉使用美托洛尔或艾司洛尔。

7.血管收缩药物

对外周动脉有显著缩血管作用的药物，如去甲肾上腺素、肾上腺素等，多用于尽管应用了正性肌力药物仍出现心源性休克或合并显著低血压状态时。这些药物可以使血液重新分配至重要脏器，收缩外周血管并提高血压，但以增加左心室后负荷为代价。这些药物具有正性肌力活性，也有类似于正性肌力药的不良反应。

8.预防血栓药物

《2016ESC 指南》指出：除非有禁忌证或不必要(如正在口服抗凝药物)，推荐使用肝素或其他抗凝药物预防血栓形成。

9.口服药物的管理

AHF 患者除合并血流动力学不稳定、高钾血症、严重肾功能不全以外，口服药物应继续服用。《2016ESC 指南》指出，服用β受体阻滞剂在 AHF 发病期间(除心源性休克)仍然是安全的，停用β受体阻滞剂可能增加近期和远期的病死率。

(三)非药物治疗

1.机械通气治疗

可改善氧合和呼吸困难，缓解呼吸肌疲劳、降低呼吸功耗，增加心排出量，是目前纠正 AHF 低氧血症、改善心脏功能的有效方法。

(1)无创正压通气(NPPV)：当患者出现较为严重的呼吸困难、辅助呼吸肌的动用，而常规氧疗方法(鼻导管和面罩)不能维持满意氧合或氧合障碍有恶化趋势时，应及早使用 NPPV。临床主要应用于意识状态较好、有自主呼吸能力的患者，同时，患者具有咳痰能力、血流动力学状况相对稳定以及能与 NPPV 良好配合。不建议用于收缩压<85mmHg 的患者。

采用鼻罩或面罩实施 5～10mmHg 的 CPAP 治疗，可以改善心率、呼吸频率、血压以及减少气管插管的需要，并可能减少住院死亡率；也可以考虑采用 BiPAP 作为 CPAP 的替代治疗，不过有关 BiPAP 使用和心肌梗死间的关系怎样尚不清楚。

(2)有创机械通气：患者出现以下情况，应及时气管插管机械通气：①经积极治疗后病情仍继续恶化;②意识障碍;③呼吸严重异常,如呼吸频率>35~40 次/min 或<6~8 次/min 或呼吸节律异常或自主呼吸微弱或消失;④血气分析提示严重通气和(或)氧合障碍,尤其是充分氧疗后仍<50mmHg;$PaCO_2$ 进行性升高,pH 值动态下降。

初始宜用间歇正压通气给氧,它能使更多的肺泡开放,加大肺泡平均容量,以利气体交换,一般将吸气相正压控制在 30cmH_2O 以下。若仍无效,可改用呼气末正压通气(PEEP)给氧,PEEP 改善换气功能的作用和左心功能的作用随其大小的增加而增强。适当增加的 PEEP 可减少回心血量,减轻心脏前负荷,可增加心排出量。

2.血液净化治疗

(1)适应证:出现下列情况之一时可采用超滤治疗,高容量负荷如肺水肿或严重的外周组织水肿且对利尿剂抵抗;低钠血症(血钠<110mmol/L)且有相应的临床症状如神志障碍、肌张力减退、腱反射减弱或消失、呕吐以及肺水肿等。超滤对 AHF 有益,但并非常规手段。UNLOAD 研究证实,对于心衰患者,超滤治疗和静脉连续应用利尿剂相比,排水量无明显差异,但超滤治疗能更有效地移除体内过剩的钠,并可降低因心衰再住院率;但 CARRESS-HF 研究表明在急性失代偿性心衰合并持续淤血和肾功能恶化的患者中,在保护 96 小时肾功能方面,阶梯式药物治疗方案优于超滤治疗,两种治疗体重减轻类似,超滤治疗不良反应较高。

《2016ESC 指南》指出:尚无证据表明超滤优于利尿剂成为 AHF 的一线治疗。不推荐常规应用超滤,可用于对利尿剂无反应的患者。

(2)肾功能进行性减退,血肌酐>500μmol/L 或符合急性血液透析指征的其他情况可行血液透析治疗。

3.主动脉内球囊反搏(IABP)

可有效改善心肌灌注,降低心肌耗氧量和增加心排出量。适应证:①AMI或严重心肌缺血并发心源性休克且不能由药物改善;②伴血流动力学障碍的严重冠心病(如 AMI 伴机械并发症);③心肌缺血或急性重症心肌炎伴顽固性肺水肿;④作为左心室辅助装置(LVAD)或心脏移植前的过渡治疗。对其他原因的心源性休克是否有益尚无证据。

《2016ESC 指南》指出:心源性休克患者在多巴胺和去甲肾上腺素联合基础上加用左西孟旦可改善血流动力学且不增加低血压风险,但对 IABP 不推荐常规使用。

4.心室机械辅助装置

AHF 经常规药物治疗无明显改善时,有条件的可应用该技术。此类装置有体外模式人工肺氧合器(ECMO)、心室辅助泵(如可置入式电动左心辅助泵、全人工心脏)。根据 AHF 的不同类型,可选择应用心室辅助装置,在积极纠治基础心脏疾病的前提下,短期辅助心脏功能,也可作为心脏移植或心肺移植的过渡。ECMO 可以部分或全部代替心肺功能。临床研究表明,短期循环呼吸支持(如应用 ECMO)可明显改善预后。

(四)病因和诱因治疗

诱因治疗包括控制感染、纠正贫血与心律失常等,病因治疗如 AMI 行急诊 PCI 等。

(五)急性心衰稳定后的后续处理

1.病情稳定后监测

入院后至少第一个 24 小时要连续监测心率、心律、血压和 SaO_2,之后也要经常监测。至少每天评估心衰相关症状(如呼吸困难),治疗的不良反应以及评估容量超负荷相关症状。

2.病情稳定后治疗

①无基础疾病的急性心衰:在消除诱因后,并不需要继续心衰的相关治疗,应避免诱发急性心衰,如出现各种诱因要及早、积极控制;②伴基础疾病的急性心衰:应针对原发疾病进行积极有效的治疗、康复和预防;③原有慢性心衰类型:处理方案与慢性心衰相同。

第四节 急性冠状动脉综合征

一、急性ST段抬高型心肌梗死

目前心肌梗死(MI)可分为ST段抬高型(STEMI)和非ST段抬高型心肌梗死(NSTEMI)两类,在病理及治疗上均有所不同。心肌梗死的原因常是在冠状动脉粥样硬化病变的基础上继发血栓形成所致,其他非动脉粥样硬化的原因如冠状动脉栓塞、主动脉夹层累及冠状动脉开口、冠状动脉炎、冠状动脉先天性畸形等所导致的心肌梗死在此不做介绍。

(一)病因与发病机制

STEMI的病理生理学基础即在冠状动脉粥样硬化的基础上,粥样斑块松动、裂纹或破裂,使斑块内高度致血栓形成的物质暴露于血流中,引起血小板在受损黏附、活化、聚集,形成血栓,导致病变血管完全性闭塞,血供完全停止,引起所供区域心室壁心肌透壁性坏死,临床上表现为典型的STEMI。

病理学上,MI可分为透壁性和非透壁性(或心内膜下)。前者坏死累及心室壁全层,多由冠状动脉持续闭塞所致;后者坏死仅累及心内膜下或心室壁内,未达心外膜,多是冠状动脉短暂闭塞而持续开通的结果。不规则片状非透壁MI多见于STEMI在未形成透壁MI前早期再灌注(溶栓或PCI治疗)成功的患者。

STEMI发生后数小时所做的冠状动脉造影显示,90%以上的MI相关动脉发生完全闭塞。少数急性心肌梗死(AMI)患者冠状动脉正常,可能为血管腔内血栓的自溶、血小板一过性聚集造成闭塞或严重的持续性冠状动脉痉挛的发作使冠状动脉血流减少所致。左冠状动脉前降支闭塞最多见,可引起左心室前壁、心尖部、下侧壁、前间隔和前内乳头肌梗死;左冠状动脉回旋支闭塞可引起左心室高侧壁、膈面及左心房梗死,并可累及房室结;右冠状动脉闭塞可引起左心室膈面(下壁)、后间隔及右心室梗死,并可累及窦房结和房室结。右心室及左、右心房梗死较少见。左冠状动脉主干闭塞则引起左心室广泛梗死。

MI时冠状动脉内血栓既有白血栓(富含血小板),又有红血栓(富含纤维蛋白和红细胞)。STEMI的闭塞性血栓是白、红血栓的混合物,从堵塞处向近端延伸部分为红血栓。

MI发生后,左室腔大小、形态和厚度发生变化,总称为心室重构。重构过程反过来影响左室功能和患者的预后。重构是左室扩张和非梗死心肌肥厚等因素的综合结果,使心室变形(球形变)。除了梗死范围以外,另两个影响左室扩张的重要因素是左室负荷状态和梗死相关动脉的通畅程度。左室压力升高有导致室壁张力增加和梗死扩张的危险,而通畅的梗死区相关动脉可加快瘢痕形成,增加梗死区组织的修复,减少梗死的扩展和心室扩张的风险。

(二)诊断

1.临床表现特点

按临床过程和心电图的表现,本病可分为急性期、演变期和慢性期三期,但临床症状主要出现在急性期,部分患者还有一些先兆表现。

(1)诱发因素:本病在春、冬季发病较多,与气候寒冷、气温变化大有关,常在安静或睡眠时发病,以清晨6时至午间12时发病最多。剧烈运动、过重的体力劳动、创伤、情绪激动、精神紧张或饱餐、急性失血、休克、发热、心动过速等引起的心肌耗氧增加、血供减少都可能是MI的诱因。在变异型心绞痛患者中,反复发作的冠状动脉痉挛也可发展为MI。

(2)先兆:半数以上患者在发病前数日有乏力、胸部不适,活动时心悸、气急、烦躁、心绞痛等前驱症状,其中以新发生心绞痛、或原有心绞痛加重为最突出。同时心电图示ST段一过性明显抬高(变异型心绞痛)或压低,T波倒置或增高("假性正常化"),应警惕近期内发生MI的可能。发现先兆,及时积极治疗,有可能使部分患者避免发生MI。

(3)症状:随梗死的大小、部位、发展速度和原来心脏的功能情况等而轻重不同。①疼痛:是最先出现的症状,疼痛部位和性质与心绞痛相同,但常发生于安静或睡眠时,疼痛程度较重,范围较广,持续时间可长达数小时或数天,休息或含用硝酸甘油片多不能缓解,患者常烦躁不安、出汗、恐惧,有濒死之感。部分患者疼痛的性质及部位不典型,如位于上腹部,常被误认为胃溃疡穿孔或急性胰腺炎等急腹症;位于下颌或颈部,常被误认为牙病或骨关节病。部分患者无疼痛,多为糖尿病患者或老年人,一开始即表现为休克或急性心力衰竭;少数患者在整个病程中都无疼痛或其他症状,而事后才发现患过MI;②全身症状:主要是发热,伴有心动过速、白细胞增高和红细胞沉降率增快等,由坏死物质吸收所引起。一般在疼痛发生后24～48小时出现,程度与梗死范围常呈正相关,体温一般在38℃上下,很少超过39℃,持续1周左右;③胃肠道症状:约1/3有疼痛的患者,在发病早期伴有恶心、呕吐和上腹胀痛,与迷走神经受坏死心肌刺激和心排血量降低组织灌注不足等有关;肠胀气也不少见;重症者可发生呃逆(以下壁心肌梗死多见);④心律失常:见于75%～95%的患者,多发生于起病后1～2周内,尤以24小时内最多见。急性期心律失常通常为基础病变严重的表现,如持续心肌缺血、泵衰竭或电解质紊乱、自主神经功能紊乱、低氧血症或酸碱平衡失调。各种心律失常中以室性心律失常为最多,危及生命的室速和室颤发生率高达20%。冠状动脉再灌注后可能出现加速性室性自主心律和室性心动过速,多数历时短暂,自行消失。室上性心律失常则较少,阵发性心房颤动比心房扑动和室上性心动过速更多见,多发生在心力衰竭患者中。窦性心动过速的发生率为30%～40%,发病初期出现的窦性心动过速多为暂时性,持续性窦性心动过速是梗死面积大、心排血量降低或左心功能不全的反映。各种程度的房室传导阻滞和束支传导阻滞也较多,严重者发生完全性房室传导阻滞。发生完全性左束支传导阻滞时MI的心电图表现可被掩盖。前壁MI易发生室性心律失常。下壁MI易发生房室传导阻滞,其阻滞部位多在房室束以上处,预后较好。前壁MI而发生房室传导阻滞时,通常与广泛心肌坏死有关,其阻滞部位在房室束以下处,且常伴有休克或心力衰竭,预后较差;⑤低血压和休克:疼痛期血压下降常见,可持续数周后再上升,但未必是休克。如疼痛缓解而收缩压低于80mmHg,患者出现烦躁不安、面色苍白、皮肤湿冷、脉细而快、大汗淋漓、尿量减少(<20mL/h)、神志迟钝,甚至昏厥者,则为休克的

表现。休克多在起病后数天至1周内发生，见于20%的患者，主要是心源性，为心肌广泛(40%以上)坏死、心排血量急剧下降所致，神经反射引起的周围血管扩张为次要的因素，但需注意排除其他原因导致的低血压，如低血容量、药物导致的低血压、心律失常、心脏压塞、机械并发症或右心室梗死；⑥心力衰竭：主要是急性左心衰竭，可在起病最初数日内发生或在疼痛、休克好转阶段出现，为梗死后心脏舒缩力显著减弱或不协调所致，发生率为20%～48%。患者出现呼吸困难、咳嗽、发绀、烦躁等，严重者可发生肺水肿或进而发生右心衰竭的表现，出现颈静脉怒张、肝肿痛和水肿等。右心室心肌梗死者，一开始即可出现右心衰竭的表现。

发生于AMI时的心力衰竭称为泵衰竭，根据临床上有无心力衰竭及其程度，常按Killip分级法分级，第Ⅰ级为左心衰竭代偿阶段，无心力衰竭征象，肺部无啰音，但肺楔嵌压可升高；第Ⅱ级为轻至中度左心衰竭，肺啰音的范围小于肺野的50%，可出现第三心音奔马律、持续性窦性心动过速、有肺淤血的X线表现；第Ⅲ级为重度心力衰竭，急性肺水肿，肺啰音的范围大于两肺野的50%。第Ⅳ级为心源性休克，血压<90mmHg，少尿，皮肤湿冷、发绀、呼吸加速、脉搏快。

AMI时，重度左心室衰竭或肺水肿与心源性休克同样是左心室排血功能障碍所引起的。在血流动力学上，肺水肿是以左心室舒张末期压及左房压与肺楔嵌压的增高为主，而在休克则心排血量和动脉压的降低更为突出，心排血指数比左心室衰竭时更低。因此，心源性休克较左心室衰竭更严重。此两者可以不同程度合并存在，是泵衰竭的最严重阶段。

(4)体征：AMI时心脏体征可在正常范围内，体征异常者大多数无特征性，心脏可有轻至中度增大；心率增快或减慢；心尖区第一心音减弱，可出现第三或第四心音奔马律。10%～20%患者在发病后2～3天出现心包摩擦音，多在1～2天内消失，少数持续1周以上。发生二尖瓣乳头肌功能失调者，心尖区可出现粗糙的收缩期杂音；发生心室间隔穿孔者，胸骨左下缘出现响亮的收缩期杂音，常伴震颤。右室梗死较重者可出现颈静脉怒张，深吸气时更为明显。除发病极早期可出现一过性血压增高外，之后部分患者因伴有右室梗死、容量不足和心源性休克而出现一过性或持续低血压。

(5)血流动力学分型：AMI时心脏的泵血功能并不能通过一般的心电图、胸片等检查而完全反映出来，及时进行血流动力学监测，能为早期诊断和及时治疗提供很重要依据。Forrester等根据血流动力学指标肺楔嵌压(PCWP)和心脏指数(CI)评估有无肺淤血和周围灌注不足的表现，从而将AMI分为4个血流动力学亚型。

Ⅰ型：既无肺淤血又无周围组织灌注不足，心功能处于代偿状态。CI>2.2L/(min·m^2)，PCWP≤18mmHg(2.4kPa)，病死率约为3%。

Ⅱ型：有肺淤血，无周围组织灌注不足，为常见临床类型。CI>2.2L/(min·m^2)，PCWP>18mmHg(2.4kPa)，病死率约为9%。

Ⅲ型：有周围组织灌注不足，无肺淤血，多见于右心室梗死或血容量不足者。CI≤2.2L/(min·m^2)，PCWP≤18mmHg(2.4kPa)，病死率约为23%。

Ⅳ型：兼有周围组织灌注不足与肺淤血，为最严重类型。CI≤2.2L/(min·m^2)，PCWP>18mmHg(2.4kPa)，病死率约为51%。

由于AMI时影响心脏泵血功能的因素较多，因此Forrester分型基本反映了血流动力学变化的状况，不能包括所有泵功能改变的特点。

AMI 血流动力学紊乱的临床表现主要包括低血压状态、肺淤血、急性左心衰竭、心源性休克等状况。

(6)并发症：MI 的并发症可分为机械性、缺血性、栓塞性和炎症性。①机械性并发症：a.心室游离壁破裂：3%的心肌梗死患者可发生心室游离壁破裂，是心脏破裂最常见的一种，占心肌梗死患者死亡的 10%。心室游离壁破裂常在发病 1 周内出现。心脏破裂多发生在第一次 MI、前壁梗死、老年和女性患者中。其他危险因素包括 MI 急性期的高血压、既往无心绞痛和心肌梗死、缺乏侧支循环、心电图上有 Q 波、应用糖皮质激素或非甾体类抗炎药、MI 症状出现后 14 小时以后的溶栓治疗。心室游离壁破裂的典型表现包括持续性心前区疼痛、心电图 ST-T 改变，迅速进展的血流动力学衰竭、急性心脏压塞和电机械分离。心室游离壁破裂也可为亚急性，即心肌梗死区不完全或逐渐破裂，形成包裹性心包积液或假性室壁瘤，患者能存活数月；b.室间隔穿孔：比心室游离壁破裂少见，0.5%～2%的 Ml 患者会发生室间隔穿孔，常发生于 AMI 后 3～7 天。AMI 后，胸骨左缘突然出现粗糙的全收缩期杂音或可触及收缩期震颤，或伴有心源性休克和心力衰竭，应高度怀疑室间隔穿孔，此时超声心动图检查可定位室间隔穿孔和评估左向右分流的严重程度；c.乳头肌功能不全或断裂：乳头肌功能不全总发生率可高达 50%，二尖瓣乳头肌因缺血、坏死等使收缩功能发生障碍，造成不同程度的二尖瓣脱垂或关闭不全，心尖区出现收缩中晚期喀喇音和吹风样收缩期杂音，第一心音可不减弱，可引起心力衰竭。轻症者可以恢复，其杂音可以消失。乳头肌断裂极少见，多发生在二尖瓣后内乳头肌，故在下壁 MI 中较为常见。少数完全断裂者则发生急性二尖瓣大量反流，造成严重的急性肺水肿，约 1/3 的患者迅速死亡；d.室壁膨胀瘤：多累及左心室心尖部，发生率 5%～20%。见于 MI 范围较大的患者，常于起病数周后才被发现。发生较小室壁瘤的患者可无症状与体征，但发生较大室壁瘤患者，可出现顽固性充血性心力衰竭以及复发性、难治的致命性心律失常。体检可发现心浊音界扩大，心脏搏动范围较广泛或心尖抬举样搏动，可有收缩期杂音。心电图上除了有 Ml 的异常 Q 波外，约 2/3 患者同时伴有持续性 ST 段弓背向上抬高。X 线透视和摄片、超声心动图、放射性核素心脏血池显像、磁共振成像以及左心室选择性造影可见局部心缘突出，搏动减弱或有反常搏动。室壁瘤按病程可分为急性和慢性室壁瘤。急性室壁瘤在 MI 后数日内形成，易发生心脏破裂和形成血栓。慢性室壁瘤多见于 MI 愈合期，由于其瘤壁为致密的纤维瘢痕所替代，所以一般不会引起破裂；②缺血性并发症：a.梗死延展：指同一梗死相关冠状动脉供血部位的 MI 范围的扩大，可表现为心内膜下 MI 转变为透壁性 MI 或 MI 范围扩大到邻近心肌，多有梗死后心绞痛和缺血范围的扩大。梗死延展多发生在 AMI 后的 2～3 周内，多数原梗死区相应导联的心电图有新的梗死性改变且 CK 或肌钙蛋白升高时间延长；b.再梗死：指 AMI4 周后再次发生的 MI，既可发生在原来梗死的部位，也可发生在任何其他心肌部位。如果再梗死发生在 AMI 后 4 周内，则其心肌坏死区一定受另一支有病变的冠状动脉所支配。通常再梗死发生在与原梗死区不同的部位，诊断多无困难；若再梗死发生在与原梗死区相同的部位，常无明显的或特征性的心电图改变，可使诊断发生困难，此时迅速上升且又迅速下降的酶学指标如 CK-MB 比肌钙蛋白更有价值。CK-MB 恢复正常后又升高或超过原先水平的 50% 对再梗死具有重要的诊断价值；③栓塞性并发症：MI 并发血栓栓塞主要是指心室附壁血栓或下肢静脉血栓破碎脱落所致的体循环栓塞或肺动脉栓塞。左心室附壁血栓形成在AMI患者中较多见，尤其在急性大面积前壁MI累及心尖部时，其发生率可高达60%左右，而体循环栓塞并不常见，国外一般发生率在10%左右，我国一般在2%以下；④炎症性并发症：a.早期心包炎：发生于心肌梗死后1～4天内，发生率约为10%。早期心包炎的发生系梗死区域心肌表面心包并发纤维素性炎症所致。临床上可出现一过性的心包摩擦音，伴有进行性加重胸痛，疼痛随体位而改；b.后期心包炎（心肌梗死后综合征或Dressler综合征）：发病率为1%～3%，于MI后数周至数月内出现，并可反复发生。其发病机制迄今尚不明确，推测为自身免疫反应所致；而Dressler认为它是一种过敏反应，是机体对心肌坏死物质所形成的自身抗原的过敏反应。临床上可表现为突然起病，发热，胸膜性胸痛，白细胞计数升高和血沉增快，心包或胸膜摩擦音可持续2周以上，超声心动图常可发现心包积液，少数患者可伴有少量胸腔积液或肺部浸润。

2.辅助检查

(1)心电图检查：对疑似STEMI的胸痛患者，应在首次医疗接触(FMC)后10分钟内记录12导联心电图[下壁和(或)正后壁心肌梗死时需加做V_{3R}～V_{5R}和V_7～V_9导联]。首次心电图不能明确诊断时，需在10～30分钟后复查。与既往心电图进行比较有助于诊断。建议尽早开始心电监测，以发现恶性心律失常。①特征性改变：在面向透壁心肌坏死区的导联上出现以下特征性改变。a.宽而深的Q波（病理性Q波）；b.ST段抬高呈弓背向上型；c.T波倒置，往往宽而深，两支对称。在背向梗死区的导联上则出现相反的改变，即R波增高，ST段压低，和T波直立并增高；②动态性改变：a.起病数小时内，可尚无异常，或出现异常高大，两肢不对称的T波；b.数小时后，ST段明显抬高，弓背向上，与直立的T波连接，形成单向曲线。数小时到2天内出现病理性Q波（又称Q波型MI），同时R波减低，为急性期改变。Q波在3～4天内稳定不变，以后70%～80%永久存在；c.如不进行治疗干预，ST段抬高持续数日至2周左右，逐渐回到基线水平，T波则变为平坦或倒置，是为亚急性期改变；d.数周至数月以后，T波呈V形倒置，两肢对称，波谷尖锐，为慢性期改变，T波倒置可永久存在，也可在数月到数年内逐渐恢复。合并束支阻滞尤其左束支阻滞时、在原来部位再次发生AMI时，心电图表现多不典型，不一定能反映AMI表现；③定位和定范围：STEMI的定位和定范围可根据出现特征性改变的导联数来判断；④若干不常见或易漏诊部位的心电图表现：a.正后壁梗死：冠状动脉解剖上正后壁血供来源与下壁相同，均来自右冠状动脉或后降支动脉，因此，正后壁梗死与下壁梗死常并存。若出现V_1、V_2导联R波时限和电压的变化，如时限达0.04秒，R波增高，R/S>1，均有助于正后壁梗死的诊断，应加做V_7～V_9导联，动态观察其Q波及ST-T波的演变；b.右室梗死：由于右室受左右两侧冠状动脉灌注，右室做功较少，心肌内压力较低，侧支循环发育较好，因此右室梗死的发生率较低。心电图上V_{3R}、V_{4R}、V_{5R}除了有Q波外，可见ST段抬高，继后出现ST-T呈AMI演变；c.下壁梗死合并左前分支阻滞（LAH）：以下表现均提示下壁梗死合并LAH。Ⅱ、Ⅲ、aVF呈rS型，起始r波细小，小于0.1mV，且Ⅲr>aVFr>Ⅱr或Ⅱ导联呈QS型；Ⅱ、Ⅲ、aVF呈rS型，r波有切迹、粗钝，呈qrs、rsr′s′型（尤其Ⅱ导联）；aVR有终末正向波；d.下壁梗死合并左后分支阻滞（LPH）：LPH时，起始向量向左向上，在Ⅱ、Ⅲ、aVF形成宽的Q波，终末向量向下，形成迟晚的R波；e.乳头肌梗死：心电图特征常被左室透壁性梗死所掩盖。单纯乳头肌梗死或其他部位梗死轻微时，其特征性改变为J点显著下移伴内膜下梗死的ST-T

改变；f.心肌梗死伴预激综合征：预激综合征可产生酷似心肌梗死的图形，并常掩盖心肌梗死波形，使诊断困难，出现下列情况心肌梗死合并预激综合征的诊断应予考虑。以R波为主的导联出现ST段抬高；以S波为主的导联出现深尖的T波；深吸气、立位或使用阿托品、奎尼丁等药物以消除预激的波形，从而可显示心肌梗死的波形；g.心房梗死：大多合并左心室梗死，单独累及者极少，并以右心房梗死居多。下列心电图表现提示有心房梗死。具有典型临床及心电图的心肌梗死表现；P波有明显的动态变化和（或）P-R段呈有意义的变化；部分患者有房性或其他心律失常；h.STEMI合并右束支传导阻滞（RBBB）：RBBB时，主要影响QRS波终末向量，初始向量不变，故合并心肌梗死时，除后壁心肌梗死外，通常诊断并不困难。RBBB一般不影响梗死Q波的形成，相反，室间隔心肌梗死可使RBBB在V_1的r波消失而呈qR型；i.STEMI合并左束支传导阻滞（LBBB）：LBBB时，心室激动主要由三个向量构成，依次为右室间隔、左室间隔和游离左室壁向量。该三向量均由右向左，使V_5、V_6、Ⅰ、aVL导联Q波消失，并呈R波钝挫。同时伴有继发性ST-T变化，从而使心肌梗死的图形改变为不典型，使诊断困难。在心肌梗死急性期，系列心电图的动态演变有助于提高诊断的正确率。

(2)心脏标志物测定：①心肌损伤标志物测定：心肌坏死时，心肌内含有的一些蛋白质类物质会从心肌组织内释放出来，并出现在外周循环血液中，因此可作为心肌损伤的判定指标。这些物质主要包括肌钙蛋白和肌红蛋白。肌钙蛋白（Tn）是肌肉组织收缩的调节蛋白，心肌肌钙蛋白（cTn）与骨骼肌中的Tn在分子结构和免疫学上是不同的，因此它是心肌所独有，是诊断心肌坏死最特异和敏感的首选标志物。cTn共有cTnT、cTnI、cTnC三个亚单位。cTnT在健康人血清中的浓度一般小于0.03ng/mL，通常AMI后3～4小时开始升高，2～5天达到峰值，持续10～14天。肌钙蛋白超过正常上限结合心肌缺血证据即可诊断AMI。因此，cTnT对早期和晚期AMI以及UA患者的灶性心肌坏死均具有很高的诊断价值。cTnI也是一种对心肌损伤和坏死具高度特异性的血清学指标，在AMI后4～6小时或更早即可升高，24小时后达到峰值，约1周后降至正常。肌红蛋白在AMI发病后2～3小时内即已升高，12小时内多达峰值，24～48小时内恢复正常，由于其出现时间均较cTn和肌酸激酶同工酶（CK-MB）早，故有助于早期诊断，但特异性较差，如慢性肾功能不全、骨骼肌损伤时，肌红蛋白水平均会增高，此时应予以仔细鉴别；②血清酶学检查：CK-MB判断心肌坏死的临床特异性和敏感性较高，在起病后4小时内增高，16～24小时达高峰，3～4日恢复正常。AMI时其测值超过正常上限并有动态变化。由于首次STEMI后肌钙蛋白将持续升高一段时间（7～14天），CK-MB适于诊断再发心肌梗死。连续测定CK-MB还可判定溶栓治疗后梗死相关动脉开通，此时CK-MB峰值前移（14小时以内）。由于磷酸肌酸激酶（CK）广泛分布于骨骼肌，缺乏特异性，因此不再推荐用于诊断AMI。天门冬氨酸氨基转移酶、乳酸脱氢酶和乳酸脱氢酶同工酶对诊断AMI特异性差，也不再推荐用于诊断AMI；③其他检查：组织坏死和炎症反应的非特异性指标为AMI发病1周内白细胞可增至$10～20×10^9/L$，中性粒细胞多在75%～90%，嗜酸性粒细胞减少或消失。红细胞沉降率增快，可持续1～3周，能较准确地反映坏死组织被吸收的过程。血清游离脂肪酸、C反应蛋白在AMI后均增高。血清游离脂肪酸显著增高者易发生严重室性心律失常。此外，AMI时，由于应激反应，血糖可升高，糖耐量可暂降低，2～3周后恢复正常。

STEMI 患者在发病 24～48 小时内血胆固醇保持或接近基线水平，但以后会急剧下降。因此所有 STEMI 患者应在发病 24～48 小时内测定血脂谱，超过 24～48 小时者，要在 AMI 发病 8 周后才能获得更准确的血脂结果。AMI 早期测定 B 型钠尿肽(BNP)对评价左心室重构、心功能状态和预后具有一定临床价值。

(3)超声心动图：超声心动图检查有助于对急性胸痛患者的鉴别诊断和危险分层。在评价有胸痛而无特征性心电图变化时，超声心动图有助于除外主动脉夹层。对 MI 患者，床旁超声心动图对发现机械性并发症很有价值，如评估心脏整体和局部功能、乳头肌功能不全、室壁瘤和室间隔穿孔等。多巴酚丁胺负荷超声心动图检查还可用于评价心肌存活性。

(4)选择性冠状动脉造影：需施行各种介入性治疗时，可先行选择性冠状动脉造影，明确病变情况，制定治疗方案。

3.诊断注意事项

依据典型的临床表现、特征性的 ECG 改变、血清心肌坏死标志物水平动态改变，STEMI 的确诊一般并不困难。无症状的患者，诊断较困难。凡年老患者突然发生休克、严重心律失常、心力衰竭、上腹胀痛或呕吐等表现而原因未明者，或原有高血压而血压突然降低且无原因可寻者，都应想到 AMI 的可能。此外，有较重而持续较久的胸闷或胸痛者，即使 ECG 无特征性改变，也应考虑本病的可能，都宜先按 AMI 处理，并在短期内反复进行 ECG 观察和 cTn 或 CK-MB 等测定，以确定诊断。当存在左束支传导阻滞图形时，Ml 的 ECG 诊断较困难，此时，与 QRS 波同向的 ST 段抬高和至少 2 个胸导联 ST 段抬高＞5mm，强烈提示 MI。一般来说，有疑似症状并新出现的左束支传导阻滞应按 STEMI 来治疗，此时 cTn 和 CK-MB 测定的诊断价值更大。

近年来国内外指南均推荐使用第 3 版“心肌梗死全球定义”。该定义维持了 AMI 的病理学定义即由持续较长时间的心肌缺血导致的心肌细胞死亡。AMI 的诊断标准为：检测到(cTn 水平升高超过 99％正常值上限，且符合下列条件中的至少 1 项：①心肌缺血的症状；②ECG 提示新发缺血性改变(新发 ST-T 改变或新发左束支传导阻滞)；③ECG 出现病理性 Q 波；④影像学证据提示新发局部室壁运动异常或存活心肌丢失；⑤冠状动脉造影或尸检发现冠状动脉内存在的新鲜血栓。AMI 可分为 5 种临床类型(表 3-4-1)。

表 3-4-1　第 3 版“心肌梗死全球定义”中心肌梗死的临床分型

分型	定义
1 型：自发性 MI	由于动脉粥样斑块破裂、溃疡、裂纹、糜烂或夹层，引起一支或多支冠状动脉血栓形成，导致心肌血流减少或远端血小板栓塞伴心肌坏死。患者大多有严重的冠状动脉病变
2 型：继发于心肌氧供需失衡的 MI	除冠状动脉病变外的其他情形引起心肌需氧与供氧失平衡，导致心肌损伤和坏死，如冠状动脉内皮功能异常、冠状动脉痉挛或栓塞、心动过速/过缓性心律失常、贫血、呼吸衰竭、低血压、高血压伴或不伴左心室肥厚
3 型：心脏性猝死	心脏性死亡伴心肌缺血症状和新的缺血性 ECG 改变或左束支阻滞，但无心肌损伤标志物检测结果

续表

分型	定义
4a 型:PCI 相关 MI	基线 cTn 正常的患者在 PCI 后 cTn 升高超过正常上限 5 倍;或基线 cTn 增高的患者,PCI 术后 cTn 升高≥20%,然后稳定下降。同时发生:①心肌缺血症状;②ECG 缺血性改变或新发左束支阻滞;③造影示冠状动脉主支或分支阻塞或持续性慢血流或无复流或栓塞;④新的存活心肌丧失或节段性室壁运动异常的影像学表现
4b 型:支架血栓形成引起的 MI	冠状动脉造影或尸检发现支架植入处血栓性阻塞,患者有心肌缺血症状和(或)至少 1 次心肌损伤标志物高于正常上限。
5 型:CABG 相关 MI	基线 cTn 正常患者,CABG 后 cTn 升高超过正常上限 10 倍,同时发生:①新的病理性 Q 波或左束支阻滞;②血管造影提示新的桥血管或自身冠状动脉阻塞;③新的存活心肌丧失或节段性室壁运动异常的影像学证据

在新版中还增加了以下定义:与手术操作相关的 MI,如 TAVI(经皮穿刺瓣膜成形术)手术所致的 MI、二尖瓣抓捕术所致的 MI、心律失常射频治疗所致的 MI;非心脏手术所致的 MI;ICU 内发生的 MI;心衰相关的心肌缺血或 MI。

STEMI 的患者具有以下任何一项者可被确定为高危患者:①年龄>70 岁;②前壁 MI;③多部位 MI(指两个部位以上);④伴有血流动力学不稳定如低血压、窦性心动过速、严重室性心律失常、快速心房颤动、肺水肿或心源性休克等;⑤左、右束支传导阻滞源于 AMI;⑥既往有 MI 病史;⑦合并糖尿病和未控制的高血压。

鉴别诊断要考虑下列疾病:

(1)急性心包炎:尤其是急性非特异性心包炎,可有较剧烈而持久的心前区疼痛,心电图有 ST 段和 T 波变化。但心包炎患者在疼痛的同时或以前已有发热和血白细胞计数增高,疼痛常于深呼吸和咳嗽时加重,坐位前倾时减轻。体检可发现心包摩擦音,心电图除 aVR 外,各导联均有 ST 段弓背向下的抬高,无异常 Q 波出现。

(2)急性肺动脉栓塞:肺动脉大块栓塞常可引起胸痛、咯血、气急和休克,但有右心负荷急剧增加的表现,如发绀、肺动脉瓣区第二心音亢进、三尖瓣区出现收缩期杂音、颈静脉充盈、肝大、下肢水肿等。发热和白细胞增多出现也较早,多在 24 小时内。心电图示电轴右偏,Ⅰ导联出现 S 波或原有的 S 波加深,Ⅲ导联出现 Q 波和 T 波倒置,aVR 导联出现高 R 波,胸导联过渡区向左移,右胸导联 T 波倒置等。血心肌坏死标志物常不增高或轻度增高,D-二聚体可升高,其敏感性高但特异性差。肺动脉 CT 造影、放射性核素肺通气-灌注扫描等有助于诊断。

(3)急腹症:急性胰腺炎、消化性溃疡穿孔、急性胆囊炎、胆石症等,患者可有上腹部疼痛及休克,可能与 ACS 患者疼痛波及上腹部者混淆。但仔细询问病史和体格检查,不难做出鉴别,心电图检查和血清肌钙蛋白、心肌酶等测定有助于明确诊断。

(4)主动脉夹层:以剧烈胸痛起病,颇似 ACS。但疼痛一开始即感到剧烈,常放射到背、肋、腹、腰和下肢,两上肢血压及脉搏可有明显差别,少数有主动脉瓣关闭不全,可有下肢暂时性瘫痪或偏瘫。X 线胸片示主动脉增宽,主动脉 CT 造影或磁共振主动脉断层显像以及超声心动图探测到主动脉壁夹层内的液体,可确立诊断。

(5)其他疾病:急性胸膜炎、自发性气胸、带状疱疹等心脏以外疾病引起的胸痛,依据特异性体征、X线胸片和心电图特征不难鉴别。

此外,AMI还需与冠状动脉痉挛(CAS)性心绞痛(变异型心绞痛)相鉴别。后者为一过性的心电图上ST段抬高,不伴有心肌坏死标志物的升高。

(三)治疗

1.STEMI的急救流程

早期、快速和完全地开通梗死相关动脉是改善STEMI患者预后的关键。

(1)缩短自发病至FMC的时间:应通过健康教育和媒体宣传,使公众了解急性心肌梗死的早期症状。教育患者在发生疑似心肌梗死症状(胸痛)后尽早呼叫"120"急救中心、及时就医,避免因自行用药或长时间多次评估症状而延误治疗。缩短发病至FMC的时间、在医疗保护下到达医院可明显改善STEMI的预后。

(2)缩短自FMC至开通梗死相关动脉的时间:建立区域协同救治网络和规范化胸痛中心是缩短FMC至开通梗死相关动脉时间的有效手段。有条件时应尽可能在FMC后10分钟内完成首份心电图记录,并提前电话通知或经远程无线系统将心电图传输到相关医院。确诊后迅速分诊,优先将发病12小时内的STEMI患者送至可行直接PCI的医院(特别是FMC后90分钟内能实施直接PCI者),并尽可能绕过急诊室和冠心病监护病房或普通心脏病房直接将患者送入心导管室行直接PCI。对已经到达无直接PCI条件医院的患者,若能在FMC后120分钟内完成转运PCI,则应将患者转运至可行PCI的医院实施直接PCI。也可请有资质的医生到有PCI设备但不能独立进行PCI的医院进行直接PCI。应在公众中普及心肌再宣传治疗知识,以减少签署手术知情同意书时的犹豫和延误。

2.入院后一般处理

所有STEMI患者应立即给予吸氧和心电、血压和血氧饱和度监测,及时发现和处理心律失常、血流动力学异常和低氧血症。合并左心衰竭(肺水肿)和(或)机械并发症的患者常伴严重低氧血症,需面罩加压给氧或气管插管并机械通气。STEMI伴剧烈胸痛患者应迅速给予有效镇痛剂,如静脉注射吗啡3mg,必要时间隔5分钟重复1次,总量不宜超过15mg。但吗啡可引起低血压和呼吸抑制,并降低P2Y12受体拮抗剂的抗血小板作用。注意保持患者大便通畅,必要时使用缓泻剂,避免用力排便导致心脏破裂、心律失常或心力衰竭。

3.再灌注治疗

(1)溶栓治疗:①总体考虑:溶栓治疗快速、简便,在不具备PCI条件的医院或因各种原因使FMC至PCI时间明显延迟时,对有适应证的STEMI患者,静脉内溶栓仍是较好的选择。院前溶栓效果优于入院后溶栓。对发病3小时内的患者,溶栓治疗的即刻疗效与直接PCI基本相似;有条件时可在救护车上开始溶栓治疗。但目前我国大部分地区溶栓治疗多在医院内进行。决定是否溶栓治疗时,应综合分析预期风险/效益比、发病至就诊时间、就诊时临床及血流动力学特征、并发症、出血风险、禁忌证和预期PCI延误时间。左束支传导阻滞、大面积梗死(前壁心肌梗死、下壁心肌梗死合并右心室梗死)患者溶栓获益较大;②适应证:a.发病12小时以内,预期FMC至PCI时间延迟大于120分钟,无溶栓禁忌证;b.发病12～24小时仍有进行性缺血性胸痛和至少2个胸前导联或肢体导联ST段抬高>0.1mV,或血流动力学不稳定的患者，若无直接PCI条件，溶栓治疗是合理的；c.计划进行直接PCI前不推荐溶栓治疗；d.ST段压低的患者(除正后壁心肌梗死或合并aVR导联ST段抬高)不应采取溶栓治疗；e.STEMI发病超过12小时，症状已缓解或消失的患者不应给予溶栓治疗；③绝对禁忌证：a.既往脑出血史或不明原因的卒中；b.已知脑血管结构异常；c.颅内恶性肿瘤；d.3个月内缺血性卒中(不包括4.5小时内急性缺血性卒中)；e.可疑主动脉夹层；f.活动性出血或出血素质(不包括月经来潮)；g.3个月内严重头部闭合伤或面部创伤；h.2个月内颅内或脊柱内外科手术；i.严重未控制的高血压[收缩压>180mmHg和(或)舒张压>110mmHg]，对紧急治疗无反应；④相对禁忌证包括：a.年龄≥75岁；b.3个月前有缺血性卒中；c.创伤(3周内)或持续>10分钟心肺复苏；d.3周内接受过大手术；e.4周内有内脏出血；f.近期(2周内)不能压迫止血部位的大血管穿刺；g.妊娠；h.不符合绝对禁忌证的已知其他颅内病变；i.活动性消化性溃疡；j.正在使用抗凝药物，国际标准化比值(INR)水平越高，出血风险越大；⑤溶栓剂选择：建议优先采用特异性纤溶酶原激活剂。重组组织型纤溶酶原激活剂阿替普酶可选择性激活纤溶酶原，对全身纤溶活性影响较小，无抗原性，是目前最常用的溶栓剂。但其半衰期短，为防止梗死相关动脉再阻塞需联合应用肝素(24～48小时)。其他特异性纤溶酶原激活剂还有兰替普酶、瑞替普酶和替奈普酶等。非特异性纤溶酶原激活剂包括尿激酶和尿激酶原，可直接将循环血液中的纤溶酶原转变为有活性的纤溶酶，无抗原性和过敏反应；⑥剂量和用法：阿替普酶全量90分钟加速给药法，首先静脉推注15mg，随后0.75mg/kg在30分钟内持续静脉滴注(最大剂量不超过50mg)，继之0.5mg/kg于60分钟持续静脉滴注(最大剂量不超过35mg)。半量给药法，50mg溶于50mL专用溶剂，首先静脉推注8mg，其余42mg于90分钟内滴完。替奈普酶30～50mg溶于10mL生理盐水中，静脉推注(如体重<60kg，剂量为30mg；体重每增加10kg，剂量增加5mg，最大剂量为50mg)。尿激酶150万U溶于100mL生理盐水，30分钟内静脉滴入。溶栓结束后12小时皮下注射普通肝素7500U或低分子肝素，共3～5天。重组人尿激酶原20mg溶于10mL生理盐水，3分钟内静脉推注，继以30mg溶于90mL生理盐水，30分钟内静脉滴完；⑦疗效评估：溶栓开始后60～180分钟应密切监测临床症状、心电图ST段变化及心律失常。血管再通的间接判定指标包括：a.60～90分钟内心电图抬高的ST段至少回落50%；b.cTn峰值提前至发病12小时内，CK-MB酶峰提前到14小时内；c.2小时内胸痛症状明显缓解；d.2～3小时内出现再灌注心律失常，如加速性室性自主心律、房室传导阻滞(AVB)、束支阻滞突然改善或消失或下壁心肌梗死患者出现一过性窦性心动过缓、窦房传导阻滞，伴或不伴低血压。上述4项中，心电图变化和心肌损伤标志物峰值前移最重要。冠状动脉造影判断标准：心肌梗死溶栓(TIMI)2级或3级血流表示血管再通，TIMI 3级为完全性再通，溶栓失败则梗死相关血管持续闭塞(TIMI 0～1级)；⑧溶栓后处理：对于溶栓后患者，无论临床判断是否再通，均应早期(3～24小时)进行，旨在介入治疗的冠状动脉造影；溶栓后PCI的最佳时机仍有待进一步研究。无冠状动脉造影和(或)PCI条件的医院，在溶栓治疗后应将患者转运到有PCI条件的医院；⑨出血并发症及其处理：溶栓治疗的主要风险是出血，尤其是颅内出血(0.9%～1%)。高龄、低体重、女性、既往脑血管疾病史、入院时血压升高是颅内出血的主要危险因素。一旦发生颅内出血，应立即停止溶栓和抗栓治疗；进行急诊CT或磁共振检查；测定血细胞比容、血红蛋白、凝血酶原、活化部分凝血活酶时间(APTT)、血小板计数和纤维蛋白原、D-二聚体，并检

测血型及交叉配血。治疗措施包括降低颅内压；4 小时内使用过普通肝素的患者，推荐用鱼精蛋白中和（1mg 鱼精蛋白中和 100U 普通肝素）；出血时间异常可酌情输入 6～8U 血小板。

（2）介入治疗：开展急诊介入的心导管室每年 PCI 量≥100 例，主要操作者具备介入治疗资质且每年独立完成 PCI≥50 例。开展急诊直接 PCI 的医院应全天候应诊，并争取 STEMI 患者首诊至直接 PCI 时间≤90 分钟。①直接 PCI：根据以下情况做出直接 PCI 决策。Ⅰ类推荐：a.发病 12 小时内（包括正后壁心肌梗死）或伴有新出现左束支传导阻滞的患者（证据水平 A）；b.伴心源性休克或心力衰竭时，即使发病超过 12 小时者（证据水平 B）；c.常规支架置入（证据水平 A）；d.一般患者优先选择经桡动脉入路（证据水平 B），重症患者可考虑经股动脉入路。Ⅱa 类推荐：a.发病 12～24 小时具有临床和（或）心电图进行性缺血证据（证据水平 B）；b.除心源性休克或梗死相关动脉 PCI 后仍有持续性缺血外，应仅对梗死相关动脉病变行直接 PCI（证据水平 B）；c.冠状动脉内血栓负荷大时建议应用导管血栓抽吸（证据水平 B）；d.直接 PCI 时首选药物洗脱支架（DES）（证据水平 A）。Ⅲ类推荐：a.无血流动力学障碍患者，不应对非梗死相关血管进行急诊 PCI（证据水平 C）；b.发病超过 24 小时、无心肌缺血、血流动力学和心电稳定的患者不宜行直接 PCI（证据水平 C）；c.不推荐常规使用主动脉内气囊反搏泵（IABP）（证据水平 A）；d.不主张常规使用血管远端保护装置（证据水平 C）；②溶栓后 PCI：溶栓后尽早将患者转运到有 PCI 条件的医院，溶栓成功者于 3～24 小时进行冠状动脉造影和血运重建治疗（Ⅱa，B）；溶栓失败者尽早实施挽救性 PCI（Ⅱa，B）。溶栓治疗后无心肌缺血症状或血流动力学稳定者不推荐紧急 PCI（Ⅲ，C）；③FMC：若 STEMI 患者首诊于无直接 PCI 条件的医院，当预计 FMC 至 PCI 的时间延迟＜120 分钟时，应尽可能地将患者转运至有直接 PCI 条件的医院（Ⅰ，B）；如预计 FMC 至 PCI 的时间延迟＞120 分钟，则应于 30 分钟内溶栓治疗。根据我国国情，也可以请有资质的医生到有 PCI 设备的医院行直接 PCI（时间＜120 分钟）（Ⅱb，B）；④未接受早期再灌注治疗 STEMI 患者的 PCI（症状发病＞24 小时）：病变适宜 PCI 且有再发心肌梗死、自发或诱发心肌缺血或心源性休克或血流动力学不稳定的患者建议行 PCI 治疗（Ⅰ，B）。左心室射血分数（LVEF）＜0.4、有心力衰竭、严重室性心律失常者应常规行 PCI（Ⅱa，C）；STEMI 急性发作时有临床心力衰竭的证据，但发作后左心室功能尚可（LVEF＞0.4）的患者也应考虑行 PCI（Ⅱa，C）。对无自发或诱发心肌缺血证据，但梗死相关动脉有严重狭窄者可于发病 24 小时后行 PCI（Ⅱb，C）。对梗死相关动脉完全闭塞、无症状的 1～2 支血管病变，无心肌缺血表现，血流动力学和心电稳定患者，不推荐发病 24 小时后常规行 PCI（Ⅲ，B）；⑤STEMI 直接 PCI 时无复流的防治：综合分析临床因素和实验室测定结果，有利于检出直接 PCI 时发生无复流的高危患者。应用血栓抽吸导管（Ⅱa，B）、避免支架置入后过度扩张、冠状动脉内注射替罗非班、钙拮抗剂等药物（Ⅱb，B）有助于预防或减轻无复流。在严重无复流患者，IABP 有助于稳定血流动力学。

（3）CABG：当 STEMI 患者出现持续或反复缺血、心源性休克、严重心力衰竭，而冠状动脉解剖特点不适合行 PCI 或出现心肌梗死机械并发症需外科手术修复时可选择急诊 CABG。

4.抗栓治疗

STEMI 的主要原因是冠状动脉内斑块破裂诱发血栓性阻塞。因此，抗栓治疗（包括抗血小板和抗凝）十分必要。

(1)抗血小板治疗:①阿司匹林:通过抑制血小板环氧化酶使血栓素 A_2 合成减少,达到抗血小板聚集的作用。所有无禁忌证的 STEMI 患者均应立即口服水溶性阿司匹林或嚼服肠溶阿司匹林 300mg,继以 75～100mg/d 长期维持;②P2Y12 受体抑制剂:干扰二磷酸腺苷介导的血小板活化。氯吡格雷为前体药物,需肝脏细胞色素 P450 酶代谢形成活性代谢物,与 P2Y12 受体不可逆结合。替格瑞洛和普拉格雷具有更强和快速抑制血小板的作用,且前者不受基因多态性的影响;STEMI 直接 PCI(特别是置入 DES)患者,应给予负荷量替格瑞洛 180mg,以后 90mg/次,每日 2 次,至少 12 个月;或氯吡格雷 600mg 负荷量,以后 75mg/次,每日 1 次,至少 12 个月。肾功能不全(肾小球滤过率<60mL/min)患者无需调整 P2Y12 受体抑制剂用量。STEMI 静脉溶栓患者,如年龄≤75 岁,应给予氯吡格雷 300mg 负荷量,以后 75mg/d,维持 12 个月。如年龄>75 岁,则用氯吡格雷 75mg,以后 75mg/d,维持 12 个月。挽救性 PCI 或延迟 PCI 时,P2Y12 抑制剂的应用与直接 PCI 相同。未接受再灌注治疗的 STEMI 患者可给予任何一种 P2Y12 受体抑制剂,例如氯吡格雷 75mg、1 次/d 或替格瑞洛 90mg、2 次/d,至少 12 个月。正在服用 P2Y12 受体抑制剂而拟行 CABG 的患者应在术前停用 P2Y12 受体抑制剂,择期 CABG 需停用氯吡格雷至少 5 天,急诊时至少 24 小时;替格瑞洛需停用 5 大,急诊时全少停用 24 小时。STEMI 合并房颤需持续抗凝治疗的直接 PCI 患者,建议应用氯吡格雷 600mg 负荷量,以后每天 75mg;③血小板糖蛋白(GP)Ⅱb/Ⅲa 受体拮抗剂:在有效的双联抗血小板及抗凝治疗情况下,不推荐 STEMI 患者造影前常规应用 GPⅡb/Ⅲa 受体拮抗剂。高危患者或造影提示血栓负荷重、未给予适当负荷量 P2Y12 受体抑制剂的患者可静脉使用替罗非班或依替巴肽。直接 PCI 时,冠状动脉内注射替罗非班有助于减少无复流、改善心肌微循环灌注。

(2)抗凝治疗:①直接 PCI 患者:静脉推注普通肝素(70～100U/kg),维持活化凝血时间(ACT)250～300 秒。联合使用 GPⅡb/Ⅲa 受体拮抗剂时,静脉推注普通肝素(50～70U/kg),维持 ACT 200～250 秒。或者静脉推注比伐卢定 0.75mg/kg,继而 1.75mg/(kg · h)静脉滴注(合用或不合用替罗非班),并维持至 PCI 后 3～4 小时,以减低急性支架血栓形成的风险。出血风险高的 STEMI 患者,单独使用比伐卢定优于联合使用普通肝素和 GPⅡb/Ⅲa 受体拮抗剂。使用肝素期间应监测血小板计数,及时发现肝素诱导的血小板减少症。磺达肝癸钠有增加导管内血栓形成的风险,不宜单独用作 PCI 时的抗凝选择;②静脉溶栓患者:应至少接受 48 小时抗凝治疗(最多 8 天或至血运重建)。建议如下:a.静脉推注普通肝素 4000U,继以 1000U/h 滴注,维持 APTT 1.5～2.0 倍(50～70 秒);b.根据年龄、体重、肌酐清除率(CrCl)给予依诺肝素。年龄<75 岁的患者,静脉推注 30mg,继以每 12 小时皮下注射 1mg/kg(前 2 次最大剂量 100mg);年龄≥75 岁的患者仅需每 12 小时皮下注射 0.75mg/kg(前 2 次最大剂量 75mg)。如 CrCl<30mL/min,则不论年龄,每 24 小时皮下注射 1mg/kg;c.静脉推注磺达肝癸钠 2.5mg,之后每天皮下注射 2.5mg。如果 CrCl<30mL/min,则不用磺达肝癸钠;③溶栓后 PCI 患者:可继续静脉应用普通肝素,根据 ACT 结果及是否使用 GPⅡb/Ⅲa 受体拮抗剂调整剂量。对已使用适当剂量依诺肝素而需 PCI 的患者,若最后一次皮下注射在 8 小时之内,PCI 前可不追加剂量,若最后一次皮下注射在 8～12 小时,则应静脉注射依诺肝素 0.3mg/kg;④发病 12 小时内未行再灌注治疗,或发病>12h 的患者,须尽快给予抗凝治疗,磺达肝癸钠有利于降低死亡和再梗死,而不增加出血并发症;⑤预防血栓栓塞:CHA2DS2-VASc 评分≥2 的房颤患者、心脏机械瓣膜置换术后或静脉血栓栓塞患者应给予华法林治疗,但须注意出血量。合并无症状左心室附壁血栓患者应用华法林抗凝治疗是合理的。DES 后接受双联抗血小板治疗的患者如加用华法林时应控制 INR 在 2.0～2.5。出血风险大的患者可应用华法林加氯吡格雷治疗。

5.其他药物治疗

(1)抗心肌缺血:①β受体阻滞剂:有利于缩小心肌梗死面积,减少复发性心肌缺血、再梗死、心室颤动及其他恶性心律失常,对降低急性期病死率有肯定的疗效。无禁忌证的 STEMI 患者应在发病后 24 小时内常规口服β受体阻滞剂。建议口服美托洛尔,从低剂量开始,逐渐加量。若患者耐受良好,2～3 天后换用相应剂量的长效控释制剂。以下情况发生时需暂缓或减量使用β受体阻滞剂:a.心力衰竭或低心排血量;b.心源性休克高危患者(年龄>70 岁、收缩压<120mmHg、窦性心律>110 次/min);c.其他相对禁忌证:P-R 间期>0.24 秒、二度或三度 AVB、活动性哮喘或反应性气道疾病。发病早期有β受体阻滞剂使用禁忌证的 STEMI 患者,应在 24 小时后重新诊断并尽早使用;STEMI 合并持续性房颤、心房扑动并出现心绞痛,但血流动力学稳定时,可使用β受体阻滞剂;STEMI 合并顽固性多形性室性心动过速(室速),同时伴交感兴奋电风暴表现者可选择静脉β受体阻滞剂治疗;②硝酸酯类:静脉滴注硝酸酯类药物用于缓解缺血性胸痛、控制高血压或减轻肺水肿。如患者收缩压<90mmHg 或较基础血压降低>30%、严重心动过缓(<50 次/min)或心动过速(>100 次/min)、拟诊右心室梗死的 STEMI 患者不应使用硝酸酯类药物。静脉滴注硝酸甘油应从低剂量(5～10μg/min)开始,酌情逐渐增加剂量(每 5～10 分钟增加 5～10μg),直至症状控制、收缩压降低 10mmHg(血压正常者)或 30mmHg(高血压患者)的有效治疗剂量。在静脉滴注硝酸甘油过程中应密切监测血压(尤其大剂量应用时),如出现心率明显加快或收缩压≤90mmHg,应降低剂量或暂停使用。静脉滴注二硝基异山梨酯的剂量范围为 2～7mg/h,初始剂量为 30μg/min,如滴注 30 分钟以上无不良反应则可逐渐加量。静脉用药后可过渡到口服药物维持。使用硝酸酯类药物时可能出现头痛、反射性心动过速和低血压等不良反应。如硝酸酯类药物造成血压下降而限制β受体阻滞剂的应用时,则不应使用硝酸酯类药物。此外,硝酸酯类药物会引起青光眼患者眼压升高;24 小时内曾应用磷酸二酯酶抑制剂(治疗勃起功能障碍)的患者易发生低血压,应避免使用;③钙拮抗剂:不推荐 STEMI 患者使用短效二氢吡啶类钙拮抗剂;对无左心室收缩功能不全或 AVB 的患者,为缓解心肌缺血、控制房颤或心房扑动的快速心室率,如果β受体阻滞剂无效或禁忌使用(如支气管哮喘),则可应用非二氢吡啶类钙拮抗剂。STEMI 后合并难以控制的心绞痛时,在使用β受体阻滞剂的基础上可应用地尔硫䓬。STEMI 合并难以控制的高血压患者,可在血管紧张素转换酶抑制剂(ACEI)或血管紧张素受体阻滞剂(ARB)和β受体阻滞剂的基础上应用长效二氢吡啶类钙拮抗剂。

(2)其他治疗:①ACEI 和 ARB:ACEI 主要通过影响心肌重构、减轻心室过度扩张而减少慢性心力衰竭的发生,降低死亡率。所有无禁忌证的 STEMI 患者均应给予 ACEI 长期治疗。早期使用 ACEI 能降低死亡率,高危患者临床获益明显,前壁心肌梗死伴有左心室功能不全的患者获益最大。在无禁忌证的情况下,即可早期开始使用 ACEI,但剂量和时限应视病情而定。应从低剂量开始,逐渐加量。不能耐受 ACEI 者用 ARB 替代。不推荐常规联合应用

ACEI 和 ARB；可耐受 ACEI 的患者，不推荐常规用 ARB 替代 ACEI。ACEI 的禁忌证包括 STEMI 急性期收缩压＜90mmHg、严重肾衰竭（血肌酐＞265μmol/L）、双侧肾动脉狭窄、移植肾或孤立肾伴肾功能不全、对 ACEI 过敏或导致严重咳嗽者、妊娠及哺乳期妇女等；②醛固酮受体拮抗剂：通常在 ACEI 治疗的基础上使用。对 STEMI 后 LVEF≤0.4、有心功能不全或糖尿病，无明显肾功能不全[血肌酐男性≤221μmol/L(2.5mg/dL)，女性≤177μmol/L(2.0mg/dL)、血钾≤5.0mmol/L]的患者，应给予醛固酮受体拮抗剂；③他汀类药物：除调脂作用外，他汀类药物还具有抗炎、改善内皮功能、抑制血小板聚集的多效性，因此，所有无禁忌证的 STEMI 患者入院后应尽早开始他汀类药物治疗，且无需考虑胆固醇水平。

6.右心室梗死

右心室梗死大多与下壁心肌梗死同时发生，也可单独出现。右胸前导联（尤为 V4R）ST 段抬高≥0.1mV高度提示右心室梗死，所有下壁 STEMI 的患者均应记录右胸前导联心电图。超声心动图检查可能有助于诊断。右心室梗死易出现低血压，但很少伴发心源性休克。预防和治疗原则是维持有效的右心室前负荷，避免使用利尿剂和血管扩张剂。若补液 500～1000mL 后血压仍不回升，应静脉滴注血管活性药（例如多巴酚丁胺或多巴胺）。合并房颤及 AVB 时应尽早治疗，维持窦性心律和房室同步十分重要。右心室梗死患者应尽早施行再灌注治疗。

7.并发症及处理

（1）心力衰竭：急性 STEMI 并发心力衰竭患者临床上常表现为呼吸困难（严重时可端坐呼吸，咯粉红色泡沫痰）、窦性心动过速、肺底部或全肺野啰音及末梢灌注不良。应给予吸氧、连续监测氧饱和度及定时血气测定、心电监护。X 线胸片可估价肺淤血情况。超声心动图除有助于诊断外，还可了解心肌损害的范围和可能存在的机械并发症（如二尖瓣反流或室间隔穿孔）。

轻度心力衰竭（Killip Ⅱ级）时，利尿剂治疗常有迅速反应。如呋塞米 20～40mg 缓慢静脉注射，必要时 1～4 小时重复 1 次。合并肾衰竭或长期应用利尿剂者可能需加大剂量。无低血压患者可静脉应用硝酸酯类药物。无低血压、低血容量或明显肾衰竭的患者应在 24 小时内开始应用 ACEI，不能耐受时可改用 ARB。

严重心力衰竭（Killip Ⅲ级）或急性肺水肿患者应尽早使用机械辅助通气。适量应用利尿剂。无低血压者应给予静脉滴注硝酸酯类。急性肺水肿合并高血压者适宜硝普钠静脉滴注，常从小剂量（10μg/min）开始，并根据血压逐渐增加至合适剂量。当血压明显降低时，可静脉滴注多巴胺 5～15μg/(kg · min)和（或）多巴酚丁胺。如存在肾灌注不良时，可使用小剂量多巴胺＜3μg/(kg · min)。STEMI 合并严重心力衰竭或急性肺水肿患者应考虑早期血运重建治疗。

STEMI 发病 24 小时内不主张使用洋地黄制剂，以免增加室性心律失常危险。合并快速房颤时可选用胺碘酮治疗。

（2）心源性休克：通常由于大面积心肌坏死或合并严重机械性并发症（例如室间隔穿孔、游离壁破裂、乳头肌断裂）所致。心源性休克临床表现为低灌注状态，包括四肢湿冷、尿量减少和（或）精神状态改变；严重持续低血压（收缩压＜90mmHg 或平均动脉压较基础值下降≥30mmHg）伴左心室充盈压增高（肺毛细血管嵌入压＞18～20mmHg，右心室舒张末期压＞

10mmHg)，心脏指数明显降低(无循环支持时＜1.8U(min·m^2)，辅助循环支持时＜2.0～2.2L/(min·m^2)。心源性休克可为STEMI的首发表现，也可发生在急性期的任何时段。心源性休克的近期预后与患者血流动力学异常的程度直接相关。需注意除外其他原因导致的低血压，如低血容量、药物导致的低血压、心律失常、心脏压塞、机械并发症或右心室梗死。

除STEMI一般处理措施外，静脉滴注正性肌力药物有助于稳定患者的血流动力学。多巴胺＜3μg/(kg·min)可增加肾血流量。严重低血压时静脉滴注多巴胺5～15μg/(kg·min)，必要时可同时静脉滴注多巴酚丁胺3～10μg/(kg·min)。大剂量多巴胺无效时也可静脉滴注去甲肾上腺素2～8μg/min。

急诊血运重建治疗(包括直接PCI或急诊CABG)可改善STEMI合并心源性休克患者的远期预后，直接PCI时可行多支血管介入干预。STEMI合并机械性并发症时，CABG和相应心脏手术可降低死亡率。不适宜血运重建治疗的患者可给予静脉溶栓治疗，但静脉溶栓治疗的血管开通率低，住院期病死率高。血运重建治疗术前置入IABP有助于稳定血流动力学状态，但对远期死亡率的作用尚有争论。经皮左心室辅助装置可部分或完全替代心脏的泵血功能，有效地减轻左心室负担，保证全身组织、器官的血液供应，但其治疗的有效性、安全性以及是否可以普遍推广等相关研究证据仍较少。

(3)机械性并发症：①左心室游离壁破裂：左心室游离壁破裂占心肌梗死住院死亡率的15%，患者表现为循环“崩溃”伴电机械分离，且常在数分钟内死亡。亚急性左心室游离壁破裂(即血栓或粘连封闭破裂口)患者常发生突然血流动力学恶化伴一过性或持续性低血压，同时存在典型的心脏压塞体征，超声心动图检查发现心包积液(出血)，宜立即手术治疗；②室间隔穿孔：表现为临床情况突然恶化，并出现胸前区粗糙的收缩期杂音。彩色多普勒超声心动图检查可定位室间隔缺损和评估左向右分流的严重程度。如无心源性休克，血管扩张剂(例如静脉滴注硝酸甘油)联合IABP辅助循环有助于改善症状。外科手术为对STEMI合并室间隔穿孔伴心源性休克患者提供生存的机会。对某些选择性患者也可行经皮导管室间隔缺损封堵术；③乳头肌功能不全或断裂：常导致急性二尖瓣反流，表现为突然血流动力学恶化，二尖瓣区新出现收缩期杂音或原有杂音加重(左心房压急剧增高也可使杂音较轻)；X线胸片示肺淤血或肺水肿；彩色多普勒超声心动图可诊断和定量二尖瓣反流。肺动脉导管表现肺毛细血管嵌入压曲线巨大V波。宜在血管扩张剂(例如静脉滴注硝酸甘油)联合IABP辅助循环下尽早行外科手术治疗。

(4)心律失常：①室性心律失常：STEMI急性期持续性和(或)伴血流动力学不稳定的室性心律失常需要及时处理。心室颤动(室颤)或持续多形性室速应立即行非同步直流电除颤。单形性室速伴血流动力学不稳定或药物疗效不满意时，也应尽早采用同步直流电复律。室颤增加STEMI患者院内病死率，但与远期病死率无关。有效的再灌注治疗、早期应用β受体阻滞剂、改善电解质紊乱，可降低STEMI患者48小时内室颤发生率。除非是尖端扭转型室性心动过速，镁剂治疗并不能终止室速，也并不降低死亡率，因此不建议在STEMI患者中常规补充镁剂。对于室速经电复律后仍反复发作的患者，建议静脉应用胺碘酮联合β受体阻滞剂治疗。室性心律失常处理成功后不需长期应用抗心律失常药物，但长期口服β受体阻滞剂将提高STEMI患者长期生存率。对无症状的室性期前收缩、非持续性室速(持续时间＜30s)和加速性室性自主心律不需要预防性使用抗心律失常药物；②房颤：STEMI时房颤发生率为10%～20%，可诱发或加重心力衰竭，应尽快控制心室率或恢复窦性心律。但禁用ⅠC类抗心律失常药物转复房颤。房颤的转复和心室率控制过程中应充分重视抗凝治疗；③AVB：STEMI患者AVB发生率约为7%，持续束支阻滞发生率为5.3%。下壁心肌梗死引起的AVB通常为一过性，其逸搏位点较高，呈现窄QRS波逸搏心律，心室率的频率往往>40次/min。前壁心肌梗死引起AVB通常与广泛心肌坏死有关，其逸搏位点较低，心电图上呈现较宽的QRS波群，逸搏频率低且不稳定。STEMI急性期发生影响血流动力学的AVB时应立即行临时起搏术。STEMI急性期后，永久性起搏器置入指征为发生希氏-浦肯野纤维系统交替束支传导阻滞的持续二度AVB或希氏-浦肯野纤维系统内或之下发生的三度AVB（Ⅰ,B）；一过性房室结下二度或三度AVB患者，合并相关的束支阻滞，如果阻滞部位不明确，应行电生理检查（Ⅰ,B）；持续性、症状性二度或三度AVB患者（Ⅰ,C）；没有症状的房室结水平的持续二度或三度AVB患者（Ⅱb,B）。下列情况不推荐起搏器治疗（Ⅲ,B）：无室内传导异常的一过性AVB；仅左前分支阻滞的一过性AVB；无AVB的新发束支传导阻滞或分支传导阻滞；合并束支传导阻滞或分支传导阻滞的无症状持续一度AVB。

二、不稳定型心绞痛

不稳定型心绞痛是指介于稳定型心绞痛和急性心肌梗死之间的一组临床综合征，包括如下亚型：①初发劳力型心绞痛：2个月内新发生的心绞痛（无心绞痛或有心绞痛病史，但在近半年内未发作过心绞痛）；②恶化劳力型心绞痛：病情突然加重，表现为胸痛发作次数增加，持续时间延长，诱发心绞痛的活动阈值明显减低，硝酸甘油缓解症状的作用减弱，病程2个月以内；③静息心绞痛：心绞痛发生在休息或安静状态，发作持续时间相对较长，含硝酸甘油效果欠佳，病程1个月以内；④梗死后心绞痛：指急性心肌梗死发病24小时后至1个月内发生的心绞痛；⑤变异型心绞痛：休息或一般活动时发生的心绞痛，发作时心电图显示ST段暂时性抬高。不稳定型心绞痛是由于动脉粥样硬化斑块破裂或糜烂并发血栓形成、血管收缩、微血管栓塞所导致的急性或亚急性心肌供氧减少所致。

（一）诊断

1.症状

不稳定型心绞痛患者中约有20%可发生心肌坏死而无ST段抬高即非ST段抬高性心肌梗死，两者的分界只能通过血液心肌肌钙蛋白和心肌酶学分析来判断。原有稳定的阻塞性冠状动脉病变者在下列情况时可诱发不稳定型心绞痛：贫血、感染、甲状腺功能亢进或心律失常等，有人将之称为继发性不稳定型心绞痛。下列线索有助于不稳定型心绞痛的诊断：①诱发心绞痛的体力活动阈值突然或持久地降低；②心绞痛发作频率、严重程度和持续时间增加、出现静息性或夜间心绞痛；③胸痛放射至附近的或新的部位；④发作时伴有新的相关特征，如出汗、恶心、呕吐、心悸或呼吸困难；⑤原来能使稳定型心绞痛缓解的常规休息或舌下含服硝酸甘油的方法只能暂时或不完全性地缓解症状。

2.体征

（1）心脏听诊可闻及第三心音或第四心音，以及二尖瓣反流引起一过性的收缩期杂音。

(2)合并有心功能不全或血流动力不稳定状态时,可有相应的肺部啰音、心率增快、血压下降等阳性体征。

3.检查

(1)实验室检查。①血常规:一般无血红蛋白下降。严重贫血者亦会引起心绞痛症状;②血糖:测定空腹、餐后 2 小时血糖,部分患者可有血糖升高;③血脂:部分患者有血脂升高;④心肌酶谱:无异常发现。

(2)特殊检查。①心电图:a.不稳定型心绞痛患者静息时心电图半数是正常的,最常见的心电图异常是 ST-T 改变;b.近 95%的患者心绞痛发作时出现明显有相当特征的心电图改变,可出现暂时性心肌缺血引起的 ST-T 改变,在平时有 T 波持续倒置的患者,发作时可变为直立(所谓的"假正常化");c.从连续记录的 24 小时心电图中发现心电图 ST-T 改变和各种心律失常,出现时间可与患者的活动和症状相对照;②超声心动图:不稳定型心绞痛患者静息超声心动图大多数无异常。与负荷心电图一样,负荷超声心动图可以帮助识别心肌缺血的范围和程度。根据各室壁的运动情况,可将负荷状态下室壁运动异常分为运动减弱、运动消失、矛盾运动及室壁瘤;③运动负荷试验:a.对于低危险组的不稳定型心绞痛患者,病情稳定 1 周以上可考虑行运动试验检查,若诱发心肌缺血的运动量超过 BruceⅢ级,可采用内科保守治疗;若低于上述的活动量即诱发心绞痛,则须作冠状动脉造影检查以决定是否行介入治疗或外科手术治疗;b.对于中危险和高危险组的患者在急性期的 1 周内应避免做负荷试验,病情稳定后可考虑行运动试验。如果已有心电图的缺血证据,病情稳定者也可直接行冠状动脉造影检查;④冠状动脉造影:在冠心病的诊断和治疗基础上,冠状动脉造影是最重要的检查手段,中危险和高危险组的不稳定心绞痛患者,若条件允许,应作冠状动脉造影检查,目的是明确病变情况及指导治疗。不稳定型心绞痛患者具有以下情况时,为冠状动脉造影的适应证:a.近期心绞痛反复发作,胸痛持续时间较长,药物治疗效果不满意者,可考虑行冠状动脉造影,以决定是否行急诊介入治疗或急诊冠状动脉旁路移植术(CABC);b.原有劳力型心绞痛近期突然出现休息时频繁发作者;c.近期活动耐量明显减低,特别是低于 BruceⅡ级或 4METs 者;d.梗死后心绞痛;e.原有陈旧性心肌梗死,近期出现非梗死区缺血所致的劳力型心绞痛;f.严重心律失常、左心室射血分数<40%或充血性心力衰竭。

4.诊断要点

(1)原有的稳定型心绞痛性质改变,即心绞痛频繁发作、程度严重和持续时间延长。

(2)休息时心绞痛发作。

(3)最近 1 个月内新近发生的、轻微体力活动亦可诱发的心绞痛。

三项中的一项或一项以上,并伴有心电图 ST-T 改变者,可成立诊断。如果既往有稳定型心绞痛、心肌梗死、冠状动脉造影异常和运动试验阳性等病史,即便心电图无 ST-T 改变,但具有典型不稳定心绞痛症状,亦可确立诊断。心绞痛发生于心肌梗死后 2 周内者,则称为梗死后不稳定型心绞痛。

5.鉴别诊断

(1)心脏神经官能症:患者诉胸痛,但多为短暂(几秒钟)的刺痛或较持久(几小时)的隐痛,喜欢不时地深吸一大口气或做叹气样呼吸,含服硝酸甘油无效或 10 多分钟才见效。

(2)稳定型心绞痛:与不稳定型心绞痛不同,稳定型心绞痛患者含服硝酸甘油后能缓解,发作时心电图检查可见以R波为主的导联中,ST段压低,T波低平或倒置。

(3)急性心肌梗死:疼痛更为剧烈,持续时间可达数小时,常伴有休克、心律失常及心力衰竭,并有发热的表现,含服硝酸甘油多不能使之缓解;心电图中梗死区的导联ST段抬高,并有异常Q波,实验室检查有心肌酶谱增高。

(4)肋间神经痛:常累及1～2个肋间,常为刺痛或灼痛,多为持续性,咳嗽、用力呼吸和身体转动可使疼痛加剧,沿神经行径处有疼痛,手臂上举时局部有牵拉疼痛。

(5)肺炎、气胸、胸膜炎等呼吸系统疾病:这些患者可有胸痛,但常伴有呼吸道感染症状,如咳嗽、咳痰,疼痛与呼吸有关,持续时间长,亦可有畏寒、发热等表现。

(6)胃肠道疾病:消化性溃疡、慢性胆囊炎等,其疼痛与进食、饮酒等有关而与体力活动无关,调节饮食和服药可缓解疼痛,X线、B超检查有助于诊断。

(二)治疗

不稳定型心绞痛的治疗目标是控制心肌缺血发作和预防急性心肌梗死。治疗措施包括内科药物治疗、冠状动脉介入治疗(PCI)和外科冠状动脉旁路移植手术(CABG)。

1.一般治疗

对于符合不稳定型心绞痛诊断的患者应及时收住监护病房,急性期卧床休息1～3天,吸氧,持续心电监测。对于低危险组患者留院观察期间未再发生心绞痛,心电图也无缺血改变,无左心衰竭的临床证据,留院观察期间在12～24小时未发现有CK-MB升高,TnT或TnI正常者,可在24～48小时后出院。对于中危或高危组的患者特别是TnT或TnI升高者,住院时间相对延长,内科治疗亦应强化。

2.控制心绞痛发作

(1)硝酸酯类:硝酸酯类药为血管扩张药,能减少心肌需氧和改善心肌灌注,从而改善心绞痛症状。心绞痛发作时,可舌下含服硝酸甘油,初次含硝酸甘油的患者以先含0.5mg为宜。对于已有含服经验的患者,心绞痛发作时若含0.5mg无效,可在3～5分钟追加一次,若连续含硝酸甘油1.5～2.0mg仍不能控制疼痛症状,需应用强镇痛药以缓解疼痛,并随即采用硝酸甘油或硝酸异山梨酯静脉滴注。硝酸甘油的剂量以5μg/min开始,以后每5～10分钟增加5μg/min,直至症状缓解或收缩压降低10mmHg,最高剂量一般不超过80～100μg/min。一旦患者出现头痛或血压降低(SBP<90mmHg)应迅速减少静脉滴注的剂量。维持静脉滴注的剂量以10～30μg/min为宜。对于中危和高危险组的患者,硝酸甘油持续静脉滴注24～48小时即可,以免产生耐药性而降低疗效。

(2)β受体阻滞药:β受体阻滞药是通过减慢心率、降低血压和抑制心肌收缩力而降低心肌耗氧量,从而缓解心绞痛症状,对改善近、远期预后有益。除有禁忌证外,主张常规服用。首选具有心脏选择性的药物,如阿替洛尔、美托洛尔和比索洛尔等。除少数症状严重者可采用静脉推注μ受体阻滞药外,一般主张直接口服给药。剂量应个体化,根据症状、心率及血压情况调整剂量。阿替洛尔常用剂量为12.5～25mg,每日2次;美托洛尔常用剂量为25～50mg,每日2～3次;比索洛尔常用剂量为5～10mg,每日1次。不伴有劳力性心绞痛的变异性心绞痛不主张使用。

(3)钙离子通道阻滞药:已经使用足量硝酸酯类和β受体阻滞药的患者,或不能耐受硝酸酯类和β受体阻滞药的患者或变异性心绞痛的患者,可以使用钙离子通道阻滞药控制进行性缺血或复发性缺血。

3.抗血小板治疗

常用抗血小板治疗药物见表 3-4-2。

表 3-4-2 抗血小板治疗常用药物

阿司匹林	为首选药物。①尽早使用,一般应在急诊室服用第一次;②为尽快达到治疗性血药浓度,第一次应采用咀嚼法,促进药物在口腔颊部黏膜吸收;③剂量 300mg,负荷量后为 100mg,每日 1 次,很可能需终身服用
氯吡格雷	对于不稳定型心绞痛患者和接受介入治疗的患者多主张强化血小板治疗,即二联抗血小板治疗,在常规服用阿司匹林的基础上立即给予氯吡格雷治疗至少 12 个月
血小板 GPⅡb、GPⅢa 受体拮抗药	包括阿昔单抗、依替巴肽和替罗非班。阿司匹林、氯吡格雷和 GPⅡb、GPⅢa 受体拮抗药联合应用是目前最强的抗血小板措施。GPⅡb、GPⅢa 受体拮抗药在行 PCI 的 UA 患者中可能明显受益。而对不准备行 PCI 的低危患者,获益不明显。因此,GPⅡb/Ⅲa 受体拮抗药只建议用于准备行 PCI 的不稳定型心绞痛患者,或不准备行 PCI,但有高危特征的不稳定型心绞痛患者。而对不准备行 PCI 的低危患者不建议使用 GPⅡb、GPⅢa 受体拮抗药

4.抗凝药物治疗

目前临床使用的抗凝药物有普通肝素、低分子肝素和水蛭素。

(1)普通肝素:普通肝素是常用的抗凝药,通过激活抗凝血酶而发挥抗栓作用,静脉滴注肝素会迅速产生抗凝作用,但个体差异较大,故临床需化验部分凝血活酶时间(APTT)。一般将 APTT 延长至 60~90 秒作为治疗窗口。在 ST 段不抬高的急性冠状动脉综合征,治疗时间为 3~5 日,具体用法为 75U/kg,静脉滴注维持,使 APTT 在正常的 1.5~2.0 倍。

(2)低分子肝素:低分子肝素是由普通肝素裂解制成的小分子复合物,分子量在 2500~7000,具有的特点有:①抗凝血酶作用弱于肝素,但保持了抗因子Ⅹa 的作用,因而抗因子Ⅹa 和凝血酶的作用更加均衡;②抗凝效果可以预测,不需要检测 APTT;③与血浆和组织蛋白的亲和力弱,生物利用度高;④皮下注射,给药方便;⑤促进更多的组织因子途径抑制物生成,更好地抑制因子Ⅶ和组织因子复合物,从而增加抗凝效果等。低分子肝素在不稳定型心绞痛和非 ST 段抬高心肌梗死的治疗中起作用至少等同或优于经静脉应用普通肝素。其因生产厂家不同而规格各异,一般推荐量按不同厂家产品以千克体重计算皮下注射,连用 1 周或更长。

(3)抗血栓治疗的联合应用:抗血栓治疗的联合应用方案见表 3-4-3。

表 3-4-3 抗血栓治疗的联合应用方案

联合方案	效果
阿司匹林+ADP 受体拮抗药	阿司匹林与 ADP 受体拮抗药的抗血小板作用机制不同,联合应用可以提高疗效
阿司匹林+肝素	普通肝素或低分子肝素与阿司匹林联合使用疗效优于单用阿司匹林;阿司匹林加低分子肝素等同于甚至可能优于阿司匹林加普通肝素

续表

联合方案	效果
肝素＋血小板 GPⅡb/Ⅲa 抑制药	联合应用肝素与血小板 GPⅡb/Ⅲa 抑制药，患者事件发生率降低。由于两者连用可延长 APTT，肝素剂量应小于推荐剂量
阿司匹林＋肝素＋血小板 GPⅡb/Ⅲa 抑制药	合并急性缺血的非 ST 段抬高心肌梗死的高危患者，主张三联抗血栓治疗，是目前最有效的抗血栓治疗方案。持续性或伴有其他高危特征的胸痛患者及准备做早期介入治疗的患者，应给予该方案

5.调脂治疗

血脂增高的干预治疗除调整饮食、控制体重、体育锻炼、控制精神紧张、戒烟、控制糖尿病等非药物干预手段外，调脂药物治疗是最重要的环节。近代治疗急性冠状动脉综合征的最大进展之一就是 3-羟基-3 甲基戊二酰辅酶 A（HMG-CoA）还原酶抑制药（他汀类）药物的开发和应用，该类药物除降低总胆固醇（TC）、低密度脂蛋白胆固醇（LDL-C）、三酰甘油（TG）和升高高密度脂蛋白胆固醇（HDL-C）外，还有缩小斑块内脂质核、加固斑块纤维帽，改善内皮细胞功能、减少斑块炎性细胞数目、防止斑块破裂等作用，从而减少冠状动脉事件。另外，还能通过改善内皮功能减弱凝血倾向，防止血栓形成，防止脂蛋白氧化，起到了抗动脉粥样硬化和抗血栓作用。随着长期的大样本的实验结果出现，已经显示他汀类强化降脂治疗和 PTCA 加常规治疗可同样安全有效地减少缺血事件。所有他汀类药物均有相同的不良反应，即胃肠道功能紊乱、肌痛及肝损害，儿童、孕妇及哺乳期妇女不宜应用。

6.出院后治疗

不稳定型心绞痛患者出院后仍需定期到门诊就诊。低危险组的患者 1～2 个月随访 1 次，中、高危险组的患者无论是否行介入性治疗都应 1 个月随访 1 次，如果病情无变化，随访半年即可。

不稳定型心绞痛患者出院后仍需继续服阿司匹林、β 受体阻滞药。阿司匹林宜采用小剂量，每日 75～150mg 即可，β 受体阻滞药宜逐渐增量至最大可耐受剂量。在冠心病的二级预防中阿司匹林和降胆固醇治疗是最重要的。降低胆固醇的治疗应参照国内降血脂治疗的建议，并达到有效治疗的目标。血浆三酰甘油＞2.26mmol/L(200mg/dL)的冠心病患者一般也需要服降低三酰甘油的药物。其他二级预防的措施包括向患者宣教戒烟、治疗高血压和糖尿病、控制危险因素、改变不良的生活方式、合理安排膳食、适度增加活动量、减少体重等。

三、非 ST 段抬高型心肌梗死

非 ST 段抬高心肌梗死（NSTEMI）属于急性冠状动脉综合征（ACS）中的一种类型，通常由动脉粥样硬化斑块破裂引起，临床表现为突发胸痛但不伴有 ST 段抬高。通常心电图表现为持续性或短暂 ST 段压低或 T 波倒置或低平，但也有部分患者无变化；此外，多数非 ST 段抬高心肌梗死的患者伴有血浆肌钙蛋白水平升高，这一点有别于不稳定性心绞痛，后者通常不升高或仅有轻度升高。

非 ST 段抬高心肌梗死的发病率高于 ST 段抬高急性心肌梗死。就临床预后而言，住院期间ST段抬高心肌梗死的病死率高于非ST段抬高心肌梗死，出院后6个月随访两者的病死率接近。但是，4年的长期随访研究发现，非ST段抬高心肌梗死的病死率反而高于ST段抬高心肌梗死的2倍。这种时间依赖性预后差异可能与非ST段抬高心肌梗死的患者基础情况有一定关系，通常此类患者多半是合并各种并发症的老年人，尤其常见于合并糖尿病和肾功能不全的患者，这类患者往往血管病变较重，多合并血浆炎性因子升高，提示血管病变复杂且多不稳定。因此，对于非ST段抬高心肌梗死患者的治疗需要兼顾急性期和远期的治疗效果。

（一）病理生理

非ST段抬高心肌梗死与不稳定型心绞痛相似，多数是由于不稳定的冠状动脉粥样硬化斑块破裂，伴或不伴有血管收缩，随后血小板血栓附着于血管壁，引起冠状动脉血流量突然严重下降，导致一系列的临床后果。不过，也有少数患者没有冠状动脉粥样硬化的基础，可能的原因为外伤、大动脉夹层、动脉炎、栓子栓塞、先天性异常、导管操作并发症等。

（二）临床表现

1.症状

非ST段抬高心肌梗死包括多种临床表现，比较严重或典型的临床症状有：①长时间的静息心绞痛（＞20min）；②新发的严重心绞痛（加拿大分级Ⅲ级）；③近期稳定型心绞痛加重（加拿大分级Ⅲ级以上）；④心肌梗死后心绞痛。

非ST段抬高心肌梗死表现为胸骨后压榨性疼痛，伴有向左侧肩部、颈部及下腭放射，常伴有冷汗、恶心、腹痛、呼吸困难、晕厥等症状。也有部分患者表现为上腹痛、新出现的消化不良、胸部刺痛、肋软骨炎样疼痛或者进行性的呼吸困难等不典型症状，这种不典型的临床症状常常发生在24～40岁和年龄＞75岁、女性及合并糖尿病、慢性肾衰竭或痴呆的患者。在临床实践中，80％的患者表现为胸痛时间的延长，20％的患者表现为心绞痛症状的加重。

2.体征

非ST段抬高心肌梗死患者通常缺乏特异性的阳性体征，部分患者由于伴有心衰或血流动力学不稳定，可能会出现肺部啰音、心率加快等非特异性体征。肺部啰音的出现和范围、Killip分级对临床预后起影响作用。另有部分体征的发现，对于判断危险性的高低有帮助。如收缩期低血压（收缩压＜100mmHg）、心动过速（心率＞100/min）和呼吸窘迫可能提示可能发生心源性休克；新出现的二尖瓣关闭不全性杂音、原有的杂音增强提示乳头肌或二尖瓣缺血性功能失调；出现第三或第四心音或左心室扩大提示心肌缺血范围可能较大。

（三）辅助检查

1.心电图检查

ST-T动态变化是非ST段抬高心肌梗死最有诊断价值的心电图表现。进行性胸痛患者应即刻（＜10min）做12导联心电图，必要时加做18导联心电图。症状发作时可记录到一过性ST段改变（常表现2个或以上相邻导联ST段下移≥0.1mV），症状缓解后ST段缺血性改变改善或者发作时倒置T波呈“伪正常化”。发作后恢复至原倒置状态更具有诊断意义，提示急性心肌缺血或严重冠状动脉疾病。

需要强调的是，心电图正常不能除外非ST段抬高心肌梗死的诊断，临床上一定要结合症状、心电图、生化指标进行综合分析。

2.实验室检查

所有患者，一旦怀疑非 ST 段抬高心肌梗死，应即刻检测肌酸激酶同工酶(CK-MB)、TnT 或 TnI。通常，非 ST 段抬高心肌梗死发病后 48～72 小时会有肌钙蛋白的升高，而肌钙蛋白的灵敏度和特异度明显高于肌酸激酶，在肌酸激酶正常的患者群中，有将近 1/3 的人高敏肌钙蛋白检测可以表现为肌钙蛋白水平增高。尽管肌钙蛋白的特异性极高，也并非所有肌钙蛋白升高的患者都诊断为非 ST 段抬高心肌梗死。某些非心肌梗死性胸痛也可伴有肌钙蛋白升高(表 3-4-4)，而且有些疾病是十分严重甚至是致命性的，在临床诊断上同样要给予高度重视。

表 3-4-4　肌钙蛋白升高的非冠状动脉疾病

急性、慢性严重的充血性心力衰竭
主动脉夹层、主动脉病变或肥厚型心肌病
心脏挫伤、消融、起搏、心脏电复律、心内膜下心肌活检
感染性疾病，如心肌炎、心肌扩张、心内膜下或心包炎
高血压危象
心动过速或心动过缓
肺栓塞、重度肺动脉高压
甲状腺功能减退
心尖球样综合征
慢性或急性肾功能不全
急性的神经系统疾病，如脑卒中或蛛网膜下隙出血等
全身性疾病，如淀粉样病变、血色病、类肉瘤病、硬皮病
药物毒性作用，如阿霉素、氟尿嘧啶、曲妥珠单抗、蛇毒
烧伤，烧伤面积大于体表面积 30%
横纹肌溶解
危重患者，特别是呼吸功能衰竭和败血症患者

有时根据临床需要，需行其他的实验室检查，包括全血细胞计数、全身代谢情况和甲状腺功能，以此来鉴别其他少见病因，并用于指导治疗由于贫血和肾衰竭引起的严重不良后果。血脂检查作为常规应在入院后 24 小时内进行，判断是否患有高胆固醇血症，以此决定是否进行强化降脂治疗。另外，行脑钠肽及 C-反应蛋白检查，利于对预后进行评估，前者可判断患者的心功能受损情况，后者则可反映血管病变的炎性状态。

3.影像学检查

(1)所有的患者都应行胸 X 线片检查，一方面判断心脏的形态和大小，另一方面了解肺部情况，尤其对于诊断是否有血流动力学不稳定或肺水肿的患者都很有用，可以用来判断心脏功能情况。

(2)超声心动图检查可发现缺血时左心室射血分数(LVEF)减低和心肌节段性运动减弱，甚至消失。负荷超声心动图的阴性预测值较高。

(3)心脏磁共振显像(MRI)、心肌灌注成像及多源计算机 X 线断层扫描(CT)对诊断和排除非 ST 段抬高心肌梗死均有一定的价值。

(四)诊断及鉴别诊断

1.诊断

(1)根据患者的病情变化动态评估其风险性:①入院即应及时进行 12 导联心电图检查，同时由具有经验的临床医师进行分析。怀疑有下壁和右心室心肌梗死的患者，还应有附加导联(V_3R,V_4R,V_7、V_8、V_9)。如果患者持续有症状发作，应在 6 小时、12 小时及出院前复查心电图;②60 分钟内及时检测肌钙蛋白(cTnT 或 cTnI)，如果检测结果阴性，应在 12 小时后复查肌钙蛋白;③要对患者进行危险评分(如 GRACE 评分)，以此对患者早期及晚期的病情和预后做出风险评估(表 3-4-5);

表 3-4-5 GRACE 评分

危险分级	GRACE 评分	院内病死率(%)	GRACE 评分	出院后 6 个月病死率(%)
低危	≤108	<1	≤88	<3
中危	109～140	1～3	89～118	3～8
高危	>140	>3	>118	>8

④进行心脏超声检查鉴别诊断;⑤对无再发胸痛、心电图正常、肌钙蛋白阴性的患者，出院前应检测运动负荷试验，进一步评估心肌缺血的风险。

(2)根据以下结果对患者的远期病死率及心肌梗死的可能性预测进行危险分层:①临床情况:年龄、心率、血压、Killip 分级(表 3-4-6)、糖尿病史、既往心肌梗死或冠心病史;

表 3-4-6 急性心肌梗死后的 Killip 分级

级别	临床特点
Ⅰ	没有心力衰竭的证据，肺部无啰音
Ⅱ	第三心音、颈静脉压升高、肺部啰音<1/2 肺野
Ⅲ	明显的肺水肿，啰音>1/2 肺野
Ⅳ	心源性休克

②心电图:ST 段持续压低情况;③实验室检查:肌钙蛋白、肾小球滤过率/肌酐清除率/半胱氨酸蛋白酶抑制药 C、BNP/NT-proBNP、hsCRP 等的结果;④影像学检查:是否有低射血分数、左主干病变、三支病变;⑤危险评分结果:GRACE 危险评分的危险因素的评判来源于住院期间死亡和治疗开始后 6 个月内死亡的独立预测因子，因此 GRACE 危险评分对于预测住院期间及 6 个月的病死率具有一定意义。

2.鉴别诊断

非 ST 段抬高心肌梗死的诊断需与一些心源性及非心源性疾病做鉴别诊断(表 3-4-7)。

表 3-4-7　非 ST 段抬高心肌梗死鉴别诊断

需鉴别的疾病	鉴别诊断要点
主动脉夹层	突发的剧烈胸痛，疼痛一开始即达到高峰，常放射到背、腹、腰和下肢，两上肢血压及脉搏可有明显差别，少数患者出现主动脉瓣关闭不全，可有下肢暂时性瘫痪和偏瘫。心电图检查无缺血性改变，X 线显示主动脉增宽，CT 或 MRI 主动脉断层显像及超声心动图探查到主动脉夹层影像，可确立诊断
急性心包炎	可有较剧烈而持久的疼痛，且心电图检查有 ST-T 段变化。但心包炎的胸痛于坐位前倾时减轻，深呼吸和咳嗽时加重，可闻及心包摩擦音。心电图检查除 aVR 外各导联 ST 段弓背向下抬高，无异常 Q 波出现。同时伴有发热、白细胞计数升高等明显炎性反应的表现
急性肺动脉栓塞	急性肺大块栓塞除突发胸痛外，尚有咯血、气急表现。体检发现右心负荷急剧增高的体征，如发绀、P_2 亢进、三尖瓣区收缩期杂音、颈静脉充盈、肝大、下肢水肿等。发热和白细胞计数升高多在 24 小时内出现。心电图检查显示电轴右偏，出现 $S_{I}Q_{III}T_{III}$ 的典型表现，aVR 导联出现高 R 波，胸导联过渡区左移，右胸导联 T 波倒置。血乳酸脱氢酶升高，但 CK 不高，D-二聚体敏感性高而特异性差，>500μg/L 时高度提示肺栓塞。肺部 X 线、放射性核素肺通气灌注扫描、CT 肺动脉造影有助于诊断
急腹症	急性胆囊炎、胆石症、急性胰腺炎、消化性溃疡穿孔等，应与放射到腹部的急性冠状动脉综合征鉴别。通过病史、腹部体征与相关的辅助检查，不难鉴别
急性胸膜炎	自发性气胸、带状疱疹、肋软骨炎等胸部疾病，依据疼痛特点、特异性体征、心电图是否异常与 X 线表现，容易鉴别
食管源性疾病	如食管炎、食管溃疡、食管反流性疾病等，根据疼痛与进食相关性的特点与心电图正常等，不难排除

（五）治疗

关于非 ST 段抬高心肌梗死的治疗策略，目前争论的焦点在于是实行早期介入还是早期保守治疗。早期介入治疗的策略为 48 小时内接受冠状动脉造影及血管重建术，而早期保守治疗的策略为先行积极的抗心肌缺血、抗凝、抗血小板治疗，择期根据病情决定冠状动脉造影及血管重建术。尽管目前还没有统一的意见，但统一认为应该在入院时进行危险分层，根据危险性高低决定选择哪种策略。

1.早期保守治疗

早期药物治疗包括积极的抗心肌缺血、抗凝、抗血小板治疗，目的在于缓解心绞痛症状、稳定斑块、纠正血流动力学不稳。

(1)缓解缺血性疼痛：①β 受体阻滞药：减轻心脏负荷、快速缓解缺血是治疗非 ST 段抬高心肌梗死的基础，目前推荐无禁忌证的胸痛患者应立即静脉滴注 β 受体阻滞药，随后口服治疗。β 受体阻滞药通过减弱心肌收缩力、降低心率和心室壁压力前负荷而缓解缺血。治疗时应首选心脏选择性 β 受体阻滞药(阿替洛尔和美托洛尔)，对于正在疼痛或高/中危患者首次给予 β 受体阻滞药时应静脉给药；对于患有高度房室传导阻滞、心源性休克和气道高反应性疾病的患者，不建议使用 β 受体阻滞药，应考虑使用非二氢吡啶类钙通道阻滞药；②硝酸酯类：硝酸酯类药物通过静脉舒张减轻心脏负荷，可以明显缓解急性胸痛的发作。硝酸酯类药物最初应舌下含服以利于机体快速吸收，如果疼痛未能缓解，且患者没有低血压时应静脉给药。硝酸酯类药物在下列患者中禁用：在过去 24 小时服用磷酸二酯酶抑制药、肥厚型心肌病和怀疑右心室梗死的患者；严重的主动脉瓣狭窄的患者慎用。

(2)抗血小板治疗：抗血小板治疗是非 ST 段抬高心肌梗死的最基本治疗手段，目前常用的抗血小板治疗药物有环氧化酶-1 抑制药（阿司匹林）、ADP 抑制药（噻氯匹定及氯吡格雷）、糖蛋白Ⅱb/Ⅲa 受体抑制药（阿昔单抗、依替巴肽、替罗非班）三种；①阿司匹林：阿司匹林为环氧合酶-1 抑制药，可以明显减少 NSTEMI 患者发生血管性死亡的危险，在没有绝对禁忌证时，所有患者均应在初次给予 300mg 负荷剂量嚼服，以后每日75～100mg 长期维持。对阿司匹林过敏的患者，可以用氯吡格雷替代治疗；②氯吡格雷：氯吡格雷为 ADP 受体拮抗药，初次给予 300mg，如果接受急诊介入治疗，应给予 600mg，以后每日 75mg 维持。目前推荐所有患者如果没有禁忌证，均应联合应用阿司匹林和氯吡格雷。ACC/AHA 建议所有 NSTEMI 患者应在入院治疗后持续应用氯吡格雷至少 9 个月。介入治疗后，双重抗血小板治疗尤为重要。PCI-CURE（经皮冠状动脉介入治疗-UA 使用氯吡格雷预防再次发生缺血事件）试验分析和 CREDO（保守治疗时应用氯吡格雷可减少心血管事件）试验都显示氯吡格雷可减少脑卒中联合终点事件。对于计划早期进行手术治疗的患者，应衡量早期应用氯吡格雷的利弊，由于服用氯吡格雷后 5 日内接受冠状动脉旁路移植术的患者在受益同时会增加出血概率。因此，ACC/AHA 建议如果在入院后决定 34～48 小时安排诊断性血管造影，在造影之前应先不使用氯吡格雷；③GPⅡb/Ⅲa 受体拮抗药：GPⅡb/Ⅲa 受体拮抗药的机制为抑制纤维蛋白原与糖蛋白Ⅱb/Ⅲa受体的相互作用，对介入治疗的缺血并发症有预防作用，因此推荐早期介入治疗的患者使用。目前使用的 GPⅡb/Ⅲa 受体拮抗药有 3 种，即阿昔单抗、依替巴肽、替罗非班，在早期保守治疗时 GPⅡb/Ⅲa 受体拮抗药的作用不是很清楚。决定保守治疗时再次发生缺血、生化指标阳性或有其他高危特征的患者，ACC/AHA 推荐持续静脉输入替罗非班和依替巴肽。

(3)抗凝治疗：如果没有活动性出血或肝素引起的血小板减少或过敏反应，在阿司匹林基础上加用普通肝素或低分子肝素对所有患者有益。ACC/AHA 指南指出，伊诺肝素优于普通肝素，与普通肝素相比，低分子肝素优点包括不用检测血液指标而简化管理、较少引起肝素诱发的血小板减少症和可能改善结果。低分子肝素在肾衰竭患者慎用，如果患者在 12 小时内行冠状动脉造影，低分子肝素无法检测准确的抗凝效果又无法完全对抗，应考虑使用普通肝素。但是，任何一种抗凝血药物均存在出血的风险，因此在决定使用抗凝血药物时，应权衡利弊。

(4)主动脉内球囊反搏：当所有治疗对心肌缺血患者无效、持续低血压或在冠状动脉造影时有高危闭塞性病变（显著的左主干或左前降支近端病变）时可考虑应用主动脉内球囊反搏，以增加冠状动脉灌注压。其禁忌证包括重度外周血管疾病；重度主动脉瓣关闭不全；严重的髂总动脉疾病，包括腹主动脉瘤。

2.早期介入治疗——冠状动脉造影和血管重建术

非 ST 段抬高心肌梗死患者应该行冠状动脉血管造影检查，ACC/AHA 建议对于出现新的 ST 段压低、肌钙蛋白升高、药物治疗下仍反复发作的胸痛、左心室功能不全及伴有其他高危因素者，应行冠状动脉造影检查。ESC 指南对冠状动脉造影和血管重建术的建议如下。

(1)合并有动态ST段改变、心衰、危及生命的心律失常和血流动力学紊乱的顽固性和反复发作的心绞痛患者,需行紧急冠状动脉造影。

(2)中、高危的患者建议行早期(<72小时)冠状动脉造影及血供重建术(PCI或CABG)。

(3)非中、高危的患者不建议行早期冠状动脉造影检查,但建议行能够诱发缺血症状的无创性检查。

(4)不建议对冠状动脉造影显示的非严重病变行PCI术。

(5)如果短期内患者需要行非心脏的外科手术而必须停用抗血小板药,PCI手术考虑选用裸金属支架;而对于较长时间以后才行外科手术者,可选用药物洗脱支架(如无多聚糖载体支架或载体可降解支架)。

3.并发症的预防及处理

(1)出血:出血可以增加非ST段抬高心肌梗死患者30天内死亡、心肌梗死及卒中的风险。因此,预防出血和治疗缺血同等重要。①治疗前慎重评估患者出血风险,增加出血风险的因素包括过量或过度地使用抗血栓药物、联合应用抗血栓药物、不同的抗凝药物交替使用、患者年龄、女性、低体重、肾功能下降、基础血红蛋白水平低及介入治疗等;②选择治疗方案时应考虑出血风险,对有高危出血风险的患者多选用药物治疗。选用介入治疗方式时,优先考虑经桡动脉的路径,便于创口压迫止血,降低出血风险;③轻微出血不影响正常的治疗;④有严重出血的患者应停止和(或)中和抗凝及抗血小板药物或采用特殊的止血方法控制出血;⑤输血对预后有不良影响,红细胞比容>25%,血红蛋白>80g/L且血流动力学稳定的出血患者不考虑输血。

(2)血小板减少症:在非ST段抬高心肌梗死的治疗过程中,使用肝素或GPⅡb/Ⅲa抑制药的患者可能会发生血小板减少。①对使用了肝素(UFH或LMWH)和(或)GPⅡb/Ⅲa抑制药的患者来说,一旦血小板明显下降(<100×10^9/L或下降>50%),建议立即停用这些药物;②对GPⅡb/Ⅲa抑制药诱导的严重血小板下降(<100×10^9/L)建议进行血小板输注,同时可以合用或不用纤维蛋白原。也可以输注新鲜血浆或冷凝蛋白来防止出血;③在有证据或怀疑有肝素诱导的血小板减少症(HIT)建议停用肝素(UFH或LMWH),同时为了预防血栓事件,可以应用直接血栓抑制药抗凝(DTI);④预防肝素诱导的血小板减少症可以通过使用非肝素抗凝药,类似于磺达肝癸钠或比伐卢定或是短时间使用肝素。

第四章 泌尿系统疾病

第一节 急性肾功能衰竭

急性肾衰竭(ARF)是一组临床综合征,以肾小球滤过率(GFR)骤然减少,含氮代谢产物尿素氮和肌酐积聚为特征。目前尚缺乏诊断 ARF 的统一标准,一般认为在基础肾功能正常的情况下,内生肌酐清除率下降达正常值 50%。

一、病因

(一)肾前性急性肾衰竭

1.有效循环血容量减少

如低血容量常见于失血、呕吐、腹泻、皮肤烧伤、大量出汗、利尿、糖尿病。

2.肾脏适应性反应受损

非类固醇类消炎药、血管紧张素转换酶抑制剂、环孢素、造影剂、缩血管物质(去甲肾上腺素、肾上腺素、大剂量多巴胺)、脓毒血症等。

(二)肾性急性肾衰竭

1.大血管病变

(1)肾动脉栓塞:肾动脉血栓可因血管壁病变血液凝固性增加而产生。

(2)肾静脉堵塞:最多见肾病综合征。此外凝血机制紊乱、抗心肌磷脂抗体综合征、外科性或介入性操作、外伤及急性血管排异等均可发生肾静脉堵塞。

2.肾实质性急性肾衰竭

(1)肾内血管病变。

(2)肾小球肾炎。

(3)急性肾小管坏死等各种引起肾前性氮质血症的肾缺血,若持续 1～3 日,即可出现肾脏器质性损害的一系列临床表现;血红蛋白、免疫、感染、化学制剂、机械性。

(4)急性间质性肾炎。

(5)肾内梗阻。

二、诊断

确定 ARF 诊断之前首先要排除慢性肾功能不全。少尿型 ARF 应与肾前性及肾后性氮质血症相鉴别。由肾小球疾患所致的ARF、药物过敏或重度感染所致的急性间质性肾炎、肾脏小血管炎及肾脏大血管病变所致的ARF,异型输血或由药物及毒物导致的急性溶血性血红蛋白尿症,严重外伤和挤压伤导致的肌红蛋白尿症所致的ARF,根据各原发病所固有的特殊病史、临床表现、化验异常、对药物的反应及预后,临床不难做出判断。

肾前性急性肾衰竭与急性肾小管坏死应用尿诊断指数进行鉴别诊断时应注意以下三点。

(1)应用利尿剂。

(2)有蛋白尿、糖尿及应用甘露醇、右旋糖酐或造影剂者,均可使尿比重及尿渗量值升高,故此类患者的尿比重及尿渗量也不能作为诊断依据。

(3)以滤过钠排泄分数作为诊断依据,应注意考虑以下情况。

三、治疗

1.一般治疗

(1)少尿期:急性肾功能衰竭少尿期是导致患者死亡的主要危险时期,威胁患者生命的主要危险是严重的电解质紊乱、酸中毒及其他严重并发症。急性肾功能衰竭少尿期的处理可以概括为“积极等待”4个字。所谓积极,就是要积极寻找并积极处理原发病因;积极观察患者生命体征、尿量、血液生化、酸碱度和电解质的改变(每天测);积极纠正水及电解质紊乱和氮质血症(透析),预防、治疗各种并发症。所谓等待,就是等待肾脏功能的逐渐恢复,到目前为止,还没有确切的药物或者治疗手段能够加速急性肾功能衰竭患者肾功能的恢复;以往在动物实验研究发现表皮生长因子(EGF)能缩短急性肾功能衰竭动物的少尿期,但在临床并未得到印证。中药虫草能促进受损肾小管上皮细胞的恢复,可以试用。注意补充机体所需的热卡。液体应以“量出为人”的原则控制。每日液体入量应≤前一日排尿量+大便+呕吐液+引流液量及伤口的渗出量+700mL(为不显性失水量-内生水量)。应将血钾控制在4~5mmol/L,预防和纠正高钾血症的措施包括:①严格限制食物及药物中钾的摄入量;②积极控制感染,清除病灶及坏死组织;③避免输陈旧库存血液(两周以上);④口服阳离子交换树脂使钾从消化道排出;⑤改善酸中毒(静脉滴注5%浓度的碳酸氢钠溶液);⑥每4g葡萄糖加普通胰岛素1U静脉滴注,促进糖原合成使钾进入细胞内;⑦10%浓度的葡萄糖酸钙10~20mL静脉注入,拮抗钾对心肌的毒害作用。当血钾>6.5mmol/L,药物处理无效时,应尽快进行透析治疗,透析是纠正高血钾的最快最有效措施。

(2)多尿期:急性肾功能衰竭多尿期患者仍可以死亡,尤其是老人和小孩,该期威胁患者生命的主要是水、电解质紊乱。进入多尿期后,要防止脱水及电解质紊乱(低钾血症、低钠血症、低钙血症、低镁血症等)。应鼓励患者多进食(少食多餐),多喝汤,加大钠、钾的摄入量,并注意监测血电解质的动态变化,根据测定结果,适当静脉补充相应电解质。增加饮食中蛋白质摄入量,以利于损伤的肾小管上皮细胞修复与再生。

(3)恢复期:恢复期无须特殊治疗,应避免使用肾毒性药物。每1~2个月复查肾功能。

2.血液净化治疗

(1)血液净化治疗的方法:常用血液净化治疗的方法包括腹膜透析、血液透析、血液灌流、持续性肾脏替代治疗。

①腹膜透析(PD):腹膜透析是利用腹膜具有半透膜和较大表面积($2m^2$)的特性,通过向腹腔内注入透析液,借助腹腔内透析液和腹膜毛细血管内血液的溶质浓度梯度和渗透梯度差异,依赖弥散和对流原理,清除机体内的代谢废物、毒物和过多的水分,同时补充体内必需的物质的一种治疗方法。腹膜透析的优点包括:a.不需昂贵设备;b.对患者心血管的干扰小;c.可离开医院;d.费用相对较低;e.对中分子和大分子毒素的清除效率高于血液透析。腹膜透析的缺点包括:a.对小分子毒素的清除效率不如血液透析;b.身体上有导管,生活质量较血液透析稍差;c.易发生腹膜炎、堵管等管道相关的并发症;d.易导致蛋白丢失而出现营养不良;②血液透析(HD):血液透析是将患者血液与透析液同时引进透析器,在透析膜两侧呈反方向流动,借助膜两侧的溶质梯度、渗透梯度和水压梯度,通过扩散、对流清除毒素;通过超滤和渗透原理来清除体内毒素和过多的水分,同时改善电解质和酸碱平衡紊乱。血液透析需要透析器、透析液供给系统及监测系统(血透机)。血液透析效果确切,疗效肯定。缺点是需要相应的机器和技术人员,需要使用抗凝剂,对于危重患者和严重出血倾向患者不适宜;③血液灌流(HP):血液灌流是将患者的血液引入装有固态吸附剂的容器中,以吸附清除某些毒物和代谢废物的一种治疗方法。目前临床上除了用于抢救药物和毒物中毒,也用于危重患者,特别是严重感染患者吸附内毒素和多种炎症介质,能显著降低重症监护室多器官衰竭患者的死亡率;④持续性肾脏替代治疗(CRRT):CRRT 的最基本工作原理是血液滤过。血液滤过(HF)是模仿肾脏清除溶质的原理设计的一种血液净化技术。滤过率的大小取决于血滤器滤过膜的面积、跨膜压、滤过系数和血流量。每次血滤的滤液量 20～30L,才能保证治疗效果,同时需补充被滤过的水、电解质,以保持机体内环境的稳定,补充的液体称为置换液。根据置换液进入血管回路的位置不同,分为前稀释法、后稀释法、中间稀释法 3 种模式。前稀释法是将置换液在滤器前的动脉端输入,其优点是血液进入滤器前就被稀释,血液阻力小,滤过量大而稳定,不易在滤过膜上形成蛋白覆盖层,由于通过滤膜的液体量大,对流好,对大分子毒素的清除效果好(大分子物质主要通过对流清除),可以不用肝素抗凝;缺点是弥散作用相对较小,小分子溶质清除率相对较低(小分子主要通过弥散清除),置换液用量较大,费用较高。后稀释法是将置换液在滤器后的静脉端输入,优点是减少了置换液用量且小分子溶质清除率较高,但必须使用肝素抗凝,对大分子毒素的清除效果相对较差。中间稀释法是在滤器的中间引入置换液,该方法综合了上述两种稀释法的优点,有推广前景,但需特殊滤器,所以尚未广泛使用。CRRT 技术,对患者心肺功能干扰小,可在患者床旁治疗,清除大、中分子毒素的作用显著优于普通血透。除了能清除体内毒素外,对于严重的炎症反应综合征、高热等临床危重症有出奇的治疗效果,结合血液灌流则清除炎症介质的效果更强。对于具体的急性肾功能衰竭患者而言,采用何种血液净化治疗方式,应根据患者的病情、经济状况、医院的设备和技术条件等多种因素综合考虑,有针对性地选择使用。

(2)开始血液净化治疗的指征:①严重氮质血症:指血肌酐$>442\mu mol/L$或血尿素氮$>17.8mmol/L$;②合并严重并发症:急性肺水肿,急性左心衰竭,高度水肿,消化道大出血,严重感染,恶心、呕吐等尿毒症症状,神志淡漠、烦躁或嗜睡等神经精神症状;③严重电解质紊乱和酸中毒:血钾$>6.5mmol/L$,二氧化碳结合力$<13mmol/L$;④中毒性急性肾功能衰竭。

具备上述 4 条中的任何一条，均应开始血液净化治疗。

(3)停止血液净化治疗指征

①进入多尿期后数天；②患者全身症状消失，一般情况良好，已无水肿，食欲正常；③血肌酐降低到高峰值的一半以下或低于 400μmol/L；④电解质、酸碱度正常。

同时具备上述 4 条可暂停血液净化治疗，但仍需每天监测肾功、电解质等指标，如果停止透析后，血肌酐又上升，又出现电解质紊乱和酸碱度失衡，则应继续进行血液净化治疗。

(4)呋塞米的使用：在会诊时经常见到兄弟医院和兄弟科室对急性肾功能衰竭患者长时间大剂量使用呋塞米的情形，这样既不能改善肾功能，同时还可能导致严重的电解质紊乱。学者认为，呋塞米在急性肾功能衰竭患者主要应该用在两头，一是在少尿的开始，主要用于鉴别是肾前性少尿还是肾实质性急性肾功能衰竭，在血容量充足、循环稳定的前提下，可以用呋塞米 40mg 静脉注射，如果尿量不增加，0.5～1 小时后可以加倍使用呋塞米静脉注射，尿量仍不增加，不再使用呋塞米，按肾实质性急性肾功能衰竭进行处理，但是需要排除尿潴留。二是用在少尿期(尿量少于＜400mL/d)与多尿期(尿量＞1000mL/d)之间的移行期，此期可一次性应用 40mg 呋塞米静脉注射，能够减少肾小管的回吸收、增加尿量，从而冲洗肾小管内存留的细胞、组织碎片、蛋白等有形成分，减轻肾间质水肿，改善肾脏微循环，缩短移行期(临床上移行期越短，肾功能恢复得越好)。

3.营养支持

急性肾功能衰竭患者，特别是挤压综合征等伴有高分解代谢状态的患者，热量摄入不足易导致氮质血症快速进展。营养支持可提供足够热量，减少体内蛋白分解，从而减缓血氮质升高速度，增加机体抵抗力，降低少尿期死亡率。营养补充尽可能利用胃肠道循序渐进地增加。一般能量供给按 1254～1463J/(kg · d)计算(1cal＝4.18J)，严重高分解代谢患者则给予 1672J/(kg · d)，其中以高渗葡萄糖提供约 2/3 的热量，由脂类供应 1/3 的热量，由于急性肾功能衰竭患者常伴有糖代谢紊乱，高分解状态易引起机体对胰岛素的拮抗、肝葡萄糖产生增加以及对葡萄糖转化为糖原的能力减退，这些均增加高糖血症的风险，应注意监测血糖，必要时可适当给予胰岛素(4g 糖加 1U 胰岛素)。

第二节 慢性肾功能衰竭

各种原因引起的慢性肾脏结构和功能障碍≥3 个月，包括肾小球滤过率(GFR)正常和不正常的病理损伤、血液或尿液成分异常，及影像学检查异常；或不明原因的 GFR 下降(GFR＜60mL/min)超过 3 个月，称为慢性肾脏病(CKD)。近年来统计显示我国自然人群中 CKD 的患病率约为 10%，患病人数呈逐年增多的趋势。

慢性肾衰竭(CRF)为各种慢性肾脏病(CKD)持续进展的共同结局。它是以代谢产物潴留，水、电解质及酸碱代谢失衡和全身各系统症状为表现的一种临床综合征。我国目前慢性肾衰竭发病率为 0.01%，男女发病率分别占 55%和 45%，高发年龄为 40～50 岁。在 CRF 病情进展的早中期，控制危险因素并积极采取有效的治疗措施可使病情有所好转，一旦患者肾功能出现慢性受损，大多呈不可逆性，表现为 GFR 进行性下降，直至肾功能全部丧失。

一、病因与发病机制

(一)病因与危险因素

CKD的病因可涉及肾小球病变、肾小管间质病变和肾血管病变等方面。心力衰竭、严重低血压、肝硬化均可导致肾功能损害,对肾脏有毒害作用的物质或有肾毒性药物的不合理使用也可破坏肾脏组织,并随着损害作用加重最终可发展为慢性肾衰竭。

CKD与CRF的病因主要有糖尿病肾病、高血压肾小动脉硬化、原发性与继发性肾小球肾炎、肾小管间质疾病(慢性间质性肾炎、慢性肾盂肾炎、尿酸性肾病、梗阻性肾病等)、肾血管疾病、遗传性疾病(多囊肾病、遗传性肾炎)等。在美国,糖尿病肾病和高血压肾损害是导致CRF的前两位病因,我国则是以IgA肾病为主的原发性肾小球肾炎最为多见,其次为高血压肾小动脉硬化、糖尿病肾病、狼疮性肾炎、慢性肾盂肾炎,泌尿道阻塞以及多囊肾等。

CRF病程渐进性发展的危险因素,包括高血糖控制不满意、高血压、蛋白尿、低蛋白血症、吸烟等。

CRF病程中急性加重的危险因素主要有:①累及肾脏的疾病(如原发性或继发性肾小球肾炎、原发性高血压、糖尿病、缺血性肾病等)复发或加重;②有效血容量不足(低血压、脱水、大出血或休克等);③肾脏局部血供急剧减少(如肾动脉狭窄患者应用ACEI、ARB等药物);④严重高血压未控制;⑤肾毒性药物;⑥泌尿道梗阻;⑦其他:严重感染、高钙血症、肝衰竭、心力衰竭等。其中,因有效血容量不足或肾脏局部血供急剧减少致残余肾单位低灌注、低滤过状态,是导致肾功能急剧恶化的主要原因之一;肾毒性药物尤其是非甾体抗感染药、氨基糖苷类抗生素、造影剂等的不当使用,也是导致肾功能恶化的常见原因。

(二)发病机制

多年来针对慢性肾衰竭的发病机制提出了诸如矫枉失衡学说、脂质代谢紊乱学说和尿毒症毒素学说等假说,但至今还没有一种假说能够完全解释发病的全过程。近些年随着分子生物学研究的发展,诸如细胞生长因子等活性物质学说的提出加深了对慢性肾衰竭发病机制的认识。

1.健存肾单位学说

当出现慢性肾衰竭时,肾单位受到破坏而失去滤过功能,健存的肾单位越来越少,剩余的尚有部分功能的肾单位则由于代偿作用而导致健存的肾单位发生代偿性增大,使得肾小球滤过和肾小管重吸收功能增强,最终导致肾小球硬化,出现终末期肾衰竭。

2.矫枉失衡学说

当机体健存的肾单位不足以维持机体正常需要时,机体内环境便出现一系列失衡状态(包括水、电解质失衡和酸碱失衡等),为了维持内环境的稳定,机体会做出一系列调整,造成体内某些物质的增加或减少(矫枉),进而又产生新的不平衡现象。例如,在肾功能减退时,尿磷排出减少,血磷升高,血钙降低,从而刺激甲状旁腺激素(PTH)分泌增多,增加肾小管排磷,同时动员骨钙入血,改善了高磷低钙状态;但随着GRF进一步下降,为维持血钙磷平衡,势必会持续增加PTH水平,这就导致继发性甲状旁腺功能亢进,引起肾性骨病、周围神经病变、心血管疾病和转移性钙化等失衡症状，进一步损害肾功能。

3.肾小球的“高压力、高灌注、高滤过”学说

肾单位穿刺研究表明，在残存肾单位中单个肾单位的肾小球滤过率（SNGFR）明显增高，这主要由于健存肾单位的入球小动脉阻力下降、出球小动脉阻力增加所致，此过程导致肾小球内出现高压力、高灌注和高滤过。肾小球高压使得跨毛细血管静水压增高和肾小球血流量增多，进一步导致肾小球毛细血管内压力和血管壁张力增高，引起缺血和内皮细胞损害，导致残余肾小球发生代偿性肥大和硬化，失功能的肾小球又使残存的肾小球滤过率进一步增加，最终可造成肾功能进行性恶化。

4.肾小管-间质高代谢学说

研究认为，慢性肾衰竭患者的肾小管并不是处于被动的代偿适应或单纯受损状态，而是直接参与到肾功能减退的进展中。肾小管的高代谢可增加剩余肾单位内氧自由基生成，而自由基清除剂（如谷胱甘肽）生成减少和氧化应激作用加强导致细胞和组织的损伤。此外，肾小管间质病变会使间质淋巴-单核细胞浸润并释放多种细胞因子和生长因子，导致肾小管-间质损伤和球-管失衡，并刺激间质成纤维细胞，加快间质纤维化的过程。

5.钙磷代谢失衡和内分泌紊乱

肾衰竭时，1，25-$(OH)_2$-D_3 缺乏、低钙高磷状态可导致继发性甲旁亢而分泌大量的甲状旁腺激素（PTH），由于残存肾单位少，继发性分泌增多的 PTH 已不能维持磷的排出，出现血磷升高；同时 PTH 又可增强溶骨活性，使骨钙磷释放增多，使血磷水平上升。慢性肾衰竭时极易出现代谢性酸中毒，而 1，25-$(OH)_2$-D_3 生成减少又可造成肠钙吸收障碍和胶原蛋白代谢障碍，上述过程可最终导致肾型骨质营养不良。

此外，过多的 PTH 可引起软组织转移性钙化，引起肾小管-间质钙化的发生和发展；促红细胞生成素（EPO）减少可造成肾性贫血；胰岛素、胰高血糖素代谢失调可引起糖耐量异常。肾素-血管紧张素-醛固酮系统（RAAS）参与对心血管功能稳态、电解质和体液平衡维持以及血压的调节，肾组织高表达的血管紧张素Ⅱ（AngⅡ）可通过影响细胞增殖、凋亡和细胞外基质集聚等作用促进肾组织的纤维化，加重肾功能损害。

6.细胞介质生长因子的作用

近年的研究发现，各种细胞介质、生长因子和 CRF 的发生和发展密切相关。按作用主要分为四类：①炎症前因子：补体激活产物（C3a，C5a）、白介素（IL-1、IL-6）、肿瘤坏死因子（TNFα）和干扰素（IFNγ）等；②血管活性物质：血管紧张素、前列腺素等；③生长因子和基质促进物质：血小板源生长因子（PDGF）、成纤维细胞生长因子（FGF）、胰岛素样生长因子（IGF-1）和转化生长因子（TGF-β）等；④细胞外基质（ECM）与蛋白酶：核心蛋白聚糖、调凝蛋白 1、Ⅳ型胶原、SPARC 等。上述细胞因子和生长因子可通过引发炎症反应、促进肾小球硬化和系膜增殖以及促进肾小管间质损害等方式加重肾脏病进展。

7.脂质代谢紊乱

研究显示 CRF 患者在肾小球硬化和间质纤维化区域出现毛细血管壁巨噬细胞吞噬脂蛋白后形成的泡沫细胞（包浆内含有大量胆固醇和磷脂），而巨噬细胞、系膜细胞和肾小管细胞可以产生氧自由基而氧化脂蛋白，低密度脂蛋白经氧化后可促使炎性、致纤维化细胞因子的表达

而诱导细胞凋亡。同时氧化的脂蛋白自身也可以产生反应性的氧自由基，引发巨噬细胞浸润、细胞外基质积聚和细胞凋亡。

8.蛋白尿学说

CRF 可导致肾小球上皮细胞空泡形成、足突融合和白蛋白沉积，造成肾小球基底膜（GBM）对滤过物质的选择性屏障作用消失，导致大量大、中分子蛋白进入肾小管而形成蛋白尿。蛋白尿不仅使机体营养物质流失，还可造成以下病理生理学改变：①肾小管上皮细胞溶酶体破裂；②肾小管细胞合成和释放化学趋化因子，引起炎性细胞浸润和细胞因子释放；③与远端肾小管产生 Tamm-Horsfall 蛋白相互反应阻塞肾小管；④尿中转铁蛋白释放铁离子，产生游离 OH^-；⑤刺激肾小管上皮细胞分泌内皮素，产生致纤维化因子。蛋白尿通过上述一系列反应引起肾小管间质进一步损害及纤维化。

9.慢性酸中毒学说

CRF 通过多种途径导致肾脏对酸负荷调节能力下降，而健存的肾单位又会通过多种机制加速酸性物质的产生，久而久之势必会促进肾脏病的进展，因此也有学者把因酸中毒代偿引起的肾脏损害称之为酸中毒矫枉失衡学说。

10.慢性缺氧学说

CRF 患者肾内血流动力学的紊乱会引发肾小球缺氧。缺氧通过促使缺氧诱导因子（HIF-1）表达、肾小管上皮细胞转分化、增加细胞因子和炎症介质释放、诱导肾小球内皮细胞凋亡等机制加速肾损害。

11.尿毒症毒素学说

目前已知尿毒症患者体内至少存在 200 种尿毒症毒素，多数尿毒症毒素对肾组织有毒害作用。常见的尿毒症毒素包括：①蛋白质和氨基酸代谢产物；②尿酸盐和马尿酸盐；③核酸代谢产物；④脂肪酸代谢产物；⑤其他含氮化合物；⑥糖基化终产物和高级氧化蛋白产物。

二、诊断

（一）临床表现

1.水、电解质、酸碱代谢紊乱

（1）水代谢紊乱：肾脏通过其浓缩和稀释功能调节体内水平衡。肾脏的浓缩功能依赖其髓质解剖形态和物质转运功能的完整性，浓缩功能下降的原因主要有：①肾单位中参与浓缩功能的结构破坏；②健存的肾单位分泌过量的前列腺素以拮抗 ADH，损害浓缩功能；③肾小管间质被纤维组织替代，亨氏袢、远曲小管和集合管与相应的血管空间结构排列紊乱，髓质溶质梯度不能维持。肾脏的稀释功能是通过排泄过量的自由水来实现的，功能损害出现较晚，一方面是因为亨氏袢和直小血管结构的破坏，另一方面是由于原尿中大量的溶质无法得到有效稀释。此时，肾脏因总体排水能力下降而发生体内水潴留，可导致充血性心力衰竭和肾功能恶化。

通常当 GFR 下降到 40～30mL/min 时常出现尿量增多；当 GFR 下降到 5～10mL/min 时常出现少尿或无尿。严重的水潴留可导致水中毒，出现血钠过低、血压过高，重者可发生心衰、肺水肿和脑水肿。当患者出现发热、不显性失水、呕吐和腹泻等其他急性疾病时，可因水需求增加而造成脱水，出现血容量不足。

(2)钠代谢紊乱：在 CRF 早期，虽然患者的 GFR 和肾小管重吸收功能均有降低，但二者却建立了一种暂时的平衡，所以早期 CRF 患者血钠水平能保持在正常范围。随着疾病的进展，肾脏调节钠平衡的敏感性逐渐降低，肾单位也出现大量毁损，出现了肾小球钠滤过的减少和钠储量的增多，导致细胞外液容量过多，增加心血管负荷。而机体通过增加心排出量可代偿性增加钠盐的滤过，最终导致低钠。此外，CRF 患者如摄入过量的钠或体内排钠受阻时可发生高钠血症，严重者可诱发恶性高血压和心力衰竭。

(3)钾代谢紊乱：CRF 患者高钾血症较为常见，但在 CRF 早期，在机体的自我调节机制作用下很少出现高钾血症，原因包括：①激活的 RAAS 增加了醛固酮的分泌，增强了对钾的排出；②残存肾单位滤过液中高浓度的 Na^+ 使 Na^+-K^+ 交换作用增加，促进了钾的排泄；③地高辛类药物抑制了 Na^+-K^+-ATP 酶的活性，加速了钾的排泄；④代谢性酸中毒；⑤肾小管对 HCO，重吸收能力下降；⑥局部多巴胺含量的增加加强了远端肾小管钾的排泄能力。

当 GFR 降至 20mL/min 或更低时，极易出现高钾。原因包括：①少尿；②细胞内的 K^+ 大量转移至细胞外；③细胞损伤破裂后 K^+ 外溢；④组织高分解状态；⑤输入库存血；⑥使用影响血钾的药物。高钾血症最严重的并发症是心律失常和心脏骤停，还可伴有心音低钝、心率减弱、乏力、肢体麻木，甚至瘫痪，还可有意识障碍、晕厥等神经系统表现，严重时会出现呼吸肌抑制而导致呼吸停止。

部分 CRF 患者可由于厌食、呕吐、腹泻及使用排钾利尿剂而出现低钾血症。低钾患者可出现消化道麻痹，如腹胀、肠鸣音减弱。循环系统可表现为心律失常，如期前收缩和阵发性心动过速。周围神经系统可表现为肌无力、肌麻痹和腱反射迟钝等。

(4)钙代谢紊乱：在 CRF 初期，虽然患者体内有活性的维生素 D 在肾脏的合成减少，但由于机体对 PTH 合成的抑制和代谢作用减弱，导致继发性甲状旁腺功能亢进，故血钙不会过低。随着肾功能的进一步恶化，低钙血症终将出现，原因包括：①钙摄入不足；②活性维生素 D 的缺乏：由于肾脏实质被破坏 1，25-(OH)-D_3 羟化成，1，25-$(OH)_2$-D_3 发生障碍，加剧了钙摄入的减少；③因为钙磷乘积为一常数，血磷的升高必将导致血钙水平的降低；同时高水平的血磷促使肠道内磷酸根分泌增多，与肠道中的钙结合形成不易溶解的磷酸钙，导致钙摄取障碍；④代谢性酸中毒；⑤降钙素分泌增加。低钙血症常伴有手足搐搦等神经-肌肉症状，特别是酸中毒经补碱改善后。少数 CRF 患者亦可发生高钙血症，多是由于甲状旁腺增生释放过多的甲状旁腺激素引起的，临床上主要表现为骨痛和转移性钙化。

(5)磷代谢紊乱：在 CRF 早期，当 GFR 降至正常值的 20%～30%时，残余肾单位不能维持正常磷的排出而在体内蓄积，可出现高磷血症。在临床上如出现高磷血症，提示肾功能损害已近终末期。在疾病初期，暂时性的血磷过高刺激甲状旁腺分泌过多 PTH，作用于肾小管后减少了磷的重吸收；血中游离钙减少刺激了甲状旁腺分泌 PTH，PTH 通过抑制肾小管对磷的重新收，使磷的排出增多。而当 GFR 持续下降至 20mL/min 以下时残存肾单位排泄磷的能力显著下降，导致磷在体内发生聚集，出现高磷血症。当 GRF 持续下降时升高的 PTH 促使钙和磷从骨骼中释放，而肾脏对 PTH 的反应性降低，肾脏排磷受阻导致血磷水平持续上升。

(6)镁代谢紊乱：在疾病早期镁离子代谢紊乱情况不多见，但当 GFR＜30mL/min 时，由于镁的排出减少，常伴发有高镁血症，患者可表现出嗜睡、言语障碍、血压下降、心室传导阻滞或腱反射消失等。

(7)代谢性酸中毒：肾脏调节体内酸碱平衡主要通过肾小管对碳酸氢盐的重吸收和排泌酸性物质来完成。早期 CRF 患者通常可通过代偿作用耐受体内酸碱失衡，当 GFR＜25mL/min 时则会发生不同程度的代谢性酸中毒。主要发病机制包括：①健存肾单位代偿性增加 H^+ 排泄；②残余肾单位氨的产生增加；③肾小管铵的产生不足；④肾小管的泌 H^+ 功能受损；⑤肾小管重吸收碳酸氢盐的能力下降；⑥酸性代谢产物潴留。

轻度酸中毒可无症状，中度以上的酸中毒可出现恶心、呕吐、腹痛、深大呼吸、烦躁等，重度酸中毒最主要的危害是导致心血管系统和中枢神经系统功能障碍。酸性环境可导致机体对儿茶酚胺反应性降低，降低心肌收缩力，严重的还可发生致死性的室性心律失常。中枢神经系统受到功能性抑制会出现神志障碍、嗜睡和昏迷。

2.循环系统

心血管系统病变及其并发症是 CRF 患者的首位死亡原因。据调查在 CRF 患者中有心功能不全者占到 30%，而发生心脏结构改变者则占到 85%以上。心血管系统异常主要包括高血压和左心室肥大、动脉粥样硬化和血管钙化、尿毒症性心肌病、充血性心力衰竭、心包炎和心脏瓣膜病等。

(1)高血压和左心室肥大：CRF 患者高血压发生率达 80%，病因包括水钠潴留、肾素血管紧张素系统(RAAS)激活、内源性洋地黄样物质的作用、内皮素和 NO 的作用以及肾脏分泌的诸如 PGE_2、PGI_2、激肽等抗高血压物质的减少等。水钠潴留所致的高血压经透析除去多余的水钠后血压可恢复正常，由肾素水平升高所致的血压增高患者使用 ACEI 和血管紧张素Ⅱ受体拮抗剂后血压可恢复正常。高血压早期症状不明显，后期可出现恶心、乏力等，持续的高血压可出现心肌损害。眼底检查结果常随高血压的严重程度而异，表现为血管痉挛、反光增强、明显出血和渗出等。

左心室肥厚是 CRF 患者最常见的心血管并发症，与长期高血压、容量负荷过重和贫血有关。左心室肥厚可导致尿毒症心肌病和充血性心力衰竭。

(2)动脉粥样硬化和血管钙化：动脉粥样硬化与 CRF 患者冠心病和脑血管意外的高发率呈正相关，其中血液透析患者的病变程度较透析前患者重。发生原因包括：①高血压所致的血流动力学改变等机械因素增加了血管壁张力，促进巨噬细胞向血管内膜迁移，引起血管缺血和出血；②代谢和体液性因素促进了血管内单核细胞的聚集，氧自由基的产生可引起血管壁的损害；③钙磷代谢紊乱诱导了主动脉瓣钙化。动脉粥样硬化的结果一方面会引起动脉结构的重塑，另一方面还可导致心脏结构的改变和心肌供血不足。

(3)尿毒症性心肌病：尿毒症性心肌病是指尿毒症毒素所致的特异性心肌功能障碍，发病类型包含左心室肥厚伴收缩功能正常和扩张性心肌病伴收缩功能不全两种。近年来，PTH 被认为是导致尿毒症性心肌病的重要因素，因为 PTH 不仅能引起心肌内转移性钙化，而且还能抑制心肌细胞膜 Ca^{2+}-ATP 酶和 Na^+-K^+-ATP 酶活性，促进细胞钙负荷增多。主要的临床表现包括左室肥厚、左室舒张功能障碍、充血性心力衰竭、心律失常和缺血性心肌病等。

(4)充血性心力衰竭：充血性心力衰竭是 CRF 患者循环系统方面最常出现的并发症和致

死因素，病程中极易发生心功能不全。水钠潴留、高血压、贫血、酸中毒、电解质紊乱、心肌缺血缺氧等均参与了充血性心力衰竭的发生。急性左心衰竭常表现为心悸、气促、端坐呼吸，严重者出现急性肺水肿。右心衰竭常表现为乏力、颈静脉怒张、肝大和双下肢水肿。

(5)心包炎：CRF 患者发生率超过 50%，但仅有 6%～17%的患者有明显临床症状，临床上常见有尿毒症性心包炎和透析相关性心包炎，前者主要发生于透析前或透析初始期，由尿毒症本身代谢异常引起。后者可能与透析不充分、体液及某些毒素特别是中分子物质和 PTH 等蓄积有关。病理上两类心包炎都可有渗出、出血，可发展成亚急性或慢性缩窄性心包炎，常有胸痛，卧位及深呼吸时症状加剧。

在尿毒症性心包炎患者中有 15%～55%的患者合并有心包积液，症状与心包积液量、积液的发展速度和心包腔的顺应性有关，少量的心包积液可以依靠超声心动图和 X 线做出诊断，常无临床症状。大量心包积液可影响血流动力学而引发呼吸困难和刺激性咳嗽等表现，体检时有心音低钝、遥远、心浊音界扩大、奇脉、脉压减小和肝肿大等。

3.呼吸系统

CRF 患者由于免疫功能减低，极易发生支气管肺炎、间质性肺炎和胸膜炎等。CRF 早期常可出现肺活量减低，限制性通气障碍和氧弥散能力下降，进入尿毒症期则可出现尿毒症性肺、尿毒症性胸膜炎及肺钙化，是 CRF 患者最主要的死亡原因之一。

尿毒症性肺病理上主要是以肺水肿为主，肺泡上形成富含纤维蛋白的透明质膜，主要是由于 CRF 时体液过多、低蛋白血症、充血性心功能不全和尿毒症毒素潴留引起，一般多见于尿毒症晚期。临床上常表现为咳嗽、血痰和呼吸困难。尿毒症性胸膜炎发生率可达 15%～20%，可出现胸腔积液，积液可呈漏出液或血性，单侧或双侧可同时发生。肺钙化是继发性甲状旁腺引起的转移性钙化在肺部的表现，病理上可见肺泡间隔钙质沉着和纤维化。临床可表现为干咳、气短、PaO_2 及动脉氧含量下降。同时 CRF 患者由于免疫力降低、营养不良、贫血等使机体防御能力降低，肺结核发生率比一般人群高。

4.消化系统

消化系统症状是 CRF 最早和最突出的表现，早期可有厌食、食后胃肠饱胀感。后期可出现恶心、呕吐、腹泻，严重者可致水、电解质和酸碱平衡紊乱。尿毒症期大部分患者还可出现胃或十二指肠溃疡，溃疡发生率可达 60%以上，可伴有消化道出血，糜烂性胃炎是 CRF 患者发生上消化道出血最常见的原因，其次是消化性溃疡。此外，CRF 患者还可出现急腹症，当出现持续性腹痛时应警惕急性胰腺炎和腹膜炎的可能。

5.血液系统

在血液系统方面 CRF 患者主要表现有贫血、出血倾向和血栓。

(1)贫血：当患者血清肌酐超过 309.4μmol/L 时，绝大多数患者会出现贫血，并随着肾脏功能的减退而加剧。贫血多为低增生性、正常细胞正色素性贫血。发病原因主要有促红细胞生成素(EPO)生成减少，红细胞生成障碍，溶血，造血原材料不足、甲状旁腺功能亢进和感染状态等。

(2)出血倾向：患者常表现为鼻出血、月经量多、术后止血困难、胃肠道出血以及皮肤瘀斑等，严重者可出现心包出血、颅内出血等。出血倾向的病因主要包括血小板功能异常，血小板聚集、黏附和释放功能异常以及部分凝血因子的缺乏(凝血因子Ⅱ、Ⅶ、Ⅸ、Ⅹ等)。

(3)血栓:CRF 患者发生血栓主要表现在动静脉内瘘易发生堵塞,这考虑与血小板功能亢进有关,同时还可能与 CRF 患者体内血纤维蛋白原和Ⅷ因子水平增高导致的纤溶系统失衡相关。

6.神经-肌肉系统

神经系统异常分为中枢神经系统(CNS)病变和周围系统神经(SNS)病变。CNS 异常在疾病早期主要为功能抑制,可表现为记忆力、定向力的障碍,主要为脑实质的水肿和胶质细胞的变性。SNS 异常发生更为普遍,约 60%的患者在进入透析之前即有不同程度的 SNS 损害,主要表现在肌肉萎缩和活动能力下降,同时可伴有感觉异常。

(1)尿毒症脑病:患者早期可出现乏力、易疲倦、焦虑、记忆力减退、烦躁等症状,随着疾病的进展患者可出现定向力障碍和精神错乱,表现为反应淡漠、抑郁、谵妄、幻觉、精神异常等,晚期可有多灶性肌痉挛和昏迷等重症表现。

(2)周围神经病变:感觉性神经障碍更为显著,最常见的是肢端袜套样感觉丧失,也可有肢体麻木、深反射迟钝或消失、肌肉震颤、痉挛、不宁腿综合征等。

(3)尿毒症性肌病:常发生于尿毒症晚期,表现为严重的肌无力,近心端肌肉受累为主,可伴有举臂或起立困难、企鹅样步态等。原因主要为活性维生素 D_3 缺乏、甲状旁腺素水平增高、铝集聚和营养不良等,患者可有骨痛、自发性骨折、关节炎和关节周围炎以及肌腱断裂等症状。

7.骨代谢异常

肾性骨营养不良(肾性骨病)包括高转化型骨病、低转化型骨病和骨容量异常。有 10%的 CRF 患者在透析前会出现骨痛、行走不便和自发性骨折等表现,约有 35%和 90%的患者可分别经 X 光和骨组织活检而被发现。

(1)高转化性骨病:常见的有纤维囊性骨炎,主要由 PTH 过高引起,由于破骨细胞过度活跃引发骨盐溶化,取而代之的是纤维组织,故形成纤维囊性改变而易发生骨折。X 线检查显示有可见的骨骼囊样缺损和骨质疏松。

(2)低转化性骨病:主要包括骨软化症和骨再生障碍。骨化三醇不足和(或)铝中毒可引起骨组织钙化,而未钙化的骨组织过分堆积形成骨软化组织,成人多发生在脊柱和骨盆。骨再生障碍主要与血 PTH 浓度偏低和成骨因子不足有关。

(3)骨容量异常:即骨质疏松,最常见的是透析相关性淀粉样变骨病(DRA),该病变只发生于长期透析的患者中,原因可能是由于 β_2 微球蛋白发生淀粉样变之后沉积于骨组织所致。

8.蛋白质、糖类代谢紊乱

CRF 患者除了会发生蛋白质代谢产物的蓄积以外,还会出现血清白蛋白、血浆和组织必需氨基酸水平的下降,造成蛋白质分解增多、合成减少以及肾脏排出障碍,含氮物质在体内的蓄积会加重肾功能的恶化。糖代谢异常主要表现为糖耐量减低和组织对胰岛素的敏感性降低,前者多见。糖耐量减低主要与胰高血糖素升高、胰岛素受体障碍等因素有关,表现为空腹血糖水平或餐后血糖水平升高,但晚期患者会出现低血糖现象。

（二）实验室检查

慢性肾衰竭是多系统损害的综合征，对各个系统的检查都应该及时、尽早的进行，在对肾衰竭的程度进行评估时既要明确病史、症状和体征，同时又要及时了解反应肾脏功能的各项实验室及影像学检查。

1.尿液检查

早期CRF患者尿液成分中会出现镜下血尿、管型尿、24小时蛋白定量和糖含量增高，而晚期肾功能损害明显时尿蛋白反而减少，尿沉渣镜检有不同程度的血尿，管型尿，粗大宽阔的蜡状管型对慢性肾衰竭有诊断价值。

2.电解质和血清免疫学检查

慢性肾衰竭患者常出现代谢性酸中毒和电解质紊乱，应注重对HCO_3^-、K^+、Na^+、Ca^{2+}、Mg^{2+}和P^{3+}的测定，同时应严密监测血气值和二氧化碳结合力。血清免疫学检查包括血清IgA、IgM、IgG、补体C_3和C_4、T淋巴细胞亚群和B淋巴细胞群CD_4/CD_8的比值等。

3.血液检查

因CRF时极易发生肾性贫血，需定期检测血清铁浓度、总铁结合力、血浆转铁蛋白等。当血清铁＜90μg/dL、铁蛋白＜100μg/dL时需要补充铁剂，当血红蛋白＜60g/L，可以考虑给予输血。

4.肾功能检查

目前临床上常用肾小球滤过率(GFR)来评估肾脏功能，此外还将血清肌酐(Scr)、内生肌酐清除率(Ccr)和血尿素氮(BUN)作为评价肾功能的指标。男性Scr＜106μmol/L，女性Scr＜88μmol/L为正常水平，当Scr＞133μnol/L或Ccr＜80mL/min即认为发生了肾功能减退。在排除因高蛋白饮食、脱水、低血容量、感染、胃肠道出血以及药物引起的BUN升高因素外，出现BUN＞7.1μmol/L应警惕有发生肾功能受损的可能性。

5.肾小管功能的检查

肾小管功能障碍可使尿浓缩功能受损，出现尿比重和尿渗透压降低。临床常用的检测指标包括α_1微球蛋白(α_1-MG)、β_2微球蛋白(β_2-MG)、尿视黄醇结合蛋白(RBP)和尿N-乙酰-β-葡萄糖苷酶(NAG)。

6.肾性骨病的检查

包括血液生化、尿生化和骨活检，其中骨活检是诊断肾性骨病的“金标准”。血液生化中的检测项目包括碱性磷酸酶、甲状旁腺素(PTH)和骨钙素(BGP)等。

7.影像学检查

B超、X线、CT等影像学检查可以显示肾脏和泌尿系统的形态学改变。核医学有助于明确骨病和肾脏功能。胸部的影像学检查可发现患者是否有心脏扩大、心包积液、肺水肿和肺部感染等。

8.其他相关检查

心电图、骨密度、肌电图、MRI和感染患者病原体的检查有助于明确病因，短期内肾功能迅速恶化者在无禁忌证的情况下可实施肾活检。

(三)诊断与鉴别诊断

由于CRF起病隐匿,且肾脏本身具有巨大的代偿能力,故轻度症状不易被发现,患者就诊时多数已进入晚期,因此对于不明原因的恶心、呕吐、嗜睡、高血压及视力障碍、面部水肿和肤色萎黄、伴有肾脏病家族史者应警惕本病的存在。在对CRF进行诊断时要从以下要点入手。

1.慢性肾衰竭诊断的主要内容

对CRF患者进行诊断时,其主要内容包括:①CRF的确立与分期;②病因诊断(如慢性肾小球肾炎、糖尿病肾病、高血压性肾脏损害);③并发症的诊断(如肾性贫血、肾性骨病、感染、出血);④是否存在加重肾功能恶化的急性可逆因素。

2.急诊针对CRF患者的诊治思路

急诊工作中,应在认真分析患者病史、症状、体征和实验室检查结果的基础上,按以下步骤进行诊治:①尽快明确是否存在严重高血压、心衰、严重酸中毒、严重高钾血症、严重出血等可能危及患者生命的急性并发症,并给予相应的对症处理;②在病情允许的情况下,根据是否存在长期肾功能不全的病史、B超是否存在肾脏萎缩、是否存在贫血等指标判断是否为CRF;③明确是否为CRF急性加重或合并有AKI,找出导致肾功能急性加重的诱因并积极予以改善;④尽可能明确CRF的病因诊断。

3.慢性肾衰竭的鉴别诊断

①肾前性氮质血症:肾前性氮质血症在病程的早期常表现出血清尿素氮和肌酐的不平行上升,同时伴有尿比重的升高。在有效循环血量补足72小时后肾前性氮质血症患者的血清肌酐、尿素氨水平会恢复正常,而慢性肾衰竭患者的肾功能则很难恢复;②急性肾衰竭:根据肾衰竭病史的长短、影像学检查结果(如B超、CT等)、贫血情况、指甲肌酐水平、甲状旁腺激素水平等指标可以做出正确的判断。

三、治疗

1.早中期慢性肾衰竭的防治对策和措施

(1)及时、有效地控制高血压:24小时持续、有效地控制高血压,对保护靶器官具有重要作用,也是延缓、停止或逆转CRF进展的主要因素之一。透析前CRF(GFR≤10mL/min)患者的血压,一般应当控制在120～130/75～80mmHg以下。

(2)ACEI和ARB的使用:血管紧张素转化酶抑制剂(ACEI)和血管紧张素Ⅱ受体拮抗剂(ARB)具有降压、减低高滤过、减轻蛋白尿的作用,这些药物能够减慢、在一些病例中甚至能够延缓肾衰竭的进展,降低死亡率。但注意有可能引起高钾、血清肌酐水平一过性增高等。

(3)严格控制血糖:严格控制血糖,使糖尿病患者空腹血糖控制5.0～7.2mmol/L(睡前6.1～8.3mmol/L),糖化血红蛋白(HbA1c)<7%,可延缓患者CRF进展。

(4)控制蛋白尿:将患者蛋白尿控制在<0.5g/d或明显减轻微量白蛋白尿,均可改善其长期预后,包括延缓CRF病程进展和提高生存率。

(5)饮食治疗:除非有禁忌证,推荐成人低盐饮食,每日钠的摄入量<90mmol(<2g)(相当于5g NaCl)。应用低蛋白、低磷饮食,单用或加用必需氨基酸或α-酮酸(EAA/α-KA),可能具

有减轻肾小球硬化和肾间质纤维化的作用。

(6)其他：改善贫血、减少尿毒症毒素蓄积、应用他汀类降脂药、戒烟等，很可能对肾功能有一定保护作用。积极寻找可逆因素，治疗原发病非常重要。

2.CRF 的药物治疗

(1)改善酸中毒和水、电解质紊乱：①改善代谢性酸中毒：代谢性酸中毒的处理，主要为口服碳酸氢钠($NaHCO_3$)，轻者 1.5～3.0g/d 即可；中、重度患者 3～15g/d，必要时可静脉输入。对有明显心力衰竭的患者，要防止 $NaHCO_3$ 输入量过多，输入速度宜慢，以免心脏负荷加重；②水钠紊乱的防治：为防止出现水钠潴留需适当限制钠摄入量，一般 NaCl 摄入量应不超过 6～8g/d。有明显水肿、高血压者，钠摄入量一般说来 2～3g/d(NaCl 摄入量 5～7g/d)，个别严重病例可限制为 1～2g/d(NaCl 2.5～5g)。也可根据需要应用袢利尿剂。对严重肺水肿急性左心衰竭者，常需及时给予血液透析或持续性血液滤过，以免延误治疗时机；③高钾血症的防治：a.改善酸中毒，除口服碳酸氢钠外，必要时(血钾＞6mmol/L)可静脉给予碳酸氢钠 10～25g，根据病情需要 4～6 小时后还可重复给予；b.给予袢利尿剂，最好静脉或肌内注射呋塞米 40～80mg(或布美他尼 2～4mg)；c.应用葡萄糖-胰岛素溶液输入(葡萄糖 4～6g 中，加胰岛素 1U)；d.口服降钾树脂，一般每次 5～20g，3 次/天，增加肠道钾排出；e.对严重高钾血症(血钾＞6.5mmol/L)，且伴有少尿、利尿效果欠佳者，应及时给予血液透析治疗。

(2)高血压的治疗：血管紧张素转化酶抑制剂(ACEI)、血管紧张素Ⅱ受体拮抗剂(ARB)、Ca^{2+} 通道拮抗剂、袢利尿剂、β 受体阻滞剂、血管扩张剂等均可应用，以 ACEI、ARB、钙通道拮抗剂的应用较为广泛。透析前慢性肾衰患者的血压应＜130/80mmHg，但维持透析患者血压一般不超过 140/90mmHg 即可。

(3)贫血的治疗和 rHuEPO 的应用：目前的治疗药物主要为刺激红细胞生成类药物(ESA)及铁剂。排除失血等因素，Hb＜100～110g/L 或 Hct＜30%～33%，即可开始应用 rHuEPO 治疗。一般开始用量为每周 80～120U/kg，分 2～3 次注射(或 2000～3000U/次，每周 2～3 次)，皮下或静脉注射。直至 Hb 上升至 110g/L 如 Hb＞130g/L，宜谨慎观察。补充铁剂治疗作为 CKD 贫血的初始治疗往往是有效的，静脉给药较口服给药效果更快更理想。有活动性恶性肿瘤或者近期有恶性肿瘤病史的患者不推荐 ESA 治疗。在维持达标的前提下，每个月调整用量 1 次，适当减少 EPO 的用量。个别透析患者 rHuEPO 剂量可能需有所增加(每次 3000～4000U，每周 3 次)，但不应盲目单纯加大剂量，而应当首先分析影响 rHuEPO 疗效的原因，有针对性地调整治疗方案。

(4)低钙血症、高磷血症和肾性骨病的治疗：矿物质代谢异常在 CKD2 期即已出现，患者如未得到及时诊治，终将发生代谢性骨病(肾性骨营养不良)。慢性肾脏病矿物质和骨异常(CKD-MBD)包括以下三种异常：①钙、磷、甲状旁腺激素和维生素 D 代谢异常；②骨转运、骨矿化、骨容量和骨的生长异常；③血管和软组织钙化。

当 GFR 小于 30mL/min 时，除限制磷摄入外，以碳酸钙较好。$CaCO_3$ 口服一般每次 0.5～2g，每日 3 次，餐中服用。对明显高磷血症[血磷＞7mg/dL (2.26mmol/L)]或血清 Ca、P 乘积＞65mg/dL 者，则应用不含钙的磷结合剂。

对明显低钙血症患者，可口服 $1,25(OH)_2D_3$，凡口服骨化三醇患者，治疗中均需要监测血

Ca、P、PTH 浓度，使透析前患者血 iPTH 保持在 35～110pg/mL。使透析患者血钙磷乘积尽量接近目标值的低限（CaXP＜55mg/dL 或 4.52mmol/L），血 PTH 保持在 150～300pg/mL，以防止生成不良性骨病。对已有生成不良性骨病的患者，不宜应用骨化三醇或其类似物。

(5)高脂血症的治疗：透析前慢性肾衰患者与一般高血脂者治疗原则相同，应积极治疗。但对维持透析患者，高脂血症的标准宜放宽，血胆固醇水平保持在6.5～7.8mmol/L(250～300mg/dL)，血甘油三酯水平保持在 1.7～2.3mmol/L(150～200mg/dL)为好。

(6)口服吸附疗法和导泻疗法：口服氧化淀粉或活性炭制剂、口服大黄制剂或甘露醇（导泻疗法）等，应用胃肠道途径增加尿毒症毒素的排出。

(7)其他：①合并糖尿病的患者，要注意控制血糖。推荐糖化血红蛋白（HbA1c）的目标值为 7%；对于有低血糖风险的患者，HbA1c 的目标值不低于7%，建议对于有合并疾病、预期寿命有限和有低血糖风险的患者，HbA1c 的目标值可以高于 7%；②高尿酸血症通常不需药物治疗，但如有痛风，则予降尿酸药物治疗；③皮肤瘙痒：口服抗组胺药物，控制高磷血症及强化透析，对部分患者有效。

3.尿毒症的替代治疗

当 GFR 10mL/min 以下（Scr＞707μmol/L）并有明显尿毒症临床表现，经治疗不能缓解时，则应进行透析治疗。KDIGO 指南强调肾脏替代治疗开始的时机重点考虑临床症状。对糖尿病肾病，可适当提前（GFR 10～15mL/min）安排透析。血液透析和腹膜透析的疗效相近，但各有其优缺点，在临床应用上可互为补充。透析疗法仅可部分替代，而不能代替其内分泌和代谢功能。患者通常应先做一个时期透析，待病情稳定并符合有关条件后，可考虑进行肾移植术。

(1)血液透析：选择血液透析的患者应在 RRT 开始时拥有有效、永久的血管通路。自体动静脉内瘘具备极好的长期通畅率，与其他类型的血管通路相比，一直有着最低的死亡风险。血透治疗一般每周做3 次，每次 4～6 小时。在开始血液透析 4～8 周内，尿毒症症状逐渐好转。透析治疗间断地清除溶质的方式使血容量、溶质浓度的波动较大，不符合生理状态，甚至产生一些不良反应。研究提示，增加透析频率（如每日透析），而每周透析总时间不变，则透析更充分，更符合生理特点。长期坚持透析，选择合理的透析模式，配合药物治疗，大多数患者能较好地生活、工作。

(2)腹膜透析：持续性不卧床腹膜透析疗法（CAPD）设备简单，易于操作，安全有效，可在患者家中自行操作。选择腹膜透析的患者在开始透析前 3～4 周应行腹透管置入术；每日将透析液输入腹腔，并交换 4 次（6 小时一次），每次约 2L。CAPD 持续地进行透析，对尿毒症毒素持续地被清除，血容量不会出现明显波动，故患者也感觉较好。CAPD 在保存残存肾功能方面优于血液透析。由于装置和操作的改进，腹膜炎等并发症已大为减少。CAPD 尤其适用于老人、心血管功能不稳定者、糖尿病患者。

(3)肾移植：成功的肾移植会恢复正常的肾功能（包括内分泌和代谢功能），可使患者几乎完全康复。移植肾可由尸体供肾或亲属供肾（由兄弟姐妹或父母供肾），以后者肾移植的效果更好。要在 ABO 血型配型和 HLA 配型合适的基础上，选择供肾者。肾移植需长期使用免疫抑制剂，以防出现排斥反应，常用的药物为糖皮质激素、环孢素（或他克莫司）、硫唑嘌呤（或麦考酚吗乙酯)等。近年肾移植的疗效已明显改善,尸体供肾移植肾的存活率有较大提高,其 1 年存活率约为 90%,5 年存活率约为 70%。由于移植后长期使用免疫抑制剂,故并发感染者增加,恶性肿瘤的患病率也有增高。

第三节　肾病综合征

肾病综合征(NS)是以大量蛋白尿(>3.5g/d)、低蛋白血症(血浆白蛋白<30g/L)、水肿、高脂血症为基本特征的临床综合征。其中前两者为诊断的必备条件。

肾病综合征可分为原发性肾病综合征和继发性肾病综合征两类。原发性肾病综合征可由多种病理类型的原发性肾小球肾炎所引起,其病理类型与慢性肾炎相似,肾病综合征与慢性肾炎的根本区别在于尿蛋白的多少。其发病机制也主要为免疫损伤。

一、临床表现

1.症状体征

绝大部分有尿量减少和不同程度的水肿,可有多浆膜腔积液,水肿严重者可有高血压、心力衰竭、肺水肿。

2.实验室检查

尿液检查表现为大量蛋白尿(尿蛋白定量>3.5g/d)伴或不伴血尿,血浆白蛋白<30g/L,可有氮质血症,血脂增高。

肾脏活体组织检查可表现为原发病的各种病理类型,对于指导治疗和判断预后具有重要价值。

3.并发症

(1)感染:感染是常见并发症,与尿中免疫球蛋白、补体、B 因子和 D 因子的丢失导致免疫功能低下以及营养不良、激素和细胞毒药物的使用有关,感染可发生于呼吸道、泌尿道、皮肤和腹腔等,可无明显临床症状。感染是肾病综合征复发、激素抵抗的重要原因。在使用激素的患者,是否并发了感染,不能以血象高为依据,应以局部的症状和体征为依据。

(2)血栓和栓塞:尿中丢失大量抗凝物质导致血液抗凝能力下降,高脂血症、血液浓缩等可使血液黏滞度升高导致血液凝固性增强,利尿剂、激素使用以及血小板功能亢进进一步加重高凝状态,这些因素的综合作用,使患者易于发生血栓形成,以深部静脉血栓形成最常见,若栓子脱落,可出现肺栓塞,轻者可无症状,重者可导致迅速死亡。

(3)急性肾功能衰竭:血浆白蛋白浓度下降导致血液胶体渗透压下降、血液中水分大量渗出到血管外,有效循环血容量不足导致肾脏血流量下降、肾小球滤过率下降,而发生氮质血症、少尿。肾间质高度水肿压迫肾小管、肾小管管腔内蛋白管型堵塞、肾静脉血栓形成等因素也可导致急性肾功能衰竭。临床上表现为少尿或无尿,扩容及利尿治疗效果不好。

(4)蛋白质和脂肪代谢紊乱:蛋白代谢呈负平衡,可造成患者营养不良、机体抵抗力下降、生长发育迟缓、内分泌紊乱等。由于肝脏代偿性合成白蛋白的同时,也合成大量的脂蛋白,导致高脂血症，高脂血症除了加重高凝状态外，也会加速肾小球硬化和全身大中型动脉的粥样硬化。

4.诊断和鉴别诊断

凡同时具备大量蛋白尿（>3.5g/d）和低蛋白血症（血浆白蛋白<30g/L），可诊断为肾病综合征，但在诊断为原发性肾病综合征之前，必须严格排除以下系统性疾病。

（1）狼疮性肾炎：好发于青年女性，有蝶形红斑、盘状红斑、多发性口腔溃疡、多发性关节炎、光敏性皮炎、多发性浆膜腔积液、血象改变（至少两系，单纯贫血不能作为诊断依据）、神经精神症状、抗核抗体阳性、其他免疫血异常（其他自身抗体阳性、血清 C3 下降、血沉增快等）等指标占 3 条以上。肾活检行免疫荧光检查 IgA、IgG、IgM、C3 等呈“满堂亮”表现。

（2）紫癜性肾炎：好发于青少年，有典型的肢体远端对称性针尖样出血性皮疹，可伴有关节痛、腹痛及黑便。

（3）糖尿病肾病：好发于中老年，糖尿病病史 5 年以上，有特征性眼底病变，肾活检可表现为系膜、基底膜的广泛性病变，可有较多的肾小球肥大，典型的具有诊断意义的病变为 K-W 结节（结节性小动脉硬化），若肾活检为微小病变应高度怀疑糖尿病合并原发性肾小球疾病，对于这类患者可给予激素治疗。

（4）肾淀粉样变性：好发于中老年，是全身多器官受累的一部分。原发性淀粉样变性病因不清楚，继发性淀粉样变性多继发于慢性化脓性感染、结核、恶性肿瘤等疾病。患者可有舌胖、舌边有齿印，超声示肝大、脾大、肾体积增大，肾活检刚果红染色可见系膜区广泛的淀粉样蛋白沉积，采用特异的单克隆抗体染色，可以分型。

（5）骨髓瘤肾病：好发于中老年男性，患者可有骨痛、尿本周蛋白阳性、血清球蛋白异常增高，蛋白电泳可显示特殊的 M 带，骨穿可见浆细胞比例超过 10%。

（6）乙肝肾炎：好发于儿童及青少年，肾脏病变五花八门，但常见的病理类型为膜性肾病和系膜毛细血管性肾小球肾炎等，肾组织内能找到乙肝标志物。

二、治疗

（一）治疗原则

肾病综合征的临床诊断并不困难，如需进行肾活检、获得病理学资料也相当方便，那么最考验肾脏科医师的就是治疗。在推崇循证医学的现代，出现了越来越多的临床指南，似乎明确诊断之后按图索骥即可，降低了当医师的难度。实际上并非如此，基于证据的临床指南可以提供参考，避免原则上的错误，但不能机械地遵守，在治疗过程中患者的情况千变万化，如何做出合理的调整更能体现一个医师的水平。肾病综合征病因繁多，并发症复杂，其治疗需要全面考虑，方方面面都要考虑周全。继发性肾病综合征首要的是治疗原发疾病，原发性肾病综合征则应根据其病理类型制定相应的治疗方案。

1.一般治疗

（1）休息：一般推荐肾病综合征患者以卧床休息为主，有利于增加肾脏血流量、利尿及减少尿蛋白。严重水肿的患者本身也行动不便，不宜过多活动以防止意外，但仍应保持适当的床上及床旁活动，以减少发生感染及血栓的机会。蛋白尿缓解后再逐渐增加活动量，应监测尿蛋白变化作相应的调整，无论什么情况都不应剧烈运动。

(2)饮食：肾病综合征患者常常因为胃肠道黏膜水肿和腹水而导致胃肠道症状，包括食欲下降、恶心、呕吐乃至厌食。因此饮食应以清淡、易消化为主要原则，同时保证足够的营养。①水、钠摄入：肾病综合征是继发性高醛固酮血症的重要原因，尿钠排泄会下降到极低的水平，这导致严重的水钠潴留。限水和限钠是一个最基本的饮食要求。但过于清淡的饮食会影响食欲，不利于患者摄入足够营养。而且临床上对患者水、钠平衡的评价也存在一定的不确定性，因此具体的限制有赖于个体状况。一般成人患者推荐每天摄入 2～3g 的食盐(50～70mmol 的钠)，味精、酱油等含钠较多的调料也应尽量少用。限盐是治疗的基本措施是重度水肿的患者每日盐摄入量 1.7～2.3g(75～100mmol)，轻、中度水肿患者每日盐摄入量 2.3～2.8g(100～120mmol)每天摄入液体一般不超过 1.5L，少尿的患者可以根据前一日的尿量加上约 500mL 不显性失水来粗略估计液体摄入量。需要注意这个液体摄入量不仅是指饮水，还包括其他食物中所含的水分；②蛋白摄入：在肾功能受损的患者，低蛋白饮食的治疗作用已经得到公认，被认为有助于保护肾功能。但肾病综合征患者应该摄入多少量的蛋白还存在争议。在肾病综合征患者存在蛋白丢失、高分解代谢等病理生理改变，尽管肝脏合成蛋白量是增加的，仍不能保证机体需要。患者整体上处于负氮平衡状态，理论上应该增加饮食蛋白的摄入才能弥补。但研究表明，摄入太多蛋白并不能改善低蛋白血症，甚至可能导致肾小球高滤过和蛋白尿进一步增加，加重肾脏损伤。相反，低蛋白饮食＜0.8g/(kg · d)可以减轻蛋白尿，但这可能加重肾病综合征患者的肌肉消耗和营养不良。看来蛋白摄入过多、过少都有不足之处。大多数情况下医师选择维持接近正常水平的蛋白摄入，以求在治疗需要、营养及患者口味间达成相对平衡。因此尽管目前没有足够的循证医学证据支持，还是推荐正常水平的蛋白摄入 0.8～1g/(kg · d)。摄入的蛋白应以优质蛋白为主。此外国内报道黄芪、当归等中药可以有效增加肝脏蛋白合成，改善肾病综合征患者蛋白代谢紊乱。一般情况下不主张静脉输注白蛋白，在严重低白蛋白血症导致低血容量甚至肾功能不全的情况下，从静脉输入适量白蛋白是有益的。但这种疗法的效果非常短暂，输入的白蛋白大多数在 48 小时内经尿排泄，补充白蛋白不能有效改善低蛋白血症。而且静脉输入过多白蛋白还可能加重肾小球滤过负担及损伤肾小管，引起所谓的“蛋白超负荷肾病”。甚至导致急性肺水肿等并发症。所以除非存在严重的血流动力学问题(低血容量甚至肾功能不全)和(或)难治性水肿，否则不推荐静脉使用白蛋白，这从医疗和经济上考虑都是明智的；③脂肪摄入：肾病综合征患者往往合并高脂血症，因此需要控制脂肪摄入，尤其是饱和脂肪酸。适当摄入不饱和脂肪酸是有益的，一项动物试验研究表明，鱼油可以降低血脂、减少尿蛋白及减轻肾小球硬化；④其他营养成分：尿中丢失的铁、锌等微量元素可以通过正常的饮食得到补充。由于肾病综合征患者常应用糖皮质激素治疗，故建议常规补充钙和活性维生素 D_3，以减少骨质疏松发生的可能。

2.蛋白尿的治疗

肾小球滤过屏障受损导致蛋白尿是肾病综合征的基本病理生理改变，如何减少尿蛋白是治疗肾病综合征的关键。

(1)免疫抑制治疗：这是目前肾病综合征最主要的治疗手段，常用药物有三类，包括糖皮质激素(泼尼松、泼尼松龙)、细胞毒类药物(环磷酰胺、苯丁酸氮芥)及免疫抑制药(霉酚酸酯、环孢素 A、他克莫司及来氟米特等)。目前并没有一个统一的治疗方案,所用药物的组合、剂量及疗程等依具体病因及病理类型而异,儿童和成人也有很大差别。

(2)血管紧张素转换酶抑制药(ACEI)和血管紧张素Ⅰ型受体拮抗药(ARB):肾素-血管紧张素系统(RAS)的激活是蛋白尿的核心发病机制之一。在动物和人类试验都已经证实抑制 RAS 可以有效减少蛋白尿。因此在蛋白尿疾病中 ACEI 和 ARB 被推荐作为降尿蛋白的一线药物使用,而不管患者是否存在高血压,肾病综合征也不例外。一般认为这两类药物通过扩张出球小动脉降低肾小球内压力,减少蛋白尿。也有研究证实它们有直接保护肾小球滤过屏障的作用。此外,大量临床研究证实了 ACEI 和 ARB 的肾保护作用,不管是在糖尿病还是非糖尿病肾病,这种保护和其降蛋白尿作用是相关的。但是在肾病综合征患者应用 ACEI 和 ARB 也需要谨慎。它们可能暂时导致血肌酐上升,30%以内的升高是可以接受的,超过这个程度要考虑暂时停药并且寻找可能的原因,例如肾动脉狭窄或低血容量。此外要警惕高钾血症,当血钾超过 5.5mmol/L 时要考虑减量或停药。同时应用β受体阻滞药、保钾利尿药和环孢素 A 可能增加高血钾的风险。ACEI 和 ARB 的降蛋白尿效果和剂量关系密切,国外研究证实大剂量应用有更好的降蛋白尿作用,例如厄贝沙坦可以用到 900mg/d,但国人很难耐受。在使用 ACEI 和 ARB 时应定期监测血压、血肌酐及血钾水平,在可以耐受的情况下逐步增加剂量以达到最佳疗效。合用 ACEI 和 ARB 理论上会有更好的效果,最近的一个荟萃分析也显示两者联用确实有额外的降蛋白尿效果,尽管有高钾血症的趋势。但是从"Ontargen"多中心研究来看,两者合用并没有体现出期望的优势,合用后尽管蛋白尿进一步减少,但是在生存和肾脏终点(肾衰竭或开始透析时间)上并没有显示益处,在有些患者甚至是有害的,低血压、高血钾及血肌酐上升的风险增加。

(3)其他药物:还有一些药物也用来治疗蛋白尿,但其效果和安全性有限或还没有足够的证据,这些药物一般不作为常规,但可试用于常规治疗无效的难治性肾病综合征。①非类固醇抗炎药(NSAIDs):据报道吲哚美辛有减少蛋白尿的作用,可能与抑制前列腺素生成,降低肾小球滤过率有关。但这类药物疗效难以持久,停药后易复发且可能会影响肾脏血流及引起肾外不良反应,因此应用受限;②免疫球蛋白:有报道静脉使用免疫球蛋白可以治疗膜性肾病的大量蛋白尿,但未得到更多研究的证实;③免疫刺激药:有报道使用左旋咪唑治疗儿童肾病综合征及激素抵抗的肾病综合征有一定的疗效,与其刺激 T 细胞功能,调节免疫作用有关;④醛固酮受体拮抗药:螺内酯作为一种醛固酮受体拮抗药,除了利尿作用,也有潜在的抗蛋白尿作用。研究证实,螺内酯加上 ACEI 和(或)ARB 在减少糖尿病肾病蛋白尿上有叠加效果。但此项观察为时较短,没有监测肾功能,还需要进一步研究。应用时需严密监测血钾变化;⑤肾素抑制药:直接抑制肾素活性的药物 Aliskiren 已经上市,近来的研究显示在 2 型糖尿病肾病 Aliskiren 和氯沙坦合用可以更好地减少蛋白尿。它与 ACEI 及 ARB 两者合用是否有更好的疗效目前还没有相应数据,作为一个新药,其疗效还需要更多研究证实;⑥雷公藤:作为传统中药使用多年,其治疗蛋白尿的效果已经得到肯定,但在肾病综合征一般不作为首选,因其治疗剂量和中毒剂量较为接近,使用时应谨慎;⑦利妥昔单抗:是一种针对 CD20 的人/鼠嵌合单抗,多用于治疗 CD20 阳性的 B 细胞非霍奇金淋巴瘤、急慢性淋巴细胞白血病、多发性骨髓瘤等。目前已试用于一些难治性肾病综合征，取得了一些效果，但鉴于患者数量和随访时间不足，还有待进一步研究。

(4)肾脏切除：在少数顽固性大量蛋白尿、常规治疗无效而可能引起不良后果的肾病综合征患者，有时候不得不接受肾脏切除手术以减轻蛋白尿对人体的危害。较常用于先天性肾病综合征，因为患儿大量蛋白从尿中丢失引起严重营养不良及发育障碍。也用于局灶节段性肾小球硬化的年轻患者及肾淀粉样变的老年患者，罕见用于 IgA 肾病、膜性肾病及膜增殖性肾炎。单侧肾切除对部分患者有效，但有些患者因为未切除的肾出现代偿性高滤过而失败。现在也有“内科切除”的方法，包括使用高剂量的非甾体类抗炎药等肾毒性药物及介入栓塞的方法。可以根据患者的具体情况选用。

(二)症状及并发症的治疗

1.水肿

肾病综合征的水肿在有些患者只是轻微的不适，对另一些患者来说可能是极大的痛苦，因此水肿的正确治疗非常重要。肾病综合征患者发生水钠潴留的机制仍然存在争议，患者的血容量状态也没有定论，因此临床上要根据患者的具体情况决定治疗方案。限制水、钠摄入和卧床休息是最基本的要求，轻度水肿患者采取这两项措施就可能明显缓解，中重度水肿的患者往往要服用利尿药，更严重者需要住院治疗，直至水肿缓解。

使用利尿药前首先要评估患者的血容量状态和电解质平衡，低血容量不宜快速利尿。在单纯肾病综合征而没有高血压和肾功能异常的儿童患者，使用钠通道阻滞药阿米洛利有较好的疗效。如果肾功能正常，可选用阿米洛利、噻嗪类利尿药、螺内酯及袢利尿药。噻嗪类利尿药和醛固酮拮抗药常联合使用，在难治性水肿可以考虑加用袢利尿药等其他药物。使用利尿药应从小剂量开始，逐步增加，以避免造成血容量不足和电解质紊乱。水肿的消除速度不能太快，每天体重减少以 0.5～1kg 为宜。过度利尿的患者可能出现严重的血容量不足，出现四肢血管收缩、心动过速、直立性低血压、少尿甚至肾功能不全等症状，需要引起足够的重视。通过停止利尿、补液等手段一般可以解决。在人血白蛋白水平较低的患者单纯使用利尿药效果不佳，可以考虑在静脉输注白蛋白的同时使用利尿药。有一些因素可降低利尿药的作用。例如，肠黏膜水肿会减少药物吸收，肾小球滤过受损会减少水分的滤过，尿蛋白量过大也会降低利尿药效果。在利尿药效果不佳时要仔细分析原因，不能盲目加大剂量。在药物难以控制的水肿或出现急性肺水肿等紧急情况时，即使肾功能正常，也可以考虑进行临时透析治疗，清除水分。

2.预防和控制感染

严重感染一直被认为是肾病综合征最主要的、危及生命的并发症之一。因为肾病综合征患者存在免疫球蛋白丢失、补体丢失、淋巴细胞功能异常等因素，其免疫力远不如正常人，使用激素等免疫抑制药物，尤其不合理滥用更可能进一步降低免疫力。在抗生素和激素广泛应用之前，败血症占肾病综合征患者死亡病因的 1/3，肺炎链球菌引起的败血症在儿童患者中占很大比例，腹膜炎、蜂窝织炎及尿路感染也是常见感染并发症。成人患者败血症相对少见，但细菌谱更广。在抗生素广泛使用的今天，感染仍然是肾病综合征患者的严重并发症，而且不限于普通细菌感染，各种罕见的耐药细菌、真菌及病毒感染都有可能引起感染。保持对肾病综合征患者感染的足够警惕是预防感染的重要前提。一般建议患者卧床休息，减少外出被感染的机会，必要时可采取戴口罩等防护措施。在正常人，接种疫苗是预防某种疾病的常规手段，但在肾病综合征患者这一存在免疫异常的特殊人群如何合理接种疫苗仍然不清楚，相关的研究非常缺乏。这对儿童患者尤其重要，因为儿童在成长过程中需要接种多种疫苗。一般认为肾病综合征儿童仍应根据年龄接种相应的疫苗，但应避免接种减毒活疫苗。在接受大剂量激素或其他免疫抑制药治疗的患者使用疫苗接种应格外谨慎。肺炎链球菌感染的发病率在降低，但在严重蛋白尿和低蛋白血症患者仍推荐注射肺炎链球菌疫苗进行预防。研究表明在儿童微小病变肾病患者使用肺炎链球菌疫苗后反应基本正常，尽管其抗体滴度低于正常水平并且快速下降，不到50%患者维持1年的有效免疫状态。英国指南推荐儿童肾病综合征患者每年注射流感疫苗，研究证实是有效的。此外，在儿童肾病综合征患者使用水痘疫苗也有一定的效果。许多肾脏科医师对肾病综合征患者预防性使用青霉素等抗生素，但迄今为止，没有任何循证医学证据支持这一做法。免疫球蛋白、胸腺肽及中药在预防感染上的作用也有报道，但缺乏足够的研究证实。

3.降脂治疗

肾病综合征时常伴有高脂血症，表面上它不如感染和血栓等并发症紧急，但不能因此而忽视。高脂血症是心血管疾病的高危因素，蛋白尿不能有效缓解的患者将长期面临这种风险。肾病综合征高脂血症的治疗非常困难，实际上，蛋白尿的缓解是最好的治疗方法。限制饮食作用有限，Gentile等研究发现富含不饱和脂肪酸的大豆素可降低血脂25%～30%，加上鱼油并不能进一步提高疗效。所有降脂药物都可用于肾病综合征患者，但最常用的仍然是他汀类药物及抑制胆汁酸的药物(降脂树脂)。降脂树脂单独使用最多可降低总胆固醇30%，他汀类药物可使低密度脂蛋白胆固醇降低10%～45%，同时降低三肽甘油。两者合用效果更好。纤维酸类降脂药主要降低三肽甘油，同时升高高密度脂蛋白水平，但发生肌病的风险增加。烟酸类药物也有降脂作用，但可能导致头痛及脸红，使用也受到限制。在普通人群长期使用小剂量阿司匹林有预防心血管疾病的作用，但在肾病患者的作用还不确定。

4.抗凝治疗

肾病综合征血栓-栓塞性疾病发生率报道很不一致，推测至少35%患者受到影响。静脉血栓-栓塞性疾病比冠状动脉病更常见，外周动脉也可能发生。常见的有深静脉血栓、肾静脉血栓和肺血栓-栓塞性疾病。膜性肾病患者特别容易出现血栓-栓塞性疾病的并发症，原因还不清楚，但这类患者大多年龄较大，可能血管本身存在一定的问题。通常认为肾病综合征患者的高凝状态是因为抗血栓因子从尿中丢失，而促凝血因子和纤维蛋白原水平常增加。在人血白蛋白浓度降到25g/L以下时高凝倾向尤其严重。但是需要指出凝血异常与血栓-栓塞性疾病之间的联系是不确定的，临床上没有合适的指标来指导医师何时需要预防性抗凝治疗。一些时候患者出现了深静脉血栓甚至肺栓塞都没有任何临床症状。目前也没有可靠的循证医学证据支持预防性抗凝治疗。一般认为高危患者应进行预防性抗凝治疗，常见的高危因素包括人血白蛋白浓度＜20g/L、低血容量、长期卧床及膜性肾病等。抗凝治疗时间也没有明确规定，但蛋白尿缓解后即可考虑停止抗凝治疗。肾病综合征时易发生血栓栓塞性并发症的情况：①肾病综合征的严重程度(一般认为血浆白蛋白＜20～25g/L)；②基础的肾脏病(如狼疮肾炎伴抗磷脂抗体综合征)；③既往出现过血栓栓塞事件(如深静脉血栓)；④家族中存在血栓栓塞患者(血栓形成倾向),可能与遗传因素有关;⑤同时存在其他血栓形成的因素(如充血性心力衰竭、长期不能活动、病态的肥胖、骨科、腹部或妇科术后)。研究指出,膜性肾病患者使用抗凝治疗的益处要大过出血风险。住院期间皮下使用肝素或低分子肝素是常用的方法,口服华法林也可以选择,但应监测凝血酶原时间,国际标准化比值(INR)应控制在1.8~2.0。也可使用抗血小板药物,其使用方便且出血风险小,但预防血栓-栓塞性并发症的作用不确定。对于已经出现的深静脉血栓,可以应用标准的治疗方案进行溶栓及抗凝治疗,应密切监测患者是否有出血情况。

5.降压治疗

血压的控制对于减少蛋白尿和保护肾功能都是至关重要的,肾病综合征患者的血压应尽可能控制在 130/80mmHg 以下。也要注意避免过度降压,尤其是在低血容量的患者,有时候需要 24 小时动态血压监测来调整药物剂量。在没有特别禁忌证时,所有类型降压药都可以用于肾病综合征,有时需要 2 种及 2 种以上的降压药才能控制血压。因为 ACEI 和 ARB 有独立于降压之外的肾保护作用,在没有高血钾、肾功能不全等禁忌的情况下无疑是首选。钙离子拮抗药因其降压效果好、有心血管保护作用,故常用。

6.保护肾功能

肾病综合征患者有相当一部分会出现肾功能受损,乃至进展到终末期肾病,这和患者本身的病因有很大关系,但是通过积极的预防和治疗可以减少这种进展的机会,因此在治疗蛋白尿的同时,不应忽视对肾功能的监测。一方面降蛋白尿、降脂及降压等治疗都有助于保护肾功能,应用其他治疗时也应考虑到对肾功能的影响。另一方面应根据患者肾功能水平调整治疗方案,如果患者出现肾功能受损则应仔细查找原因,有可逆因素的尽可能通过去除诱因及对症治疗等手段使其逆转,不可逆转的则按慢性肾脏病治疗指南的要求做相应调整。

(三)治疗策略

1.综合治疗

肾病综合征影响的并不仅仅是肾脏,由于大量蛋白从尿中丢失可影响全身多个系统,继发性肾病综合征更要考虑原发疾病的影响。减少蛋白尿是首要的治疗目标,但不能因此而忽略其他方面,这可能带来不利的后果。例如有一种常见的情况,医师为了更好地控制蛋白尿而使用很强的免疫抑制治疗,有可能控制住了蛋白尿,但引起了致命的感染,这显然是不合适的。要根据患者的具体情况全面考虑,在减少蛋白尿的同时维护机体的整体平衡。

2.合理选择药物

用于治疗肾病综合征的药物种类繁多,可能的不良反应也有轻有重,应用前应详细了解这些药物的适应证、禁忌证、不良反应及注意事项等,再根据患者的身体情况来合理选择。主要的药物如激素、环磷酰胺及环孢素 A 等均要长期使用,有较强的不良反应,使用时更应慎重考虑。

3.规范化与个体化相结合

肾病综合征的病因及病理类型有很多,相应也有很多不同的治疗方案。以往肾病综合征的免疫抑制治疗多以经验性治疗为主,药物的剂量、疗程带有较大的随意性。但随着循证医学的发展,随机对照临床试验的增多,也出现了越来越多的指南与推荐。在临床实践中,应根据患者的临床及病理表现选择比较成熟的治疗方案，治疗过程中如需调整均应遵循一定的规范。切忌随意更改治疗方案，常犯的错误是一种药物疗程未满，马上换另一种药物，实际上前一种药物作用尚未完全显现出来。同时也应注意，每个患者的情况都是不一样的，不能机械地遵循过去的规范，必要时需做相应调整。

4.儿童和成人肾病综合征

儿童肾病综合征患者病理类型以微小病变肾病为主，因此临床上儿童诊断为肾病综合征时，可以先不进行肾穿刺活检即可使用足量糖皮质激素治疗，以争取时间。如果患者蛋白尿迅速缓解可继续治疗，如果出现对激素无反应或频繁复发等情况再考虑肾穿刺活检并调整治疗方案。成人肾病综合征病理类型较分散，虽可根据临床表现、年龄等作粗略估计，但并不准确，还是主张尽快进行肾穿刺活检，根据病理类型结合临床表现制订治疗方案。

5.肾病综合征的治疗前景

各种引起原发性肾病综合征的肾小球疾病的发病机制与免疫介导的炎症反应过程有关，如膜性肾病，与某些抗原性并不清楚的自身免疫发病机制有关；IgA 肾病、微小病变肾病，与 T 淋巴细胞的过度活化有关；局灶节段性肾小球硬化，与肾脏固有细胞的异常活化与转分化有关。因此，对于原发性肾病综合征治疗前景基本能上市针对免疫抑制与细胞增生的抑制。这方面的治疗措施在自身免疫性疾病（如类风湿关节炎药物）、移植免疫抑制剂及抗肿瘤药物方面有很大的进展，对于原发性肾病综合征的治疗可以借鉴这些方面的进展，包括：①一些新型的免疫抑制药物在本综合征中应用，如霉酚酸酯、来氟米特及他克莫司（FK506）等；②从细胞生物学的角度抑制 B 细胞；组织各种细胞因子（肿瘤坏死因子、白介素）针对补体成分的治疗、针对信号转导途径的治疗及具有免疫抑制作用的细胞因子的应用，如白介素 10 等。

第五章　血液系统疾病

第一节　急性白血病

急性白血病是造血干细胞的恶性克隆性疾病，发病时骨髓中异常的原始细胞及幼稚细胞（白血病细胞）大量增殖并抑制正常造血，广泛浸润肝、脾、淋巴结等各种组织与器官。表现为贫血、出血、感染和浸润等征象。

一、分类

1.AML 的分型

（1）法美英协作组（FAB）分型

M_0：急性髓系白血病微分化型

M_1：急性粒细胞白血病未分化型

M_2：急性粒细胞白血病部分分化型

M_3：急性早幼粒细胞性白血病（APL）

M_4：急性粒单细胞性白血病

M_5：急性单核细胞性白血病

M_6：红白血病

M_7：急性巨核细胞性白血病

（2）WHO 分类（表 5-1-1）

表 5-1-1　AML WHO 分类

急性髓细胞白血病（AML）
AML 伴有非随机性染色体易位
AML 伴 t(8,21)(q22,q22)，AMLl(CBF-α)/ETO
急性早幼粒细胞白血病（AML）伴 t(15,17)(q22,q11-12)和变异型，PML/RAR-α
AML 伴骨髓异常嗜酸粒细胞增多[inv(16)(p13,q22)或 t(16,16)(p13,q22)，CBF/MYH11X]
AML 伴 11q23(MLL)异常

续表

AML 伴多系骨髓增生异常
伴骨髓增生异常综合征病史
不伴骨髓增生异常综合征病史
治疗相关性 AML 和骨髓增生异常综合征(MDS)
烷化剂相关性
表鬼臼毒素相关性(一些可能是淋巴细胞白血病)
其他类型
AML 不伴特殊归类标志
微分化型 AML
未成熟型 AML
成熟型 AML
急性粒单核细胞白血病
急性单核细胞白血病
急性红白血病
急性巨核细胞白血病
急性嗜碱粒细胞白血病
急性全骨髓细胞白血病伴骨髓纤维化
急性双表型白血病

2.ALL 分型

(1)ALL 根据免疫表型不同可分为 B-细胞和 T-细胞两大类。WHO 将 ALL 分为三种亚型:①前体 B 细胞 ALL(细胞遗传学亚型);②前体 T 细胞 ALL(T-ALL);③Burkitt 细胞白血病。

(2)FAB 分型中的 ALL 形态学亚型分型方法,因可重复性较差,现已基本放弃,不再把急性淋巴细胞白血病分为 L_1、L_2、L_3。

二、临床表现

1.贫血

贫血为急性白血病最常见的症状,发展迅速,呈进行性加重。表现为面色苍白、疲倦、乏力、头晕、心悸、胸闷、气短、耳鸣、听力减退等,其主要原因为异常增生的白血病细胞排斥或抑制红细胞的增殖。

2.发热

发热为急性白血病患者就诊的最常见原因,可有不同程度的发热及类型,引起发热的主要原因是感染,而感染则是由于白细胞功能障碍、正常白细胞数目减少、成熟粒细胞缺乏等原因造成。常见的感染部位有上呼吸道、肺部、泌尿系统、肛门及肠道等，其中以咽峡炎、口腔炎、肛周炎最常见。感染的临床特点为极易扩散并波及全身，容易形成菌血症或败血症。感染病灶的局部症状不明显，早期多为细菌感染，晚期则为复合型感染，感染难以控制。

3.出血

出血为急性白血病患者的主要表现之一。特别是急性早幼粒细胞白血病的患者早期就表现为严重而广泛的出血，其原因为早幼粒细胞中含有大量的溶酶体颗粒，具有促凝活性，这些物质释放入血，激活凝血系统，诱发弥散性血管内凝血(DIC)，大约有60%的患者发生DIC，最常见的凝血功能异常表现为血纤维蛋白原减少、纤维蛋白降解产物增加、凝血酶原时间及凝血酶时间延长，此类型起病急、病情重、早期死亡率高，死亡原因大多为出血，但AML-M3患者对化疗敏感，持续缓解的时间较长。

急性白血病患者出血的主要原因为血小板减少，出血部位以皮肤、黏膜最多见，表现为散在的出血点、瘀点或瘀斑，以穿刺部位最明显，鼻衄、牙龈出血、消化道出血也较常见，颅内出血是导致患者死亡的主要原因。

4.肝脾肿大

肝脾肿大是急性白血病比较常见的症状。肝肿大多呈轻度至中度，以急性单核细胞白血病最多见，临床表现为腹胀、食欲减退、消瘦等。脾肿大，ALL较AML常见，肿大的脾脏表面光滑，通常在肋缘下4cm以内，少数可达脐水平，极少发生脾梗死。

5.淋巴结肿大

急性白血病患者常有淋巴结肿大，多为轻度，直径<3cm，以ALL发生率最高。T细胞的ALL常有纵隔淋巴结肿大及中枢神经系统白血病，可导致上腔静脉压迫综合征及脑膜白血病。急性单核细胞白血病常因口腔、牙龈或咽部炎症导致颈部淋巴结肿大。

6.骨、关节疼痛

以ALL多见，其原因是白血病细胞大量增生使骨内张力升高引起疼痛，同时它也可浸润破坏骨的皮质及骨膜而引起疼痛。常见为胸骨压痛，对急性白血病的诊断具有临床意义。白血病也可浸润关节，如肘、腕、膝、髋等，以儿童多见。

7.神经系统表现

中枢神经系统表现多为出血及浸润。出血多见于白血病细胞大量增生，并发DIC或血小板明显减少者，临床上主要表现为头痛、眼底出血、意识障碍等，一旦发生颅内出血，则预后差、死亡率高。由于化疗药物难以透过血脑屏障，导致中枢神经系统成为白血病细胞的“庇护所”，隐藏其中的白血病细胞不能被彻底杀灭，从而引发脑膜白血病，临床上表现类似脑膜炎，但不发热，有颅内压增高的表现，如头痛、呕吐、视神经盘水肿等。另外，急性白血病并发电解质紊乱如低钠、低钾时也可出现精神障碍。由于机体抵抗力低下，也可合并中枢神经系统感染而出现一系列症状。多次鞘内注射化疗药物可并发周围神经炎，甚至白质脑病，表现为感觉麻痹、肢体瘫痪、痴呆等。

8.皮肤表现

分为特异性皮肤损害及非特异性皮肤损害两大类。特异性皮肤损害是由于白血病细胞浸润所导致，多见于急性单核细胞白血病，表现为结节、肿块、剥脱性皮炎等。非特异性皮肤损害是由于皮肤感染、出血所导致，表现为瘀点、瘀斑、带状疱疹、多形性红斑等。

9.五官及口腔表现

眼眶是绿色瘤的好发部位（绿色瘤常见于急性原粒细胞白血病，是 AML 中的一种）。鼻黏膜浸润可发生糜烂、破溃及出血；耳部的浸润多见于内耳，表现为眩晕、耳鸣、眼球震颤等。急性白血病的口腔表现主要是由于浸润、感染和出血所引起，以急性单核细胞白血病多见，表现为口腔溃疡、齿龈肿胀增生，整个牙齿都被肿胀增生的齿龈所包裹而看不见。

10.肺及胸膜

主要由于感染、浸润及白细胞淤滞所引起。肺部浸润部位主要为肺泡壁及肺泡间隙，也可浸润支气管、胸膜、血管等处，引起咳嗽、咯血、胸痛、呼吸困难等。肺部感染以细菌、真菌感染多见。急性白血病患者初诊时可因为白血病细胞的大量增生导致肺内白细胞的淤滞，此时肺内微血管栓塞、麻痹，临床表现为咳嗽、气短、进行性呼吸窘迫等，以急性单核细胞白血病多见。

11.胃肠道系统

主要由于感染、浸润所引起。胃肠道浸润发生坏死、穿孔者少见，发生出血者则较多见，临床表现为呕血及便血。

12.心血管系统

白血病细胞浸润心脏及大血管较罕见，原始单核细胞可浸润心肌、心包膜及动脉血管壁，表现为心律不齐、心包积液及心力衰竭。急性白血病常用的蒽环类化疗药物如柔红霉素、去甲氧柔红霉素等均可引起急、慢性心脏中毒。

13.电解质及代谢紊乱

肿瘤溶解综合征是由于白血病细胞大量被破坏所引起，表现为高尿酸血症、高钾血症、高磷酸盐血症及低钙血症，而出现急性肾损害、严重心律失常、手足抽搐等。低钾血症在急性白血病患者中较常见，主要是由于血及尿中的溶菌酶释放损伤肾小管，使钾离子排出增多所引起。

14.其他

泌尿生殖系统、乳腺等也可被白血病浸润而引起一系列的临床表现。

三、实验室检查

1.外周血象

白细胞计数多数在$(10\sim50)\times10^9$/L，少数$<5\times10^9$/L或$>100\times10^9$/L，白细胞过高或过低者预后较差。血涂片分类检查可见数量不等的原始和（或）幼稚细胞，但白细胞不增多型患者外周很难找到原始细胞。患者常有不同程度的正常细胞性贫血，可见红细胞大小不等，可找到幼红细胞。

2.骨髓检查

典型的骨髓象显示有核细胞增生明显或极度活跃，少数可呈增生活跃或减低，增生减低者骨髓可有纤维化或脂肪化。骨髓中相应系列的原始或幼稚细胞大量增生，比例明显增加。红细胞通常都减少，红白血病时各阶段有核红细胞可增多，且常伴有形态的异常。巨核细胞可显著减少，少数患者也可正常或增多。急性白血病患者骨髓中除各阶段细胞比例有变化外，细胞还应存在质的异常。

3.细胞化学

AML 分型主要依据血细胞形态学的观察，但血细胞形态学分型有主观因素，例如不同观察者观看同一份骨髓涂片一致率为 56.8%～77.6%，观察者在不同时间观察同一份骨髓片也可以得出不同的分型结果，前后符合率为 64.8%～70.2%。多种细胞化学染色可使血细胞形态学分型的符合率提高，使之更符合急性白血病细胞的生物学特征。

4.免疫分型

流式细胞术能快速、多参数、客观的定性，及定量测定细胞膜、细胞质和细胞核的抗原表达，从而对骨髓中的细胞进行定性分析。

5.细胞遗传学

近几年来，由于染色体分带技术的提高，尤其是高分辨技术的发展，对染色体异常(核型异常、数目异常)与某些急性白血病类型之间的关系已越来越清楚，而且明确了某些亚型的标志性染色体异常。有些急性白血病患者细胞染色体核型或数目可正常，有些患者可以正常核型及异常核型同时存在，有的患者可仅为异常核型。

6.基因检测

急性白血病的基因研究发展很快，现已发现部分急性白血病亚型与某些基因异常密切相关。例如 B-ALL 的 c-myc 癌基因与 IgH、Igκ 或 Igλ 基因、BCR/ABL 融合基因，T-ALL 的 TCR 基因、AML-M2 的 AML1/ETO 又称 MTG8 融合基因、AML-M3 的 PML/RARα 融合基因、AML-M4EO 的 CBFB/MYH11 等。基因检测不但为某些分型困难或急性混合型白血病提供诊断依据，且可用于残留白血病细胞的检测。

四、治疗

AML 治疗近几十年来已取得了长足进展，完全缓解(CR)率已达 50%～80%，30%～40%的患者有望获得"治愈"。其中 60 岁以下者 CR 率可达 70%～80%，3 年总生存率(OS)约为 50%。APL 的 CR 率已达 90%以上，5 年 OS 率约 80%。疗效提高得益于治疗方案的改进、支持治疗加强和干细胞移植技术的进展与广泛应用。尽管如此，仍有 10%～20%的初治患者不能以缓解，另有相同比例患者在诱导期间死于各种并发症。达到 CR 的患者中 50%～70%终将复发，再缓解率仅为 25%～40%，中位生存期不足 6 个月。老年 AMLCR 率不足 50%～60%，3 年 OS 率低于 10%。难治、复发和老年 AML 成为临床治疗难点。

成人 ALL 治疗上借鉴了儿童 ALL 的成功经验，几十年来疗效已有了明显提高，CR 率已达 70%～90%，有 30%～40%的患者有望治愈，其中成熟 B-ALL 治愈率可达 80%以上，Ph 染色体/BCR-ABL 融合基因阳性 ALL 的长期无病生存率也达到 40%～50%。成人 ALL 的不良预后因素多，对皮质激素和门冬酰胺酶等主要抗白血病药物耐受性差，接受大剂量 MTX 等强烈化疗时并发症多，与儿童患者相比总体疗效仍然很差。

1.支持治疗

急性白血病的诊断一旦确立，在接下来的 24～48 小时通常会为患者接受诱导化疗做准备，往往患者的一般情况越好对诱导化疗的耐受性越强，在此期间需要对患者给予以下处理措施。

(1)紧急处理高白细胞血症：当循环血液中白细胞数＞200×10^9/L，患者可产生白细胞淤滞，表现为呼吸困难、低氧血症、呼吸窘迫、反应迟钝、言语不清、颅内出血等。因此当血中白细胞＞100×10^9/L时，即应紧急使用血细胞分离机，单采清除过高的白细胞(M_3型不首选)，同时给予化疗和水化。可按白血病分类诊断实施相应化疗方案，也可先用化疗前短期预处理。ALL用地塞米松10mg/m²，静脉注射；AML用羟基脲1.5～2.5g/6h(总量6～10g/d)，约36h，然后进行联合化疗。需预防白血病细胞溶解诱发的高尿酸血症、酸中毒、电解质紊乱、凝血功能异常等并发症。

(2)防止感染：防止感染是保证急性白血病患者争取有效化疗或进行骨髓移植、降低死亡率的关键措施之一。患者如出现发热，应及时查明感染部位，查找病原菌，及时使用有效抗生素。

(3)改善贫血：严重贫血者给予吸氧，输注浓缩红细胞，维持Hb＞80g/L。但白细胞淤滞症时不宜立即输注红细胞，以免进一步增加血液黏稠度。

(4)防止出血：血小板低下者可输注血小板悬液，保持血小板＞20×10^9/L。

(5)预防尿酸性肾病：由于白血病细胞大量破坏，使血清及尿液中的尿酸水平明显升高，尿酸结晶的析出可聚集于肾小管，导致患者出现尿少甚至急性肾衰。应给予患者静脉补液，以保证足够尿量；碱化尿液及口服别嘌醇，以促进尿酸排泄和抑制尿酸结晶在肾内的生成与沉积。

(6)改善水、电解质及酸碱平衡失调：化疗前及化疗期间均应监测水、电解质和酸碱平衡，及时发现异常并加以改善，以保证机体内环境的相对稳定和药物疗效的正常发挥。

2.化学治疗

由于肿瘤治疗新药的不断研发，人们借助细胞生物学和药物效应、代谢动力学等学科的发展，逐步探索出一套以联合用药、大剂量、早期强化为主要策略的化疗方法，为大量杀灭恶性细胞提供了有效手段。白血病患者骨髓中存在着正常的多克隆造血和白血病单克隆造血两类竞争性细胞群。为恢复持久、正常的多克隆造血，运用化疗杀灭大量的白血病恶性克隆细胞，造成严重的骨髓抑制是目前必需的、最有效的治疗方法。主要包括诱导缓解治疗和缓解后治疗。

(1)诱导缓解治疗：目的是消灭以常规检查方法(骨髓涂片分类或活检)可以发现的白血病细胞，使之达到缓解。ALL诱导缓解化疗方案最常见的是由长春新碱和泼尼松为基本成分组成，这两种药联合组成的缓解方案可使约一半ALL病例获得完全缓解。AML诱导缓解方案常采用含阿糖胞苷和蒽环类的标准方案。

(2)缓解后治疗：包括巩固、强化、维持治疗和髓外白血病防治以及造血干细胞移植等。目的是清除残余的、常规检查方法不可发现的白血病细胞，以减少复发，延长存活时间。缓解后治疗第一阶段为巩固治疗，通常是按相同的药物组成和剂量强度重复使用原诱导方案，共治疗1～2个疗程。第二阶段为强化治疗，不仅用药剂量比诱导化疗更大，而且经常要在原诱导方案基础上再增添或换用一些不同的其他药物，治疗一个至数个疗程。最后阶段的维持治疗是指剂量较小，疗程较短，以不引起明显骨髓抑制为标准的低弱化疗。

3.异基因造血干细胞移植

(1)对于 AML 患者细胞遗传学或分子遗传学预后良好组，单纯化疗预后较好，CR1 不考虑异基因造血干细胞移植。细胞遗传学或分子遗传学异常预后中等组可以采用含 HD-Arc-C 的巩固性化疗，也可采用异基因造血干细胞移植。细胞遗传学或分子遗传学异常预后不良组争取在 CR1 后采用异基因造血干细胞移植。

(2)造血干细胞移植是成人 ALL 极为重要的强化治疗手段，是高危患者治愈的主要方法，也是难治、复发患者挽救性治疗的重要选择。异体移植的疗效主要取决于患者年龄和白血病缓解状态。CR1 期移植的疗效较好，而 2 次或以上缓解(≥CR2)的患者和难治、复发患者的移植疗效明显减低。一般认为，≥CR2 的成人 ALL 仍应推荐异体移植，如无合适的同胞或非亲缘供者，可考虑试验性非清髓移植、脐血干细胞移植或半倍体移植。

4.中枢神经系统白血病的防治

由于化疗药物难于通过血-脑屏障，隐藏在中枢神经系统内的白血病细胞常是白血病复发的根源，尤其是 ALL 患者。因此对中枢神经系统白血病的患者需进行药物鞘内注射治疗或脑-脊髓放疗。常用的化疗药物为甲氨蝶呤、阿糖胞苷等，同时应用一定量激素以减轻药物刺激引起的蛛网膜炎。ALL 患者，若诊断时脑脊液正常，也需预防性鞘内药物注射。

5.细胞因子治疗

具有促进造血细胞增殖的作用。粒细胞集落刺激因子(G-CSF)和粒细胞-巨噬细胞集落刺激因子(GM-CSF)与化疗同时应用或于化疗后应用，可以减轻化疗所致粒细胞缺乏，缩短粒细胞恢复时间，提高患者对化疗的耐受性。

五、预后

急性白血病未经特殊治疗者平均生存期仅 3 个月左右，短者甚至在诊断数天内死亡。随着治疗的进展，急性白血病的缓解率和生存率大大提高。ALL 年龄在 1～9 岁且白细胞＜$50\times10^9/L$ 的患者预后最好，完全缓解后经过巩固与维持治疗，50%～70%的患者能够长期存活至治愈。女性 ALL 的预后好于男性。年龄较大与白细胞计数较高的急性白血病患者，预后不良。AML 亚型 M3 若能避免早期死亡则预后良好，多可治愈。

第二节　慢性白血病

一、慢性粒细胞白血病

急性白血病和骨髓异常增生主要是以不成熟和分化不良的幼稚细胞增生为主，而慢性白血病的特征是有功能的已分化成熟细胞过度增生。因此慢性白血病应是一种由于信号传导不良或细胞增殖失控所致的疾患，而非成熟障碍所致。

慢性白血病常见的有慢性粒细胞性白血病(CML)和慢性淋巴细胞性白血病(CLL)。

(一)临床特点

慢性粒细胞性白血病(CML)简称慢粒，是一种早期多能造血干细胞的恶性克隆性疾病。

发病年龄可在 20～60 岁，高峰年龄是 30～50 岁，病情发展相对较缓慢，中位生存期为 3～5 年。主要表现为各阶段粒细胞过度增生，但中性粒细胞碱性磷酸酶明显减少或缺乏，白血病细胞可找到 Ph1 染色体和(或)BCR/ABL 融合基因。诊断时往往有脾脏肿大，有时伴末梢血幼稚细胞增多。患者通常有贫血、血小板增多和 WBC＞30×10^9/L。

CML 病变不仅限于粒细胞系，也可累及红系、巨核系，偶尔也有淋巴细胞系。

本病的特征是费氏染色体(Ph1＋)阳性。这是因为 9 号和 22 号染色体相互异位的结果，[t(9;22)(q34;q11)]，其结果为将 9 号染色体的 c-abl 基因异位至 22 号染色体的 bcr 区形成新的融合基因 BCR-ABL，这一癌基因产生一种具有酪氨酸激酶活性的蛋白质，而这种蛋白质可导致正常细胞转化为 CML。90%左右的 CML 患者存在有这种癌基因。对于那些形态学上诊断为慢粒，但细胞学费氏染色体为阴性的病例，通过 bcr 基因重排 Southernblot 或免疫荧光杂交分析，可以鉴别 Ph 阴性，但重排阳性的部分病例(约为 5%)。对于另外 5%有骨髓增生异常但无异位染色体的病例，其病程和治疗方法与有异位不同。

(二)诊断及分期

1.诊断依据

(1)症状和体征：①白细胞增高；②脾肿大；③其他包括乏力、低热、盗汗、脾大引起的症状，白细胞淤滞症，少见感染、皮肤浸润。

(2)血细胞计数及分类：WBC 升高＞20×10^9/L，中性粒细胞升高为主，以中性中、晚幼粒细胞和杆状核细胞为主，可见原始，早幼粒细胞。嗜酸、嗜碱性粒细胞增多。PLT 早期正常或升高，晚期可减少。Hb 正常或减少。

(3)骨髓检查：增生明显到极度活跃，以粒细胞为主，可见各阶段细胞，以中、晚幼粒细胞和杆状核细胞为主。嗜酸、嗜碱性粒细胞比例可增高。巨核细胞正常或增加，晚期减少，红系相对减少。中性粒细胞碱性磷酸酶染色，活性降低或阴性，正常值 35～70 分，是 CML 与其他血液病鉴别的要点之一。

(4)免疫分型：慢性期主要为髓系细胞表型，包括 CD34、CD33、HLA-DR、CD15、CD11b 等。急变时可出现相应的免疫学标志。

(5)细胞遗传学：出现 Ph 染色体(骨髓中期分裂细胞 100%为 Ph＋)。

(6)分子生物学检测：bcr/ab1 基因阳性。

2.诊断要点

(1)临床上常有乏力、低热、脾脏肿大和高白细胞血症等表现。

(2)外周血及骨髓中出现大量的中幼和晚幼粒细胞，及嗜酸、嗜碱性粒细胞增多。

(3)中性粒细胞碱性磷酸酶活性减低或失活。

(4)费氏染色体阳性或 BCR/ABL 融合基因阳性。

3.分期

在我国，CML 一般可分为三个阶段，即慢性期、加速期和急变期。确诊后采用常规治疗和常规支持方法的病例中位生存时间为 3～5 年。

在慢性期，疾病易于控制，即使采用常规手段也可使到加速期的时间最多延长至 1.5 年。如何诊断加速期目前尚有争论，目前的诊断标准为周围血原始粒细胞＞15%，原始粒细胞＋早幼粒细胞>30%，周围血嗜碱性粒细胞>20%。细胞遗传学异常（出现新的染色体异常、两条以上的 Ph+染色体或原来 Ph+染色体的丢失）。约 25%的患者在加速期因并发症而死亡，同时有 25%的病例无明显的加速期而直接转为急变期。急变期为本病的终末期，大多数病例最终因治疗所致的合并症而死亡，或死于骨髓衰竭的并发症。

临床上 67%的患者最终转化为急性非淋巴细胞性白血病（ANLL），转化后常规治疗无效，另外 33%转化为急性淋巴细胞性白血病（ALL），这类患者预后较好，因部分病例经适当的治疗可获得缓解。

（三）分期和诊断的标准

1.慢性期（CP）

早期常无自觉症状，随着病情发展，最常出现的症状是乏力、低热、多汗、盗汗和体重减轻等代谢亢进的症状，伴巨脾者可有左上腹坠胀感，部分患者可出现阴茎异常勃起。最突出的体征是脾大，多为巨脾、质地坚实、平滑而无压痛，半数以上患者有胸骨中下段压痛。白细胞极度增高者可出现呼吸困难、低氧血症、反应迟钝、言语不清等“白细胞淤滞症”表现。CP 一般持续 1～4 年。

诊断标准：

(1)临床上常有乏力，低热，脾脏肿大和高白细胞血症等表现。

(2)外周血及骨髓中粒系细胞大量增加，并以中、晚幼粒和杆状核粒细胞为主，原始粒细胞比例<10%，嗜酸、嗜碱性粒细胞增多。

(3)中性粒细胞碱性磷酸酶活性减低或失活。

(4)白血病细胞费氏（Ph1）染色体阳性和（或）BCR/ABL 融合基因阳性。

2.加速期（AP）

患者常有发热、虚弱、进行性消瘦、骨骼疼痛，迅速出现贫血和出血，脾持续进行性肿大，对原来治疗有效的药物无效。AP 一般维持数月。

诊断标准：

(1)外周血或骨髓中原粒细胞≥10%。

(2)外周血嗜碱性粒细胞>20%。

(3)不明原因的血小板进行性减少（$<100\times10^9/L$）或增加（$>1000\times10^9/L$）。

(4)除 Ph 染色体以外又出现其他染色体异常，如+8 染色体、双 Ph 染色体、17 号染色体长臂的等臂（i17q）等。

(5)粒-单系祖细胞（CFU-GM）培养，集簇增加而集落减少。

(6)骨髓活检显示胶原纤维增生。

3.急变期（BP）

为 CML 的终末期，临床表现与急性白血病相似。多数为急粒变，少数为急淋变或急单变，红白血病变和巨核细胞白血病变罕见。

诊断标准：

(1)骨髓中原粒细胞，或原淋+幼淋，或原单+幼单核细胞>20%。

(2)外周血中原粒+早幼粒细胞>30%。

(3)骨髓中原粒+早幼粒细胞>50%。

(4)出现髓外原始细胞浸润。

最新 WHO 的慢粒急变诊断标准为骨髓或外周血原始细胞比例≥20%、出现髓外原始细胞浸润、骨髓活检出现原始细胞的集簇或大片的原始细胞。

(四)鉴别诊断

AML 的鉴别诊断主要包括类白血病反应,其他骨髓增殖性疾病以及其他原因引起的脾大。上述各种疾病均有不同的相应临床表现,结合骨髓检查等容易鉴别。

(五)治疗原则

1.慢性期

(1)治疗方案:①酪氨酸激酶抑制剂(最佳推荐):a.伊马替尼 400mg,口服,1 次/d;b.尼罗替尼 300mg,口服,2 次/d;c.达沙替尼 100mg,口服,1 次/d;②配型相合的相关或无关供者的异基因造血干细胞移植(HSCT)(酪氨酸激酶抑制剂无法耐受时考虑);③可参加新药临床试验。

(2)3 个月评价(血液学评价):①达完全血液学缓解,继续前治疗,等待 6 个月评价;②未达完全血液学缓解(有条件行基因变异检测),初期口服伊马替尼者,可考虑更换为尼罗替尼 400mg,口服,2 次/d 或达沙替尼 100mg、口服、1 次/d。或者考虑 HSCT,或者采用新药临床试验。

(3)6 个月评价(血液学+细胞遗传学评价):①达完全+部分细胞遗传学缓解,继续前治疗,等待 12 个月评价;②达次要细胞遗传学缓解,可继续前治疗,或伊马替尼加量至 800mg 口服 1 次/d(如果毒性能耐受)。

(4)12 个月评价(血液学+细胞遗传学评价):①达完全细胞遗传学缓解,继续前治疗,等待 18 个月评价;②达部分细胞遗传学缓解,可继续前治疗,或伊马替尼加量至 800mg 口服 1 次/d(如果毒性能耐受);③达次要或无细胞遗传学缓解,(有条件行基因变异检测),初期口服伊马替尼者,考虑更换为尼罗替尼 400mg,口服,2 次/d 或达沙替尼 100mg,口服,1 次/d,或者考虑 HSCT,或者采用新药临床试验。细胞遗传学复发,(有条件行基因变异检测),初期口服伊马替尼者,考虑更换为尼罗替尼 400mg,口服,2 次/d 或达沙替尼 100mg,口服,1 次/d,或伊马替尼加量至 800mg、口服、1 次/d(如果毒性能耐受)或者考虑 HSCT,或者采用新药临床试验。

(5)18 个月评价(血液学+细胞遗传学评价):①达完全细胞遗传学缓解,继续前治疗;②达部分细胞遗传学缓解或细胞遗传学复发,(有条件行基因变异检测),考虑更换为尼罗替尼 400mg,口服,2 次/d 或达沙替尼 100mg,口服,1 次/d,或者考虑 HSCT,或者采用新药临床试验。

2.加速期

治疗方案:

(1)酪氨酸激酶抑制剂:尼罗替尼或者达沙替尼。

(2)配型相合的相关或无关供者的异基因造血干细胞移植(HSCT)(酪氨酸激酶抑制剂无

法耐受时考虑)。

(3)可采用新药临床试验。

3.急变期

(1)急淋变:①急淋诱导化疗方案＋酪氨酸激酶抑制＋HSCT;②酪氨酸激酶抑制剂＋HSCT;③可采用新药临床试验。

(2)急髓变:①急髓诱导化疗方案＋酪氨酸激酶抑制＋HSCT;②酪氨酸激酶抑制剂＋HSCT;③可采用新药临床试验。

(六)疗效评价方法

1.血液学反应(HR)

(1)完全血液学反应(CHR):外周血白细胞计数完全正常(WBC＜10×10^9/L),血小板＜450×10^9/L,外周血中无不成熟细胞(如中幼粒、早幼粒和原始细胞),无症状和体征,可触及的脾肿大消失。

(2)部分血液学反应(PHR):外周血出现未成熟细胞,血小板计数小于治疗前的50%,但总数仍＞450×10^9/L,持续的脾肿大,但小于治疗前的50%。其他情况同CHR。

2.细胞遗传学反应

(1)完全细胞遗传学反应(CCR):分裂细胞中Ph染色体阳性细胞消失。

(2)部分细胞遗传学反应(PCR):分裂细胞中Ph染色体阳性细胞为1%～34%。

(3)微小细胞遗传学反应(MCR):分裂细胞中Ph染色体阳性细胞为35%～90%。

(七)格列卫耐药的对策

1.耐药的定义标准

(1)格列卫400mg治疗3个月未达到血液学完全缓解,为原发的血液学耐药,约占慢性期患者的5%。

(2)6个月未达到有意义的遗传学缓解,1年未达到主要遗传学缓解,为原发的细胞遗传学耐药,约占慢性期患者的15%。

(3)BCR/ABL融合基因与ABL基因的比值未下降3个对数级。

(4)ABL激酶基因突变。

继发耐药或疾病进展的发生率为:早慢性期(追踪42个月)16%、晚慢性期(追踪48个月)26%、加速期73%和急变期95%。

2.耐药的对策

目前,克服耐药的策略是针对BCR-ABL激酶区突变和BCR-ABL过表达。

(1)增加伊马替尼剂量:增加伊马替尼剂量确实可以逆转部分患者的耐药,但多不持久。

(2)选择性酪氨酸激酶抑制剂:Nilotinib(AMN107)是一种氨基吡咯嘧啶类药物,结构上为伊马替尼的衍生物。与伊马替尼相同,AMN107也是与无活性构象的ABL激酶区结合,但其功能却强于伊马替尼10～20倍。实验研究显示,AMN107对伊马替尼耐药的突变具有强大的抑制作用。与Dasatinib不同,AMN107不抑制Scr家族激酶。它对大多数具有伊马替尼耐药突变的患者有效,但对T3151突变无效,根据MD Anderson Cancer Center临床试验结果,119例Ph＋的格列卫耐药的CML和ALL患者使用AMN107治疗后,12名慢粒慢性期患者中有 11 名获得了 CHR;33 名慢粒急变期患者中有 13 名获得血液学反应、9 名获得遗传学反应;46 名慢粒加速期患者中有 33 名获得血液学反应、22 名获得遗传学反应;在 13 名原发 Ph+的 ALL 患者中只有 2 名有治疗反应。主要毒性和剂量限制性毒性是 3/4 级的骨髓抑制;3/4 级非血液学毒性多为皮疹和高胆红素血症。Ⅱ期临床试验推荐的剂量是 400mg,每天 2 次。美国 FDA 曾批准用 Niloti-nib 二线治疗对格列卫耐药或不耐受的 Ph+的 CML 各期患者,推荐起始剂量为 400mg bid。

(3)双重 abl-Src 激酶抑制剂:Dasatinib(BMS-354825)、AZD0530 和 SKI-606。

Dasatinib:是一种噻唑羧酰胺类药物,结构与伊马替尼无关。它与 ABL 激酶区在活化或开放型构象时结合,同时抑制 ABL 激酶和 Scr 家族激酶活性。目前临床研究显示,其作用是伊马替尼的 300 多倍,并对几乎所有伊马替尼耐药的突变克隆产生强大的抑制效应。慢性期患者未发生剂量限制性毒性。加速期、急变期或 Ph+急淋患者中多数出现了 3/4 级血液学毒性。常见的 3/4 级非血液学毒性为胸腔积液。Dasatinib 治疗中复发的急变期/Ph+急淋患者中,4/5 例检出了 T_3 151 突变。Dasatinib 于 2006 年 6 月 29 日快速被 FDA 批准用于作为对格列卫耐药的 Ph+的 CML 各期患者的二线治疗和 Ph+的 ALL 的一线治疗,当时批准剂量为 70mg bid,2007 年 11 月 8 日又批准剂量为 100mg qd 用于上诉情况;2006 年 11 月又在欧洲被批准用于治疗格列卫耐药的 CML 患者。由 FDA 提供认可的 Dasatinib 治疗 Ph+白血病患者的疗效数据显示,在 186 例慢性期格列卫耐药(68%)或不耐受(32%)患者中,中位治疗时间是 5.6 个月,45%获得了主要细胞遗传学反应(MCyR),包括 33%的完全细胞遗传学反应(CCyR),90%获得完全血液学反应(CHR);在 107 例急变期格列卫耐药(93%)或不耐受(7%)患者中,中位治疗时间是 5.5 个月,59%获得了主要血液学反应(MaHR),包括 33%的完全血液学反应(CHR)和 26%获得无白血病证据(NEL),另外 31%获得了 MCyR,包括 21%获得了 CCyR;在 74 例急粒变的格列卫耐药(92%)或不耐受(8%)患者中,中位治疗时间是 3.5 个月,32%获得了 MaHR,并有 24%获得 CHR,8%达到 NEL,30%获得 MCyR,并有 27%达到 CCyR;在 42 例急淋变的格列卫耐药(92%)或不耐受(8%)患者中,中位治疗时间是 2.8 个月,31%获得 MaHR,有 26%是 CHR,5%达到 NEL,50%获得 MCyR。

(八)骨髓移植(BMT)

所有加速期或急变期的 CML 患者,如果年龄 55 岁,有配型相合的供者或仅一个位点不合,均应进行 BMT。患者无病生存率与接受异基因骨髓移植时的状态有关,5 年的总的生存率约 40%。

慢性期是否接受 BMT 一直是存有争议,因 BMT 本身的风险也相当大,移植相关死亡率平均达 30%。

无关供者提供骨髓的异基因 BMT 也取得了令人鼓舞的结果,尤其是对 30 岁以下的年轻病例并有 HL-A 相合的供者,根据患者的年龄和 HL-A 匹配程度不同,2 年无病生存率可达 30%～50%。但这种治疗有相当高的移植相关死亡率(40%～60%),因此仍属临床研究性质。对大多数病例均建议在进行无关供者 BMT 前先试用格列卫或干扰素治疗,除非因疾病进展或患者 30 岁以下并有符合的 HL-A 供者。

对于经 Allo-BMT 治疗后复发的患者,供者淋巴细胞输注(DLI)治疗的有效率可达

70%～80%。

自体干细胞移植治疗 CML 的效果仍不能肯定，虽可以延长患者的生存期但不能治愈本病。需更多的临床研究才能明确自体移植在 CML 中的价值。目前只推荐在干扰素无效或无适合的相关供者时采用。

（九）干扰素

1.有效率

很多的临床研究证实大剂量 INF 可取得较高的血液学缓解率（55%～80%）和细胞遗传学缓解率（20%～60%），有效率与剂量呈正相关。中位生存时间为 5～6 年，25%左右的病例维持长期的细胞遗传学缓解。如果采用羟基脲治疗则无细胞遗传学缓解，中位生存期约 4 年。干扰素-α 与阿糖胞苷联合可取得比单用干扰素更长的生存期，但在推荐作为标准治疗方案前应对这些初步资料进行认真研究。

2.不良反应

大多数患者在用药最初几周会出现流感样症状（发热、寒战和乏力），一般不认为是剂量限制性毒性。通过小剂量开始[$2.5\times10^{9}/(m^{2}\cdot d)$]，用药前给予对乙氨基酚类热镇痛药并于入睡前注射，然后逐步增加用药剂量。使用羟基脲使 WBC 降至 $20\times10^{9}/L$ 以下也可降低早期不良反应的出现。但仍会有不少晚期的剂量限制性毒性，如抑郁、疲乏、神经系统毒性和肝脏损害，某些病例需抗抑郁治疗。其他剂量限制性毒性包括免疫介导的溶血和血小板减少、和免疫介导的肾病综合征或甲状腺功能低下，个别有心脏毒性的报道。

3.推荐用法

对于无合适骨髓配型的 CML 患者可开始 INF 治疗，如果在 6 个月内取得细胞遗传学疗效，Ph 染色体比例有所下降，则继续用药直至细胞遗传学无效。在 12 个月时 Ph 染色体阳性细胞小于 65%可认为是有效。对于这类患者如果合并 3～4 级毒性，可先暂停 INF 治疗直到毒性消失，之后剂量减半继续治疗。如果 2 度毒性持续并经过支持治疗仍无法减轻，则可降低原剂量的 25%。其他需减量的指征是 WBC$<2\times10^{9}/L$ 或血小板$<60\times10^{9}/L$。

（十）白细胞增多的处理

CML 患者可因白细胞增多而出现症状，当 WBC 超过 $500\times10^{9}/L$ 时，即使无原始和幼稚细胞的增多，也会出现包括中枢神经系统改变、缺氧、心肌缺血和肾功能不全等多种症状。但如果原始或幼稚细胞达到$(50\sim100)\times10^{9}/L$ 后，即使无 WBC 增多也会出现症状。此时白细胞去除术是绝对适应证，由此可缓解症状直到给予的羟基脲起效为止。

1.足够的液体水化、碱化尿液

液体疗法：足量液体 $2000\sim3000mL/(m^{2}\cdot d)$。同时碱化尿液，给予 5%浓度的碳酸氢钠 $80\sim100mL/(m^{2}\cdot d)$，使尿 pH 值$>7$。

2.高尿酸血症的防治

化疗前、化疗后每日检测尿酸，化疗前即应开始给予别嘌醇 $10mg/(kg\cdot d)$，分 3 次口服，以阻断次黄嘌呤和黄嘌呤代谢，从而抑制尿酸合成。对少尿和无尿，按肾衰处理，必要时采取血液透析或腹膜透析以挽救生命。

3.白细胞单采去除白细胞

白细胞分离术的指征和标准：AML 白细胞计数＞100×10^9/L，ALL 白细胞计数＞200×10^9/L，CML 白细胞计数＞300×10^9/L，APL 白细胞计数＞50×10^9/L 时可考虑行白细胞分离术。当然，白细胞单采术并不能代替化疗，只能暂时缓解症状，是整体化疗过程中对症治疗的一部分。

4.化疗

羟基脲是一种核糖核苷酸二磷酸还原酶抑制剂，通过抑制胞苷二磷酸和胞苷三磷酸的转化从而抑制 DNA 的合成，为 S 周期特异性药物，起效快，但维持时间短。用药 2～3 天白细胞迅速下降，停药后又迅速回升。用药剂量为 50～100mg/(kg · d)，分 3～4 次口服，白细胞下降后逐渐减量。

二、慢性淋巴细胞白血病

慢性淋巴细胞白血病(CLL)简称慢淋，是一种起源于淋巴细胞系统的肿瘤性疾病，是由于单克隆性小淋巴细胞凋亡受阻、存活时间延长而大量积聚在骨髓、血液、淋巴结和其他器官，最终导致正常造血功能衰竭的低度恶性疾病，其特点为成熟形态的淋巴细胞在体内积聚，使血液和骨髓中淋巴细胞增多，肝脾、淋巴结肿大，最后累及淋巴系统以外的其他组织，95%以上的 CLL 为 CD5 阳性的 B 细胞型，3%～5%为 T 细胞型。

(一)病因

现仍无确凿证据证实接触化学物质和射线、饮食、吸烟、病毒感染和自身免疫性疾病为本病的高危因素，但患者一级和二级亲属淋巴系统恶性肿瘤发病率增高。许多家族尚存在患者后代发病年龄更早、病情更重的现象。经治和未治患者第二肿瘤发病率增高。

(二)诊断

1.分型

分期的目的在于帮助选择治疗方案及估计预后。CLL 最早以及最常用的分期标准包括 Binet 和 Rai 分期。

(1)慢性淋巴细胞白血病的 Binet 分期：①A：血和骨髓中淋巴细胞增多，＜3 个区域的淋巴组织肿大，中位存活期＞10 年；②B：血和骨髓中淋巴细胞增多，≥3 个区域的淋巴组织肿大，中位存活期约 7 年；③C：除与 B 期相同外，尚有贫血(Hb：男性＜120g/L，女性＜110g/L)或血小板减少(＜100×10^9/L)，中位存活期约 2 年。

(2)慢性淋巴细胞白血病的 Pad 分期：①0 期：仅有外周血及骨髓淋巴细胞绝对值增多；②Ⅰ期：0 期伴淋巴结肿大；③Ⅱ期：0 期伴脾和(或)肝大，伴或不伴淋巴结肿大；④Ⅲ期：0 期伴贫血(血红蛋白＜110g/L)；⑤Ⅳ期：0 期伴血小板减少(PLT＜100×10^9/L)。0 期属低危组，中位生存时间在 150 个月以上，通常仅随诊观察，不予治疗。Ⅰ、Ⅱ期属中危组，中位生存时间分别为 101 个月和 90 个月，如淋巴结、肝、脾之一明显肿大，应开始治疗。Ⅲ～Ⅳ期属高危组，中位生存期仅 19 个月，必须立即积极治疗。

2.临床表现

(1)典型 B 细胞慢淋：起病缓慢，早期常无症状，可在体检或血常规检查时偶然发现，另一些则因淋巴结或肝脾大而被发现。肿瘤本身可引起疲倦、乏力、盗汗、消瘦等症状。①淋巴结肿大：80%的CLL患者诊断时有无痛性淋巴结肿大，是CLL最常见的体征，多在颈部、锁骨上及腋窝淋巴结，随着病情的进展，可由小变大，由少增多，由局部至全身。肿大的淋巴结具表面光滑、无粘连、可活动、质地硬、无压痛等特点。腹腔淋巴结可引起腹痛、泌尿道梗阻和肾盂积水，纵隔淋巴结肿大可引起咳嗽、声音嘶哑及呼吸困难等。扁桃体、泪腺、唾液腺受累时，可产生Mikulicz综合征；②肝脾大：脾大常见，占40%，轻至中度增大，晚期可达盆腔，偶可发生脾梗死或脾破裂；肝大占10%左右，程度不如脾，当明显增大伴肝功能损害时，常提示晚期；③结外损害：10%患者有皮肤表现，较慢性粒细胞白血病多见，呈散在性红色或紫红色斑丘疹，系白血病细胞的皮肤浸润所致。也可有非浸润性皮肤损害，如皮肤瘙痒、色素沉着、红斑、剥脱性皮炎。胃及小肠浸润常见，可见纳差、腹胀、消化不良、黑便、腹泻等。肺部浸润主要有弥漫性结节、粟粒状浸润及胸腔积液。胸腔积液常为血性，也可因淋巴梗阻发生乳糜胸腔积液。骨骼病变常见的有脱钙及骨质稀疏，溶骨少见。病理检查60%以上患者肾双侧性白血病细胞浸润，但一般病变轻微，约20%患者有蛋白尿及显微镜血尿。神经系统病变有斑点状脑浸润，甚至结节性脑瘤形成，也可发生脑膜、第Ⅶ对脑神经、下丘脑垂体及周围神经病变，颅内压可增高；④免疫缺陷表现：由于免疫异常致免疫功能减退而发生各种感染，最常见的感染有呼吸道、皮肤、胃肠道、泌尿系统及血液系统症等。带状或单纯疱疹发生率较高。患者易有化脓性感染如肺炎等，也有伴发第二种恶性肿瘤，尤以皮肤及结肠肿瘤。同时伴发弥漫性组织细胞性淋巴瘤者，称为Richter综合征，发生率约3.3%。此外，也可伴发类风湿关节炎及重症肌无力等；⑤自身免疫性溶血性贫血：约8%的患者可并发自身免疫性贫血。

(2)T细胞慢性淋巴细胞白血病：临床特点是起病迅速、肝脾大、淋巴细胞中度增多，常侵犯中枢神经系统、性腺及真皮深部，对治疗疗效差，生存时间短。

3.实验室检查

(1)血象：白细胞总数升高，大多为(30～100)×10^9/L，以成熟小淋巴细胞为主，占60%～90%，淋巴细胞绝对值>5×10^9/L。淋巴细胞绝对值为(3～5)×10^9/L时，应多次查血象，可见少数幼稚淋巴细胞和个别原始淋巴细胞。中性粒细胞百分率降低。随着病情的发展，血小板减少、贫血逐渐明显。8%的患者可出现免疫性溶血性贫血。

(2)骨髓检查：①骨髓象：骨髓增生活跃，淋巴细胞显著增多，占30%以上，形态基本与外周血一致，原始淋巴细胞一般不超过1%～2%。红系细胞、粒系细胞及巨核细胞均减少，伴有溶血时，幼红细胞可代偿性增生。细胞化学、糖原染色(PAS)部分细胞呈阴性反应，部分呈颗粒状阳性。中性粒细胞碱性磷酸酶积分不一定增高，在早期甚至降低，此特征与急性淋巴细胞白血病不同；②骨髓病理：骨髓增生极度活跃、分化成熟的小淋巴细胞均一性、弥漫或结节性增生，粒、红、巨核系细胞极少或缺乏。有的骨髓增生较活跃，小淋巴细胞呈间质性或结节性或结节加间质性(混合性)弥漫型浸润，粒、红、巨核系细胞不同程度减少。弥漫型提示病程进展迅速，预后较差。

(3)免疫学检查：40%～50%患者正常免疫球蛋白减少。约5%的患者血清中出现单克隆球蛋白高峰，IgM型多见，可伴有高黏滞血症和冷球蛋白血症，20%的病例可有抗人球蛋白试验阳性。IgG及IgA较少见。少数患者可出现重链病或轻链型蛋白尿。

(4)免疫表型:淋巴细胞具有单克隆性。源于B细胞者,其轻链只有κ或λ链中的一种,小鼠玫瑰花结实验阳性,膜表面免疫球蛋白(SmLg)弱阳性(IgM或IgD),CD5、CD19、CD20、CD21阳性;CD10、CD22阴性。源于T细胞,其绵羊玫瑰花结实验阳性,CD2、CD3、CD7、CD8(或CD4)阳性。CD38高表达为不良预后因素。ZAP-70是T细胞的标志性抗原,正常的T细胞其含量较高,而在B细胞中不存在或表达极低,但在部分慢淋患者的B细胞中发现有ZAP-70异常高表达。有B细胞ZAP-70高表达的慢淋患者预后差。

(5)染色体及基因突变:研究表明,50%~80%的患者有染色体异常。13q-、12三体、11q-患者,中位存活期分别为133、114、79个月。免疫球蛋白可变区(IgV)基因突变发生在约50%的CLL病例中,此类病例生存期长;而无IgV突变者预后较差,约17%的B系CLL存在p53缺失,此类患者对烷化剂和抗嘌呤类药物耐药,生存期短,中位存活期为32个月。

(6)淋巴结病理:淋巴结结构破坏,由弥漫浸润的小淋巴细胞替代。组织学和低度恶性的小细胞性淋巴瘤完全相同,病理上两者不能分别。

(7)影像学检查:B超、CT可检出肿大的深部淋巴结及肝脾大,X线胸片可检出胸腔内肿大淋巴结,为分期提供依据。

4.诊断

符合以下3项即可确诊。

(1)外周血白细胞增多$>10\times10^9$/L,淋巴细胞绝对值$\geqslant5\times10^9$/L。

(2)骨髓增生,淋巴细胞$\geqslant$40%,幼淋细胞$<$10%,原淋细胞$<$2%。

(3)除外引起淋巴细胞增多的其他疾病。

5.鉴别诊断

(1)成人良性淋巴细胞增多症:常见于病毒、细菌感染及自身免疫性疾病、甲状腺功能亢进症、脾切除术后。

(2)淋巴瘤细胞白血病:与CLL易混淆者通常由滤泡或弥漫性小裂细胞型淋巴瘤转化而来,具有原发病淋巴瘤的病史,细胞常有核裂并呈多形性;淋巴结和骨髓病理活检显示明显滤泡结构;免疫表型为SmLg、FMC7和CD10强阳性,CD5阴性。

(3)幼淋巴细胞白血病(PLL):病程较CLL为急,脾明显增大,淋巴结肿大较少,白细胞数往往很高,血象和骨髓象有较多的带核仁的幼淋巴细胞;PLL细胞高表达FMC7、CD22和SmLg;CD5阴性;小鼠玫瑰花结实验阴性。

(4)毛细胞白血病(HCL):全血细胞减少伴脾大者诊断不难,但有部分HCL的白细胞升高达(10~30)$\times10^9$/L,这些细胞有纤毛状胞浆突出物、酒石酸抵抗的酸性磷酸酶染色反应阳性,CD5阴性,高表达CD25、CD11c和CD103。

(5)伴绒毛淋巴细胞的脾淋巴瘤(SLVL):为原发于脾的一种恶性淋巴瘤,多发生于老年人,脾大明显,白细胞数为(10~25)$\times10^9$/L,血和骨髓中出现数量不等的绒毛状淋巴细胞,1/3~1/2的患者伴有血、尿单克隆免疫球蛋白增高。免疫标志为CD5、CD25、CDllc和CD103阴性;CD22和CD24阳性。脾切除有效,预后较好。

(三)治疗

CLL呈惰性病程,目前不能用药治愈,即使早期治疗也不能延长患者生存期。因此,一般早期 CLL 患者无须治疗，定期复查即可。当出现以下表现时才有治疗指征：①贫血和(或)血小板减少；②有体重减少≥10%、极度疲劳、发热(>38℃)超过 2 周、盗汗等明显症状；③脾明显增大或伴脾疼痛；④淋巴结明显肿大或伴压迫症状；⑤淋巴细胞倍增时间小于 6 个月；⑥转为幼淋巴细胞白血病或 Richter 综合征。

1.化学治疗

(1)单药化疗：常用的药物为肾上腺皮质激素、苯丁酸氮芥(CLB)和氟达拉滨。①肾上腺皮质激素：可用泼尼松 40～60mg，连用 1 周，后逐渐减量至停用；②烷化剂苯丁酸氮芥(CLB)：完全缓解率 15%，部分缓解率 65%。有连续和间断两种用法。a.连续应用：口服(2～4)mg/d，逐渐加量至(6～8)mg/d，待淋巴细胞减少 50%时减量，稳定后予维持量；b.间断应用：(0.1～0.175)mg/(kg·d)，连用 4 日，每 2～4 周为一个疗程。根据血象决定疗程；

③氟达拉滨：是目前最有效的单剂治疗药物，它是单磷酸腺苷氟化物，干扰腺苷代谢，对难治性 CLL 有效。使用剂量一般为(25～30)mg/(m^2·d)，维持 30 分钟，连续 5 日静脉滴注，每 4 周一个疗程，有效率 50%～80%，包括 38%完全缓解。口服 40mg/(m^2·d)即可达到标准静脉剂量 25mg/(m^2·d)的作用强度。最常见的不良反应是骨髓抑制，血液学表现为中性粒细胞减少、贫血和血小板减少。其他不良反应如胃肠道反应多为轻、中度。口服的耐受性与静脉制剂相似。初治优于复治；

④其他药物：克拉屈滨(2-CdA)和喷司他丁(DCF)、阿糖胞苷、依托泊苷及烷化剂环磷酰胺等。

(2)联合化疗：

①CLBL+泼尼松 CLBL：0.1～0.175mg/(kg·d)，连用 4 日，泼尼松 80mg，连用 5 日，每 2～4 周为一个疗程，重复至缓解或骨髓抑制。治疗的总有效率为 80%；②含氟达拉滨联合化疗方案：氟达拉滨+环磷酰胺，氟达拉滨+米托蒽醌，氟达拉滨+CLBL。均不比单剂应用氟达拉滨优越；③环磷酰胺+长春新碱+泼尼松(COP)方案：环磷酰胺 300～400mg/(m^2·d)，连用 5 日，长春新碱 2mg，第 1 日，泼尼松 40mg，连续 5 日，每 3～4 周为一个疗程。完全缓解率可达 25%，部分缓解率 50%；④环磷酰胺+长春新碱+多柔比星+泼尼松(CHOP)方案。COP 方案+多柔比星 25mg/(m^2·d)，第 1 日，进展期 CLL 患者用 CHOP 方案生存期比用 COP 方案者延长。

2.生物治疗

(1)干扰素-α：早期 CLL 应用干扰素-α 有 1/4～1/2 可获得部分缓解，但完全缓解者少。在化疗缓解后应用干扰素维持治疗能延长患者生存期。

(2)白细胞介素-2(IL-2)：近 50%CLL 患者细胞表现表达 CD25(IL-2 受体)，应用 IL-2 可使 CLL 淋巴细胞暂时中度降低和脾脏回缩，但 IL-2 不良反应较大。

(3)单克隆抗体：①Alemtuzumab(Campath-1H)：是人源化的鼠抗人 CD52 单克隆抗体。CD52 广泛分布在正常的 B 淋巴细胞、T 淋巴细胞、单核细胞、吞噬细胞和 B 淋巴细胞及 T 淋巴细胞瘤细胞表面，阳性率达 68%～76%，但造血干细胞无表达。在慢性淋巴细胞白血病(CLL)细胞表面尤为丰富，几乎全部 CLL 细胞表面均有 CD52 的表达，在红细胞、血小板和干细胞表面则检测不到。所以，可将 CD52 作为 CLL 靶向治疗的靶点。用法：静脉输注 30mg/d，每周 3 次，共 12 周。Campath-lH 对 1/3 氟达拉滨耐药的 CLL 患者有效，但对肿瘤负荷高的淋巴结肿大患者效果差，其不良反应主要为骨髓抑制和免疫抑制所致的感染、出血和贫血，以及血清病样的过敏反应；②利妥昔单抗（美罗华）：是人鼠嵌合型抗 CD20 单克隆抗体。CD20 位于 B 淋巴细胞表面，是 B 淋巴细胞表面分化抗原。它主要参与调节 B 淋巴细胞的增殖与分化，在免疫系统起重要作用，表达在前 B 细胞和成熟 B 细胞，抗原不会出现程度较大的脱落。因此，可将 CD20 作为治疗 B 细胞淋巴瘤的靶点。单药用法为 $375mg/m^2$，每周 1 次，连续 4 周，静脉输注。对 CLL 有效，但由于 CLL 中 $CD20^+$ 细胞负荷大，效果不显著，故与化疗药物联合应用，效果更佳，也适用于嘌呤类药物治疗后 CLL 微小残留病灶的清除，其不良反应主要为过敏反应；③鼠抗人 CD5 单克隆抗体：单独应用或与免疫毒素或放射性核素偶联后治疗 CLL，仅能使患者外周血淋巴细胞一过性中度降低，对肿大淋巴结、肝、脾的疗效甚微；④其他生物治疗：细胞周期蛋白抑制剂 Flavopirido。其他单克隆抗体有抗 HIA-DR 抗体、抗 CD40 抗体、TRAIL 受体 DR4 和 DR5 直接的抗体、抗体类似分子目标 CD37、IL-2 受体配体免疫毒素 Ontak 等。

3.化疗与免疫的联合治疗

(1)氟达拉滨、环磷酰胺和利妥昔单抗作为治疗 CLL 患者的一线治疗方案，研究表明可达 71%的 CR 率，其中 57%达到了分子学缓解。

(2)氟达拉滨和 Alemtuzumab 联合治疗。

4.造血干细胞移植

骨髓移植治疗 CLL 作用有限，因为 CLL 患者大多超过 50 岁，不宜行异基因骨髓移植。在缓解期，采用自体干细胞移植治疗 CLL 可获得较理想的结果，体内的微小残留病灶可转阴，但随访至 4 年时约 50%复发。因患者多为老年人，常规移植的方案相关毒性大、并发症多，近年来，以氟达拉滨为基础的非清髓性干细胞移植（NST），降低了移植方案的相关毒性病死率，可望提高存活比例。

5.放射治疗

当局部淋巴结明显肿大影响邻近器官功能、脾高度增大、神经受侵犯、重要脏器或骨骼被浸润者时，可应用放射治疗，包括全身放疗（TBI）、全淋巴照射（TNI）和局部照射，可改善全身症状，延长生存期。可与其他方法一起进行序贯治疗。

6.放射免疫治疗（RIT）

肿瘤放射免疫导向治疗现在已成为一种系统的特异靶向性的肿瘤治疗手段，具有优于放疗和化疗对肿瘤细胞选择性杀伤的特点，正受到人们的广泛关注。

7.其他治疗

由于低丙种球蛋白血症、中性粒细胞缺乏以及患者高龄，因此极易发生感染。严重感染常为致死原因，应积极用抗生素控制感染。反复感染者可静脉注射丙种球蛋白。淋巴细胞单采可暂时性降低外周血淋巴细胞，减轻器官浸润，增加血红蛋白和血小板数量。并发自身免疫性溶血性贫血或血小板减少性紫癜者，可用糖皮质激素治疗。若仍无效且脾大明显者，可考虑脾切除。术后红细胞、血小板可能回升，但血中淋巴细胞变化不大。

第六章　内分泌与代谢系统疾病

第一节　急性化脓性甲状腺炎

急性化脓性甲状腺炎（AST）是甲状腺非特异性感染性疾病，是细菌或真菌经血液循环、淋巴道或邻近化脓病变蔓延侵犯甲状腺引起急性化脓性炎症，其中以邻近化脓性病灶蔓延最多见。

一、病因

甲状腺本身因位置的特殊性及丰富的血供、组织内高浓度的碘等因素对感染有明显的抵抗力，但是一些情况下，也会发生感染。大部分病例来源于上呼吸道、口腔或颈部软组织化脓性感染的直接扩散，如急性咽炎、化脓性扁桃体炎等。少数病例继发于败血症或颈部开放性创伤。营养不良的婴儿、糖尿病患者、体质虚弱的老人或免疫缺陷患者为好发人群。

感染好发于甲状腺左叶，常见于结节性甲状腺肿，也可以发生在正常的腺体。引起急性甲状腺炎的常见细菌有链球菌、葡萄球菌、肺炎球菌、沙门菌、类杆菌、巴斯德菌、结核菌等。而免疫功能受损的患者，如恶性肿瘤、AIDS 以及接受放疗的患者发生真菌感染的概率较大，常见菌种如粗球孢子菌、曲霉菌、白念珠菌、诺卡菌等。病原菌可经血液、淋巴管、邻近组织器官感染蔓延或医源性途径如穿刺操作进入甲状腺。

二、病理

起病前已有结节性甲状腺肿者易产生脓肿，如甲状腺本来正常者，广泛化脓多见。脓液可浸润颈部深层组织，甚至进入纵隔，破入气管、食管。典型的急性甲状腺炎的组织学变化为甲状腺内大量中性粒细胞浸润、组织坏死；甲状腺滤泡破坏，血管扩张充血，有时可见细菌菌落。炎症后期恢复阶段有大量纤维组织增生。

三、临床表现

1.一般表现

本病发病急、伴发热、畏寒、寒战、心动过速。甲状腺邻近器官或组织感染的征象如肿胀，也有本病引起单侧声带麻痹的报道。

2.甲状腺表现

甲状腺肿大、疼痛、压痛，颈部后伸、吞咽时甲状腺疼痛加剧，疼痛可向两颊、两耳或枕部放射。甲状腺肿大多为单侧，偶可双侧，质硬。甲状腺脓肿形成时可有波动感，局部皮肤红、肿、痛。

四、辅助检查

1.一般检查

可见末梢血白细胞计数升高，以多形核白细胞为主，血培养可能为阳性，血沉加快，C反应蛋白升高。

2.甲状腺检查

甲状腺功能大多在正常范围（TSH正常，血清 T_3、T_4 水平均在正常范围）。检测甲状腺摄 ^{131}I 率正常，甲状腺扫描显像可见局部有放射性减低区。甲状腺穿刺可见大量脓液。甲状腺B超显示甲状腺肿大，可有液性暗区。

对反复发生本病或颈部脓肿的患者应排除是否有先天异常，应行食管吞钡或CT检查，有否来源于梨状窝的鳃囊窦道或梨状窝窦道瘘。

五、诊断

根据伴抵抗力下降或感染疾病史；出现全身败血症表现，如高热、寒战、心动过速；甲状腺肿大、疼痛、压痛，颈部疼痛放射痛及邻近组织感染及压迫症状；结合实验室检查，如白细胞总数及中性粒细胞增高、血沉明显增快等可确诊；必要时行甲状腺穿刺检查培养病原菌。

六、鉴别诊断

1.亚急性甲状腺炎

亚急性甲状腺炎通常不侵犯颈部其他器官，疼痛相对较轻，血沉明显增快，早期有一过性甲状腺功能亢进症症状，以及血 T_3、T_4 升高而甲状腺摄 ^{131}I 率降低的分离现象，甲状腺活检有多核巨细胞出现或肉芽肿形成。

2.甲状腺囊肿或肿瘤内出血

一般无全身败血症表现，稍有发热、寒战，血常规白细胞不高，血沉不快。甲状腺穿刺无脓性液体。

3.甲状腺癌

进行性恶性甲状腺肿瘤（AMTT）也可发生局部坏死，类似急性化脓性甲状腺炎，但其预后很差，死亡率高，可与之鉴别。如出现下列情况应高度怀疑为AMTT，年龄较大，抗生素治疗无效，发音困难，甲状腺右侧叶受累，坏死范围大，有贫血，甲状腺针吸活检培养无菌生长。

4.疼痛性桥本甲状腺炎

起病较慢，没有全身败血症表现，血沉不快，甲状腺自身抗体阳性。甲状腺穿刺见大量淋巴细胞。

5.其他颈前炎性包块

包块不随吞咽上下移动，甲状腺区扫描或 B 超无相应病变。

七、治疗

1.一般治疗

局部热敷，卧床休息。高热者可进行物理或药物降温。

2.抗感染治疗

合理使用抗生素，可根据脓液中细菌种类或血细菌培养结果选用抗生素。

3.引流

如局部已形成脓肿或非手术治疗不能使感染消退时，则应手术切开引流，也可进行针吸治疗。

4.手术

原有甲状腺疾病如肿瘤的患者，可以在抗生素治疗基础上，使化脓病变局限后行甲状腺部分切除。如有梨形隐窝瘘管者，也应实行手术切除治疗。

第二节　甲状腺功能亢进症

甲状腺功能亢进症（简称甲亢）是一种十分常见的内分泌疾病。它是由于体内甲状腺激素（TH）合成或分泌过多而引起的以神经、循环、消化等系统兴奋性增高和代谢亢进为主要表现的一组疾病的总称。甲亢不是一种病因的疾病，许多疾病都可以引起甲亢。

临床上以弥漫性甲状腺肿伴甲亢（Graves 病）最常见，约占所有甲亢患者的 85%，其次为结节性甲状腺肿伴甲亢（也称毒性结节性甲状腺肿）和亚急性甲状腺炎。本文主要讨论 Graves 病。

Graves 病（GD），又称毒性弥漫性甲状腺肿，是一种伴有 TH 分泌增多的器官特异性自身免疫性疾病。

该病以女性多发，其发病率约占女性人群的 1.9%，男女比为 1∶(4～6)，以 20～40 岁多见。典型的 GD 除有甲状腺肿大和高代谢症群外，还有眼球突出。一般认为 25%～50% GD 患者伴有不同程度的眼病。少数患者可有皮肤病变（胫前黏液性水肿以及指端粗厚等）。不典型者可仅有 1～2 项表现，如甲亢不伴有突眼或有严重突眼而临床无甲亢表现。

一、病因和发病机制

1.免疫功能异常

GD 的确切病因目前还不完全清楚，但近年来的研究提示该病为一种器官特异性自身免疫性疾病。GD 患者由于体内免疫功能紊乱，致使机体产生了针对自身甲状腺成分-甲状腺刺激素受体（TSHR）的抗体 TRAb。该抗体与 TSHR 结合后，和 TSH 一样具有刺激和兴奋甲状腺的作用，引起甲状腺组织增生和功能亢进，TH 产生和分泌增多。目前认为，自身抗体的产生主要与存在基因缺陷的抑制性T淋巴细胞(Ts)的功能降低有关。Ts功能缺陷导致辅助性T淋巴细胞(Th)的不适当致敏,并在IL-1、IL-2等细胞因子的参与下,使B细胞产生抗自身甲状腺的抗体。

GD的发病与TRAb的关系十分密切。TRAb是一组多克隆抗体,作用在TSH受体的不同结合位点。TRAb可分为兴奋型和封闭型两类。兴奋型中有一类与TSH受体结合后,刺激甲状腺组织增生及TH的合成和分泌增多,称为甲状腺刺激抗体(TSAb),为GD的主要自身抗体;另一类与TSH受体结合后,仅促进甲状腺肿大,但不促进TH的合成和释放,称为甲状腺生长刺激免疫球蛋白(TGI)。封闭型自身抗体与TSFI受体结合后,阻断和抑制甲状腺功能,因此称为甲状腺刺激阻断抗体(TSBAb)。

2.细胞免疫异常

GD患者外周血活化T淋巴细胞数量增多,甲状腺内的抑制性调节环路不能发挥正常的免疫抑制功能,致使自身反应性器官特异性TH细胞得以活化、增殖,产生各种细胞因子,作用于甲状腺组织、单核细胞,诱导B淋巴细胞活化,产生抗甲状腺的自身抗体,最终引起甲状腺结构与功能的病理变化及出现临床特征。另外,GD患者甲状腺和眼球后组织均有明显的淋巴细胞浸润,甲状腺的淋巴细胞通过细胞间黏附分子/白细胞功能相关抗原,介导淋巴细胞与GD患者甲状腺细胞相互黏附,引起甲状腺细胞增生及甲状腺肿大。

3.遗传因素

部分GD有家族史,同卵双生相继发生GD者达30%～60%,异卵双生仅为3%～9%。流行病学调查也发现,GD亲属中患另一自身免疫性甲状腺病,如桥本甲状腺炎的比率和TSAb的检出率均高于一般人群。这些都说明GD具有遗传性。

4.环境因素

感染、应激及刺激等均可能为本病的诱发因素。尤以精神因素为重要,强烈的精神刺激常可诱发甲亢。精神应激可能使患者血中肾上腺皮质激素升高,进而改变Ts或TH细胞的功能,引起异常免疫反应从而引发甲亢。

二、病理

1.甲状腺

GD的甲状腺呈对称性、弥漫性增大,甲状腺内血管增生,血供丰富,使甲状腺外观为红色。滤泡细胞增生肥大,细胞呈立方或柱状,滤泡细胞由于过度增生而形成乳头状折叠凸入滤泡腔内,细胞高尔基体肥大,附近有许多囊泡,内质网发育良好,有很多核糖体,线粒体数目增多。滤泡腔内胶质减少甚或消失。甲状腺内可有淋巴细胞浸润或形成淋巴滤泡或出现淋巴组织生发中心。经治疗后甲状腺的形态结构可发生相应的变化。短期使用大剂量碘剂后,甲状腺可迅速缩小,腺泡中胶质含量增多,滤泡细胞变为立方状或扁平状,乳头状结构消失,血管减少。长时间使用硫脲类抗甲状腺药物后,可使甲状腺组织呈退行性改变,滤泡增大富含胶质,大部分滤泡细胞呈扁平或矮立方形,少部分滤泡细胞仍肥大,或可见到上皮嵴及短小乳头状结构。此时活检标本不易与甲状腺肿鉴别。

2.眼

GD仅有良性眼病时常无异常病理改变。在浸润性突眼患者中，球后组织中脂肪组织及纤维组织增多，糖胺聚糖沉积与透明质酸增多，淋巴细胞及浆细胞浸润；眼肌纤维增粗，纹理模糊，脂肪增多，肌纤维透明变性，断裂及破坏，肌细胞内糖胺聚糖及透明质酸亦增多。可出现球结膜充血、水肿。早期的病变以炎性细胞浸润和脂肪增多为主，后期可出现纤维组织增生和纤维化。

3.胫前黏液性水肿

光镜下病变皮肤可见黏蛋白样透明质酸沉积，伴肥大细胞、吞噬细胞和内质网粗大的成纤维细胞浸润，皮层增厚及淋巴细胞浸润；电镜下见大量微纤维伴糖蛋白及酸性葡聚糖沉积，与重度甲减（黏液性水肿）的皮下组织糖胺聚糖浸润的组织学相似。

4.其他

心脏可扩大，心肌变性。肝、脾、胸腺和淋巴结可增生肿大，外周血淋巴细胞可增多。重度甲亢未予有效治疗者可出现肝脏局灶性或弥漫性坏死，以致发展为肝脏萎缩，甚至肝硬化。甲状腺功能亢进时破骨细胞活性增强、骨吸收多于骨形成，可引起骨质疏松。

三、病理生理

TH分泌增多的病理生理作用是多方面的。TH可促进氧化磷酸化，主要通过刺激细胞膜上的Na-K-ATP酶，促进Na^+的主动运输，维持细胞内外Na^+-K^+的梯度。在此过程中需要消耗大量的能量，以使ATP水解增多，从而促进线粒体氧化磷酸化反应，使耗氧量及产热增加，引起患者怕热多汗等症状。高水平TH可增加基础代谢率，加速多种营养物质的消耗，肌肉也易被消耗，出现消瘦乏力等。TH与儿茶酚胺协同作用，可加强儿茶酚胺对神经、心血管及胃肠道等脏器的兴奋和刺激。TH对肝脏、心肌及肠道还具有直接的兴奋作用，使神经、心血管与消化等系统的症状更为突出。

四、临床表现

GD可发生于任何年龄，但高峰发病年龄在20～40岁。女性多于男性，男女之比为1∶（4～6）。本病起病多数缓慢，多在起病后6个月到1年就诊。

1.一般表现

GD的临床表现与患者发病时的年龄、病程和TH分泌增多的程度有关。一般患者均有神经质、怕热多汗、皮肤潮湿、心悸乏力和体重减轻等。部分患者可有发热，但一般为低热。

2.甲状腺

不少患者以甲状腺肿大为主诉，甲状腺呈弥漫性对称性肿大，质软、吞咽时上下移动，少数患者的甲状腺肿大不对称或肿大不明显。由于甲状腺的血流量增多，故在上、下极外侧可听到连续性或以收缩期为主的吹风样血管杂音，可扪及震颤（以腺体上部较明显）。杂音明显时可在整个甲状腺区听到，但以上、下极明显，杂音较轻时仅在上极或下极听到。触到震颤时往往可以听到杂音，但杂音较弱时可触不到震颤。杂音和震颤的发现对诊断本病具有重要意义，因为其他甲状腺疾病罕有出现此体征者。

3.眼部表现

甲亢引起的眼部改变大致分两种类型，一类称为非浸润性突眼，系由于交感神经兴奋眼外肌群和上睑肌所致，临床无明显自觉症状。体征有：①上眼睑挛缩；②眼裂增宽；③上眼睑移动滞缓，眼睛向下看时上眼睑不能及时随眼球向下移动，可在角膜上缘看到白色巩膜；④瞬目减少和凝视；⑤向上看时，前额皮肤不能皱起；⑥两眼看近物时，辐辏不良。甲亢控制后可完全恢复正常。

另一类为GD所特有，为眶内和球后组织体积增加、淋巴细胞浸润和水肿所致，称为浸润性突眼。浸润性突眼患者常有明显的自觉症状，如畏光、流泪、复视、视力减退、眼部胀痛、刺痛、异物感等。突眼度一般在18mm以上。由于眼球高度突出，使眼睛不能闭合，结膜、角膜外露而引起充血、水肿、角膜溃疡等。重者可出现全眼球炎，甚至失明。

浸润性突眼的轻重程度与甲状腺功能亢进的程度无明显关系。在所有眼病中，约5%的患者仅有浸润性突眼而临床无甲亢表现，将此称为甲状腺功能正常的GD眼病(EGO)。该类患者尽管临床上无甲亢表现，但多有亚临床甲亢，TSH水平降低。

4.心血管系统

甲亢时由于TH对心血管系统的作用，以及交感神经兴奋性增高等，常使患者有明显的临床表现，心悸、气促是大部分甲亢患者的突出主诉。

(1)心动过速：是心血管系统最早最突出的表现。绝大多数为窦性心动过速，心率多在90～120次/min。心动过速为持续性，在睡眠和休息时有所降低，但仍高于正常。

(2)心律失常：房性期前收缩最常见，其次为阵发性或持续性心房颤动。也可见室性或交界性期前收缩，偶见房室传导阻滞。有些患者可仅表现为原因不明的阵发性或持续性心房纤颤，尤以老年人多见。

(3)心音改变：由于心肌收缩力加强，使心搏增强，心尖部第一心音亢进，常有收缩期杂音，偶在心尖部可听到舒张期杂音。

(4)心脏扩大：多见于久病及老年患者。当心脏负荷加重、合并感染或应用β受体阻滞药可诱发充血性心力衰竭。持久的房颤也可诱发慢性充血性心力衰竭。出现心脏扩大和心脏杂音可能是由于长期高排出量使左心室流出道扩张所致。

(5)收缩压升高、舒张压下降和脉压增大：有时可出现毛细血管搏动、水冲脉等周围血管征。发生原因系由于心脏收缩力加强，心排血量增加和外周血管扩张、阻力降低所致。

(6)甲亢性心脏病：甲亢伴有明显心律失常、心脏扩大和心力衰竭者称之为甲亢性心脏病。以老年甲亢和病史较久未能良好控制者多见。其特点为甲亢完全控制后心脏功能可恢复正常。

5.消化系统

食欲亢进是甲亢的突出表现之一。但少数老年患者可出现厌食，甚至恶病质。也有少数患者呈顽固性恶心、呕吐，以致体重在短期内迅速下降。由于过多TH的作用，使肠蠕动增加，从而使大便溏稀、次数增加，甚至呈顽固性腹泻或脂肪痢。TH对肝脏也可有直接毒性作用，致肝脏肿大，甲亢引起明显肝脏受损者少见，少数可出现肝功能异常，转氨酶升高甚或黄疸。

6.血液和造血系统

周围血液中白细胞总数偏低、淋巴细胞百分比和绝对值及单核细胞增多，血小板寿命缩短，有时可出现皮肤紫癜。由于消耗增加、营养不良和铁的利用障碍偶可引起贫血。

7.肌肉骨骼系统

甲亢时多数表现为肌无力和肌肉萎缩。由于神经肌肉兴奋性增高，可出现细震颤、腱反射活跃和反射时间缩短等。部分患者可出现如下特殊的肌肉病变。

(1)慢性甲亢性肌病：相对多见。起病缓，主要累及近端肌群和肩胛、骨盆带肌群。表现为进行性肌肉萎缩和无力。患者在登高、蹲位起立和梳头等动作时有困难。类似于多发性肌炎表现，但肌活检正常或仅有肌肉萎缩、变性等改变。

(2)甲亢性周期性瘫痪：主要见于东方国家的青年男性患者，日本和我国较常见。发作时血钾显著降低。周期性瘫痪多与甲亢同时存在，或发生于甲亢起病之后。也有部分患者以周期性瘫痪为首发症状就诊才发现甲亢。多在夜间发作，可反复出现，甲亢控制后症状可缓解。周期性瘫痪的发生机制可能与过多 TH 促进 Na-K-ATP 酶活性，使 K^+ 向细胞内的不适当转移有关。

(3)甲亢伴重症肌无力：甲亢伴重症肌无力的发生率约为 1%，远高于一般人群的发生率。重症肌无力主要累及眼肌，表现为眼睑下垂、眼外肌运动麻痹、复视和眼球固定等。少数也可表现为全身肌肉无力、吞咽困难、构音不清及呼吸浅短等。甲亢控制后重症肌无力可减轻或缓解。

8.生殖系统

20%左右的女性患者有月经稀少，周期延长，甚至闭经。男性多阳痿，偶见乳腺发育，与雄激素转化为雌激素增加有关。

9.皮肤、毛发及肢端表现

皮肤光滑细腻，缺乏皱纹，触之温暖湿润。年轻患者可有颜面潮红，部分患者面部和颈部可呈红斑样改变，压之褪色，尤以男性多见。多数患者皮肤色素正常，少数可出现色素加深，以暴露部位明显，但口腔、乳晕无色素加深。也有部分患者色素减退，出现白癜风。甲亢时可出现毛发稀疏脱落，少数患者可出现斑秃。

约 5% GD 患者可有典型局限性黏液性水肿，常与浸润性突眼同时或之后发生，有时不伴甲亢而单独存在，是本病的特异性表现之一。多见于小腿胫前下 1/3 部位，有时可延及足背和膝部，也可见于面部上肢等。初起时呈暗紫红色皮损，皮肤粗厚，以后呈片状或结节状隆起，最后呈树皮状，可伴继发感染和色素沉着。在少数患者中尚可见到指端软组织肿胀，呈杵状，掌指骨骨膜下新骨形成，以及指甲或趾甲的邻近游离边缘部分和甲床分离，也为 GD 的特征性表现之一。

10.甲亢危象

甲亢危象系甲亢的一种严重表现，可危及生命。主要诱因为精神刺激、感染、甲状腺术前准备不充分等。早期表现为患者原有的甲亢症状加剧，伴中等发热，体重锐减，恶心、呕吐，以后发热可达 40℃或更高，心动过速，心率常在 160 次/min 以上，大汗、腹痛、腹泻，甚而谵妄、昏迷。死亡原因多为高热虚脱、心力衰竭、肺水肿和严重水、电解质代谢紊乱等。

五、特殊类型的甲亢

1.淡漠型甲亢

该型特点为:①发病较隐匿;②以老年人多见,尤其是60岁以上者;③临床表现不典型,常以某一系统的表现为突出(尤其是心血管和胃肠道症状),由于年迈伴有其他心脏病,不少患者合并心绞痛,有的甚至发生心肌梗死。心律失常和心力衰竭的发生率可达50%以上。患者食欲减退伴腹泻较多,肌肉萎缩,肌无力;④眼病和高代谢症群表现较少,多数甲状腺无明显肿大;⑤全身情况差,体重减轻较明显,甚至出现全身衰竭、恶病质;⑥血清 TT_4 可正常,FT_3、FT_4 常增高,TSH下降或测不出,但 ^{131}I 摄取率增高。

2.亚临床型甲亢

该型特点是验血 T_3、T_4 正常,但TSH显著降低。本症可能是GD早期、GD经手术或放射碘治疗后,各种甲状腺炎恢复期的暂时性临床现象。但也可持续存在,少数可进展为临床型甲亢。患者无症状或有消瘦、失眠、轻度心悸等症状,并可导致心血管系统或骨代谢的异常。排除下丘脑-垂体疾病、非甲状腺疾病所致的TSH降低后可诊断为本症,并需做出相应的病因诊断。亚临床型甲亢一般不需治疗,但应定期追踪病情变化。对于老年患者,已有轻度甲亢表现的患者,以及具有心血管和骨骼系统病变危险因素者,宜采用适当的抗甲状腺治疗。

3.新生儿甲亢

新生儿甲亢分为暂时型和持续型两种,前者较为常见,多由于母亲妊娠时患GD,母体内的TSAb通过胎盘到达胎儿使之发生甲亢,故出生时已有甲亢表现,生后1～3个月自行缓解,血中TSAb也随之消失。临床表现为多动,易兴奋、多汗、呕吐、腹泻和发热等。哺乳量增加而体重不增加,可出现呼吸衰竭、心动过速、心律失常,易发生心力衰竭。实验室检查显示 FT_4 升高,T_3 显著升高,TSH通常低下(与正常新生儿出生时TSH水平增高相反)。

持续型新生儿甲亢较罕见,系TSHR突变所致。其特点包括:①有阳性家族史,为常染色体显性遗传,但母亲在妊娠时未必一定有甲亢;②男女比例约为1∶2,明显高于成年人GD甲亢;③缺乏眼征;④缺乏甲状腺免疫学异常的证据(血中无抗甲状腺抗体);⑤大部分病例在开始为甲状腺肿,逐渐出现甲亢的其他表现;⑥甲亢不能自行缓解,患者常有颅骨缝早期融合、前囟突出及智力障碍等后遗症。

新生儿甲亢的诊断主要根据验血 T_3、T_4 和TSH值进行判断。T_3、T_4 升高,TSH降低即可做出甲亢的诊断。对于持续型新生儿甲亢可作TSHR基因分析,以查明病因。

4.妊娠期甲亢

妊娠期甲亢主要见于以下两种情况。

(1)妊娠合并甲亢:正常妊娠时由于腺垂体生理性肥大和胎盘激素分泌,可有高代谢症群表现,如心率可增至100次/min,甲状腺稍增大,基础代谢率在妊娠3个月后较前期增加可达20%～30%,此时由于雌激素水平增高,血中甲状腺素结合球蛋白(TBG)较妊娠前增高,故血清 TT_3、TT_4 也较正常增高,因此易与甲亢混淆。患者体重不随妊娠月份而相应增加,或四肢近端肌肉消瘦,或休息时心率在100次/min以上者应疑及甲亢。如血 FT_3、FT_4 升高,

TSH<0.5mU/L可诊断为甲亢。同时伴有眼征、弥漫性甲状腺肿、甲状腺区震颤或血管杂音、血 TSAb 阳性即可确定 GD 的诊断。

(2)HCG 相关性甲亢：HCG 与 TSH 的亚基相同，两者的受体分子又十分类似，故 HCG 和 TSH 与 TSH 受体结合存在交叉反应。当 HCG 分泌显著增多(如绒毛膜癌、葡萄胎、妊娠剧吐、多胎妊娠等)时，可因大量 HCG 刺激 TSH 受体而出现甲亢。患者的甲亢症状轻重不一，血 FT_3、FT_4 升高，TSH 降低或测不出，但 TSAb 和其他甲状腺自身抗体阴性，血 HCG 显著升高，HCG 相关性甲亢往往随血 HCG 浓度的变化而消长，属一过性，终止妊娠或分娩后消失。

六、辅助检查与诊断

临床上，遇有下列情况时要想到甲亢的可能：①病程长的不明原因体重下降、低热、腹泻、手抖、心动过速、心房颤动、肌无力、月经紊乱、闭经；②对疗效不满意的糖尿病、结核病、心衰、冠心病、肝病等；③多次测得的血 FT_3、FT_4(或 TT_3、TT_4)正常，但 TSH 降低(≤0.4mU/L)。

(一)根据临床表现和血 TH/TSH 评估甲状腺功能

1.症状和体征

通过望、触、听等来了解和掌握患者有关症状和体征。特别要注意患者有不耐热、多汗、易激动、纳亢易饥、腹泻、消瘦、心动过速及眼结膜充血、水肿，甲状腺肿大等症状、体征，在甲状腺部位触及震颤和听到血管杂音，脉压大等支持甲亢的诊断。典型病例经详细询问病史，依靠临床表现即可诊断。不典型病例，尤其是小儿、老年或伴有其他疾病的轻型甲亢或亚临床型甲亢易被误诊或漏诊。不典型甲亢的确诊有赖于甲状腺功能检查和其他必要的特殊检查。血 FT_3、FT_4(或 TT_3、TT_4)增高及 TSH 降低(≤0.1mU/L)者符合甲亢；仅 FT_3 或 TT_3 增高而 FT_4、TT_4 正常可考虑为 T_3 型甲亢；仅有 FT_4 或 TT_4 增高而 FT_3、TT_3 正常者为 T_4 型甲亢。

T_3 型甲亢见于弥漫性、结节或混合性甲状腺肿患者的早期、治疗中或治疗后复发期。临床表现与寻常型相同，但一般较轻。可能的原因为甲状腺内相对缺碘，也可为甲状腺自主分泌，甲状腺外 T_4 转变为 T_3 明显增加或在病程发展中 T_3 升高较多、较快，而治疗过程中 T_4 下降较多、较快。特征为血清 TT_3 与 FT_3 均增高，而 TT_4、FT_4 正常甚而偏低。甲状腺摄 ^{131}I 率正常或偏高，但不受外源性 T_3 抑制。有时需排除外源性 T_3 摄入导致的 T_3 型甲亢。

2.TH 测定

甲状腺功能检查结果除因有实验误差外，还因地区、年龄、测定方法等的不同而有一定差异。一般血清 FT_4 和 FT_3 测定敏感性和特异性较好，稳定性较差。免疫测定中的标记抗体法是目前 FT_4 和 FT_3 自动化测定中应用最多的方法。在特殊情况下(如妊娠时)建议使用游离 T_4 指数($FT_4$1)和游离 T_3 指数($FT_3$1)来作为指标。$FT_4I=TT_4\times T_3U$，$FT_3I=TT_3\times T_3U$，其中 T_3U 为血清 T_3 树脂摄取试验中 TH 结合比值(THBR)。

(1)血清 FT_4 与 FT_3：FT_3、FT_4 不受血中 TBG 变化的影响，直接反映甲状腺功能状态。其敏感性和特异性均明显高于 TT_3、TT_4。成人正常参考值为，RIA 法：FT_3 3～9pmol/L(0.19～0.58ng/dL)，FT_4 9～25pmol/L(0.7～1.9ng/dL)；ICMA 法：FT_3 2.1～5.4pmol/L

(0.14～0.35ng/dL),FT_4 9.0～23.9pmol/L(0.7～1.8ng/dL)。

(2)血清 TT_3:血清中 T_3 与蛋白结合达 99.5%以上,故 TT_3 亦受 TBG 的影响。TT_3 浓度的变化常与 TT_4 的改变平行,但在甲亢初期与复发早期,TT_3 上升往往很快,速度约正常的 4 倍;TT_4 上升较缓,仅为正常的 2.5 倍。故 TT_3 为早期 CD、治疗中疗效观察及停药后复发的敏感指标,亦是诊断 T_3 型甲亢的特异指标。但应注意老年人淡漠型甲亢或久病者 TT_3 也可能不高。成人正常参考值为,RIA 法:1.8～2.9nmol/L(115～190ng/dL);ICMA 法:0.7～2.1nmol/L(44.5～136.1ng/dL)。

(3)血清 TT_4:是判定甲状腺功能最基本的筛选指标。血清中 99.95%以上的 T_4 与蛋白结合,其中 80%～90%与 TBG 结合。TT_4 是指 T_4 与蛋白结合的总量,受 TBG 等结合蛋白量和结合力变化的影响;TBG 又受妊娠、雌激素、病毒性肝炎等因素影响而升高;受雄激素、低蛋白血症(严重肝病、肾病综合征)、泼尼松等影响而下降。成人正常参考值为,RIA 法:65～156nmol/L(5～12μg/dL);ICMA 法:58.1～154.8nmol/L(4.5～11.9μg/dL)。

(4)血清 rT_3:rT_3 无生物活性,是 T_4 在外周组织的降解产物,其血浓度的变化与 T_3、T_4 维持一定比例,尤其与 T_4 变化一致,可作为了解甲状腺功能的指标。GD 初期或复发早期可仅有 rT_3 升高。在重症营养不良或某些全身性疾病时,rT_3 明显升高,而 TT_3 明显降低,为诊断低 T_3 综合征的重要指标。成人正常参考值(RIA)为 0.2～0.8nmol/L(13～53ng/dL)。

T_4 型甲亢是指血清 TT_4、FT_4 增高,而 TT_3、FT_3 正常的一类甲亢。其临床表现与典型的甲亢相同,可发生于碘甲亢、GD、毒性结节性甲状腺肿或亚急性甲状腺炎,多见于一般情况较差的中老年,如严重感染、手术、营养不良等患者。甲状腺摄^{131}I 率明显增高。本病需要和假 T_4 型甲亢相鉴别,即患者有各种急性或慢性全身性疾病,而血清 TT_4、FT_4 增高,而 TT_3、FT_3 正常或降低。除少数患者伴有甲状腺肿大外,其他方面无甲亢的证据,当原发疾病治愈后,上述实验室指标于短期内恢复正常。

GD 早期及治疗复发时,血清 T_3 升高明显,随着病情发展,T_3、T_4 均升高,甲状腺摄^{131}I 率增高,TSH 浓度低于正常。抗甲状腺抗体多为阳性。全美临床生化学会提倡,疑有甲亢的最初筛选试验是 TSH,如 TSH<0.1mU/L,则加测 FT_4,如正常,再加测 FT_3。T_3、T_4 和甲状腺自身抗体不作为诊断的初筛或常规项目,除非另有原因。英国皇家内科医师学院提出,为了确诊甲亢,必须同时测定血 TSH、FT_4 或 TT_4。近年发现,经过严格筛选的甲状腺功能正常人群的血 TSH 参考值范围在 0.4～2.5mU/L;低于或高于此范围要定期追踪其变化。血 TSH 降低,FT_3、FT_4 正常且不伴有临床表现,符合亚临床型甲亢。

3.血 TSH 测定

用 IRMA 法测定 TSH,正常参考值为 0.4～3.0mU/L 或 0.6～4.0mU/L,本法的最低检出值为 0.04mU/L,约 90%以上的甲亢患者低于正常低值。故一般可取代 TRH 兴奋试验。用 ICMA 法测定 TSH 的灵敏度可达 0.01mU/L,其敏感性进一步提高,方法简便,快速可靠,且无需担心放射污染。TRIFA 法克服了酶标志物不稳定,化学发光标记仅能一次发光及荧光标记受干扰因素多等缺点,非特异性信号降到了可以忽略的程度,其分析检测限和功能检测限分别为 0.001mU/L 和 0.016mU/L。ICMA 和 TRIFA 较 IRMA 的灵敏度提高了很多倍。必须指出,不论 TSH 测定的灵敏度多高,都必须结合临床和其他甲状腺功能检查才能做出正确诊断、判断预后或做治疗决策。

(二)TSH 受体抗体测定为病因诊断和疗效判断提供帮助

TSH 受体抗体测定的指征是:①甲状腺功能正常,但伴有突眼者;②单侧突眼者;③怀疑为新生儿 GD 者;④抗甲状腺药物治疗后的预后判断。未经治疗的 GD 患者血 TSAb 阳性检出率可达 80%～100%,有早期诊断意义,对判断病情活动、是否复发亦有价值;还可作为治疗后停药的重要指标。研究表明,TSAb 的升高与突眼相关,而与眼外肌受累无关;另一方面,血清中可溶性 FAS(sFAS)升高与眼外肌受累相关而与突眼无关,所以测定血清中 sFAS 与 TSAb 可预测 GD 的病变发展进程。和其他自身抗体一样,TSAb 的测定要标准化,一般用国际 MRC 单位或 TSH 当量单位表示。

据报道,1 型糖尿病患者中有 1/4 存在甲状腺自身抗体,女性患者和 GAD 抗体阳性者的甲状腺自身抗体(TPOAb、TgAb 等)阳性率较高,这些患者常有甲状腺功能异常。

(三)TRH 兴奋试验对预后判断有一定意义

甲亢时血 T_3、T_4 增高,反馈抑制 TSH,故 TSH 不受 TRH 兴奋。EGO 中 30%～50%患者的 TRH 兴奋试验无反应或反应性下降。如静脉注射 TRH 200μg 后 TSH 有升高反应可排除 GD。如 TSH 不增高(无反应)则支持甲亢的诊断。应注意 TSH 无反应还可见于甲状腺功能正常的 GD 眼病、垂体疾病伴 TSH 分泌不足等。本试验不良反应少,对冠心病或甲亢性心脏病患者较 T_3 抑制试验更为安全。由于 TSH 测定的广泛应用,目前已很少用 TRH 兴奋试验来诊断 CD,只在原因未明的单侧突眼或估计抗甲状腺药物治疗疗效并判断停药复发时偶尔采用。

(四)超声/核素扫描/CT/MRI 用于 TAO 诊断

1.超声检查

GD 时,甲状腺呈弥漫性、对称性、均匀性增大(可增大 2～3 倍),边缘多规则,内部回声多呈密集、增强光点,分布不均匀,部分有低回声小结节状改变。腺体肿大明显时,常有周围组织受压和血管移位表现。多普勒彩色血流显像(CDFI)示患者甲状腺腺体内血流呈弥漫性分布,为红蓝相间的簇状或分支状图像(繁星闪烁样血流图像),血流量大,速度增快,超过 70cm/s,甚至可达 200cm/s。血流量为正常人的 8～10 倍。同时可见显著低阻力的动脉频谱和湍流频谱。甲状腺上、下动脉管径明显增宽。弥漫性甲状腺肿大有时难与其他结节性甲状腺肿相区别,因此须结合临床资料并利用 CDFI 观察到有特异性血流频谱做出正确诊断。彩色多普勒超声亦可用于 CD 甲亢治疗后的评价,眼球后 B 超有助于 GD 眼病的诊断。

2.核素扫描

甲亢时,可见颈动、静脉提前到 6～8 秒显像(正常 8～12 秒颈动脉显像,12～14 秒颈静脉显像),甲状腺于 8 秒时显像,其放射性逐渐增加,明显高于颈动、静脉显像。但是,核素扫描不用于 GD 的常规诊断,因为大量的碘剂干扰抗甲状腺治疗。在诊断困难或怀疑恶性病变时,核素扫描有一定价值。

3.CT/MRI

可排除肿瘤,在眼部病变不明显时,可观察到眼外肌受累的情况,并且定量 CT 和 MRI 可以评价眼外肌的大小、密度及眼球位置,有助于 TAO 的诊断。CT/MRI 尚可鉴别球后眼外肌炎。可在球后减压术前充分估计眶部受累程度,以指导眼科手术。MRI 检查时间长,且未发现具有比 CT 多的优势,不作为首选。鉴别诊断方面,主要是那些在 CT 上表现为眼外肌肥大的炎症或眼外肌浸润的眶部疾病,如特发性眼肌炎、炎性假瘤、肉芽肿、转移癌等,但这些病变不同于 GD,常急性发作,常有深部疼痛、复视或眼睑下垂。特发性眼肌炎是一种局限性、非特异性眶部炎症,特征是附着在巩膜的肌腱受累。而 GD 在 CT 上主要表现为肌腹肥大,特别是后半部(靠近眶尖部)肌腹肥大明显,而肌腱附着处正常。IH-磁共振分光镜检可测定眼球后组织中硫酸软骨素蛋白聚糖的浓度,为一种新的评估 TAO 的检查手段。

(五)在排除其他甲亢的基础上诊断 GD

GD 的诊断应先排除其他原因所致的甲亢,再结合患者有眼征、弥漫性甲状腺肿、血 TSAb 阳性等诊断为 GD。有结节者须与自主性高功能甲状腺结节、多结节性甲状腺肿伴甲亢、毒性腺瘤、甲状腺癌等相鉴别。多结节毒性甲状腺肿和毒性腺瘤患者一般无突眼,甲亢症状较轻,甲状腺扫描为“热”结节,结节外甲状腺组织的摄碘功能受抑制。亚急性甲状腺炎伴甲亢症状者,甲状腺摄^{131}I 率减低。慢性淋巴细胞性甲状腺炎伴甲亢症状者,血中自身抗体阳性。HHC 患者,血 HCG 显著升高。碘甲亢者有过量碘摄入史,甲状腺摄^{131}I 率降低,可有 T_4、fT_3 升高而 T_3 不升高的表现。其他如少见的异位甲状腺肿伴甲亢、TSH 甲亢及伴瘤综合征性甲亢等均应逐一排除。

(六)定量评估 GD 眼病程度

GD 眼病亦称为浸润性突眼、甲状腺相关性眼病(TAO)或 Graves 眼病。按照 1977 年美国甲状腺学会(ATA)的 GD 眼征分级,2006 年,欧洲研究组(EUGOCO)提出 CD 眼病严重程度的评估标准,使用的是突眼度、复视和视神经损伤 3 个指标。

四个国际甲状腺学会联合提出了判断 CO 活动的评分方法(CAS),即以下的 7 项表现各计 1 分,CAS 积分达到 3 分可判断为疾病活动。积分越多,活动度越高。CAS 评分项目包括:①自发性球后疼痛;②眼球运动时疼痛;③眼睑红斑;④结膜充血;⑤结膜水肿;⑥肉阜肿胀;⑦眼睑水肿。

七、鉴别诊断

(一)缺乏 TAO 和胫前黏液性水肿者排除非 Graves 甲亢

除 Craves 病外,引起甲亢的其他病因很多。当患者缺乏 TAO 和胫前黏液性水肿时,应先排除非 CD 所致的甲亢。

1.结节性甲状腺肿伴甲亢

又称为毒性多结节性甲状腺肿,其机制不明,是否有一种特异致病因素使某些非毒性结节性甲状腺肿发展为甲亢尚不清楚,也无法通过病理学特征把非毒性和毒性结节性甲状腺肿区别开来。从非毒性转变为毒性甲状腺肿的病变涉及甲状腺结节功能自主性建立,即腺体中一个或几个区域不受 TSH 刺激,甚至在疾病早期也有散在的功能自主性病灶。随着时间的延长,这些散在病灶体积和数量增加,以致表现为甲状腺功能正常的非毒性结节性甲状腺肿,约 1/4 对 TRH 反应低于正常或无反应,说明已有一定程度的自主性 TH 分泌功能。

2.毒性甲状腺腺瘤与多发性毒性甲状腺结节

多见于较年轻者,具有自主性分泌 T_3、T_4 的甲状腺腺瘤最早由 Plummer 报道,故又称毒性甲状腺腺瘤为 Plummer 病,腺瘤可为单发性或多发性,发生腺瘤的原因亦与体细胞 TSH 受体基因活化性突变有关,部分毒性腺瘤是 G 蛋白基因的活化性突变所致。在临床上,本病与 GD 不同,高功能腺瘤的 TH 分泌为自主性的,并非 TSH 受体抗体刺激引起,结节周围的甲状腺组织因 TSH 受抑制而呈萎缩改变,质地较韧,有时可压迫气管及喉返神经,显微镜下结节可呈腺瘤改变。多见于中老年患者。甲亢症状较轻,某些患者仅有心动过速、消瘦、乏力或腹泻、不引起突眼;有些患者以心房颤动、心力衰竭或肌无力为主诉而就诊。检查可发现颈部有圆形或卵圆形结节,边界清楚,质地较硬,随吞咽活动,无血管杂音。血清 T_3、T_4 升高,尤以 T_3 增高明显。甲状腺显像(扫描或照相)对诊断有意义,结节区可呈聚^{131}I 之"热结节",周围萎缩的甲状腺组织仅部分显影,甚至完全不显示,此时须与先天性单叶甲状腺的扫描图像相鉴别,给予外 rhTSH 刺激后周围萎缩的甲状腺组织能重新显影。TSH 受体基因分析或 G 蛋白突变的分析有助于本病的诊断。

多发性毒性甲状腺结节为有多发性结节且具有自主分泌 TH 的功能的结节性甲状腺肿。Tonacchera 等报道,多数患者是在多个结节中有一个"热"结节,有的"热"结节在病理形态上表现为腺瘤样改变,5/6 的毒性结节细胞有 TSH 受体突变(体细胞,杂合子),无功能亢进的结节没有 TSH 受体突变。因此,多发性毒性结节中的"热"结节病因与毒性腺瘤相似。

3.先天性甲亢

血 TgAb、TSAb 和 TPOAb 阴性,一般甲状腺不肿大。多数患者表现为高功能性甲状腺结节(毒性结节、"热"结节和甲状腺腺瘤),约 57%的毒性甲状腺结节是由于体细胞的 TSHR 基因活化性突变所致。有的症状严重,有的无症状。因此,应注意在家族性"GD"患者中开展 TSHR 基因的突变分析,排除 TSHR 基因活化性突变可能。

(1)非自身免疫性常染色体显性遗传性甲亢:非自身免疫性常染色体显性遗传性甲亢又称为遗传性毒性甲状腺增生、家族性非自身免疫性甲亢、先天性散发性非自身免疫性甲亢(SC-NAH)或自主性甲状腺腺瘤,是常染色体显性遗传的疾病,迄今已经发现 8 个发病家系。甲亢伴甲状腺呈弥漫性或结节性肿大,少数的甲状腺不肿大,但甲状腺的病理检查可发现弥漫性增生,且无自身免疫反应表现,发病有家族聚集特点。发病机制亦与种系 TSH 受体活化性突变有关。发病年龄变化较大,即使在同一家族,发病年龄也有较大差异。由于目前检测甲状腺特异性抗体的方法不够敏感,常误诊为 CD。临床上出现下列情况时应该怀疑此病可能:①甲亢家族史;②中度弥漫性甲状腺肿;③甲亢发病年龄较早(1 岁内)且无 GD 病的甲状腺外表现;④常伴有轻度突眼,但无炎性眼病(如结膜水肿等)表现,CT 检查眼肌无肥大和肿胀,突眼的原因未明,用双侧眼角线鉴定突眼度的方法不适合于儿童,但也可能与 TSHR 作用局部成纤维细胞和脂肪细胞有关;⑤TSH 受体抗体(TSAb、TBII)阴性,但 TPOAb 和 TgAb 可为阳性;⑥其他表现包括性早熟、出生低体重、囟门早闭和智力障碍等;⑦药物或非根治性手术与核素治疗的效果差,常反复复发,故一般选用^{131}I 或甲状腺全切治疗。

(2)先天性散发性非自身免疫性甲亢和家族性非自身免疫性甲亢:先天性散发性非自身免疫性甲亢,即Ⅱ型新生儿甲亢,发病与 TSHR 基因突变有关。表现为低出生体重和严重甲亢。

有的婴儿早期无甲状腺肿，随着年龄的增长和病情的演变，甲状腺肿变得较明显，但甲状腺特异性抗体阴性；临床表现往往轻于家族性非自身免疫性甲亢，有的患儿合并轻度突眼。初期对抗甲状腺药物有效，但随着疾病的发展，多数需要手术治疗。

(3)选择性垂体型 TH 不敏感综合征：TH 不敏感综合征的分类有多种。在临床上，当血 T_3、T_4 增高，TSH 正常后升高，而临床无甲亢表现，或甲减患者在使用大剂量 TH 后仍无效时，要考虑 TH 不敏感综合征可能。根据对 TH 不敏感的组织可分为全身型、垂体型和周围型。选择性垂体不敏感型伴临床甲亢的特点为：①自主性非肿瘤性垂体 TSH 分泌过多；②TSH 对TRH 和 T_3 有部分反应，其病因为 TH 受体(T_3R)基因突变。另外，受体后缺陷也可能引起本征。此综合征多呈家族发病倾向，少数为散发性。从无任何症状到症状极为严重不等。发病年龄多从婴儿期开始，但症状轻者也有到老年始获诊断者。因此，临床上无症状者常不能早期发现而延误诊断，常在家系调查中发现。正常时，TH 对垂体释放 TSH 有负反馈作用，垂体对 TH 作用不敏感意味着 TH 对垂体释放 TSH 的负反馈作用的减弱或消失，TSH 不断释放，从而导致甲状腺增生肿大，TH 合成增加，而血液循环中 TH 升高又不能抑制垂体 TSH 释放，因此引起本型患者临床上有甲亢表现，故本型患者又称非肿瘤性垂体 TSH 分泌过多症。临床表现与垂体 TSH 瘤相似，常被误诊为甲亢而采取不恰当的手术治疗。

其他特点为：①血清 TH 和 TSH 明显升高，有的患者能被 T_3 完全抑制，有的患者不能被 T_3 完全抑制，但可被大剂量地塞米松(2mg，每 6 小时 1 次，连服 2 天)抑制，且升高了的血清 TH 也降至正常；②TRH 兴奋试验：大多数患者的垂体-甲状腺轴功能正常，故 TRH 兴奋试验多为正常反应；③胰高血糖素试验：静脉注射胰高血糖素 1μg，注射前 15 分钟和注射后 15 分钟、30 分钟、40 分钟和 60 分钟采血测血中 cAMP。本型患者有 cAMP 升高反应，提示本型患者周围靶细胞对 TH 有反应；④血清泌乳素(PRL)：本型或全身型患者基础血 PRL 可升高，亦可正常；对 TRH 反应正常或呈过分反应，且 T_3 抑制试验不能使之恢复正常，溴隐亭不仅可使 PRL 基础水平和对 TRH 的反应恢复正常，且可使升高了的 TSH 也恢复正常；⑤Southern 印迹杂交、寡核苷酸探针杂交、聚合酶链反应和限制性内切酶长度多态性分析可用于鉴定 TH 受体基因的异常。

4.碘甲亢

少数人在碘的摄入量长期增加时，诱发碘甲亢甚至 CD。碘甲亢在缺碘区和非缺碘区均可发生。有报道高碘地区甲亢的患病率是低碘地区的 2～3 倍，一般发生于服碘 1～6 个月。补碘 6 个月后的发病率反而降低。碘甲亢分为两种类型。

(1)Ⅰ型碘甲亢：基本病因在甲状腺，往往原来患有临床型毒性结节性甲状腺肿，服药(如胺碘酮)前有结节性甲状腺肿，高功能结节在补碘后 TH 合成增多，多见于老年人，血 TSAb 阴性；需用抗甲状腺药物或 ^{131}I 治疗而发生甲减者较少。

(2)Ⅱ型碘甲亢：发病基础在于药物/碘剂对甲状腺的损害，其本质是碘所致的亚急性甲状腺炎，甲亢是甲状腺内原有的 TH 释放入血的结果。多见于年轻者，甲状腺多呈弥漫性肿大，血 TSAb 阳性，且常伴有 IL-6 升高。由于高碘直接破坏甲状腺滤泡，甲减的发生率高，治疗只需停用碘剂，不需要抗甲状腺药物或 ^{131}I 治疗。

Ⅰ型与Ⅱ型碘甲亢的鉴别十分重要，鉴别的主要依据是原有的甲状腺病史、^{131}I 摄取试验和B型超声。Ⅱ型患者可用糖皮质激素治疗，而Ⅰ型患者则用抗甲状腺药物治疗。如果暂时无法鉴别，可试用糖皮质激素加抗甲状腺药物治疗。过氯酸盐曾是20世纪60年代治疗甲亢的一种药物，因毒性大而停用。近年来发现低剂量过氯酸盐对碘甲亢有良好治疗效果。美国FDA自1961年以来进行了1项关于过氯酸盐的研究，过氯酸盐存在于食物、地表水、地下水、炸药、鞭炮、化肥和汽车气囊中，每天摄入0.08～0.39μg/kg不发生甲状腺功能障碍和其他不良反应。

5.滤泡状甲状腺癌伴甲亢

一般情况下，滤泡状甲状腺癌有浓聚碘的能力，但很少能使之转变为有活性的TH，因此出现甲亢的病例极少。但是，极个别的甲状腺癌组织可分泌大量TH，或转移到甲状腺以外的癌组织分泌大量TH，而引起甲亢症状，某些甲状腺癌病灶切除后，垂体分泌TSH增多，造成残存的癌组织或转移灶产生TH增加而引起甲亢。有一种情况不属于甲状腺癌组织引起甲亢范畴，即患者患甲状腺癌前已有CD存在。肿瘤转移时，不易与腺瘤相区别。多呈圆形或椭圆形肿物，切面褐红色，常被结缔组织分隔成小叶状，可伴有中心坏死及出血。癌细胞形成滤泡状或腺管状，细胞有轻度异型性，可有“共壁”滤泡形成。常侵犯包膜、淋巴管、血管等，可见到静脉内癌栓。滤泡癌尚有一些特殊亚型，如见到多数癌细胞胞质内充满嗜酸性颗粒，称为嗜酸性细胞癌；透明胞质时称为透明细胞癌。滤泡状癌与乳头状癌并存时称为“混合型癌”。

患者有甲亢症状，可发生于任何年龄，男性较多。一般病程较长，生长缓慢，少数近期生长增快，常缺乏明显的局部恶性表现，肿块直径一般为数厘米或更大，多为单发、实性、质韧、边界不清，多中心癌灶比例13%～16%。以血行转移为主，较少发生淋巴结转移，骨、肺、脑为常见转移部位，其次为肝和皮肤。癌组织有较强的摄^{131}I能力。血清T_3、T_4升高，TSH降低，^{131}I显像见癌组织部位呈“热”结节征象。如癌组织切除后仍有甲亢表现，则证明为转移灶引起的甲亢。

6.甲状腺炎伴甲亢

α-干扰素所致的甲状腺炎主要见于应用α-干扰素治疗的丙型病毒性肝炎患者，部分病例有甲亢表现，血T_3、T_4升高，TSH降低，TgAb和TPOAb阳性，但TSAb阴性。α-干扰素使用史和丙型病毒性肝炎病史有助于鉴别。

7.异常甲状腺刺激物所致的甲亢

绒毛膜上皮癌、葡萄胎、睾丸胚胎瘤、胃肠及血液系统肿瘤、前列腺癌、乳腺癌及子宫癌等产生TSH类似物，造成甲亢。大部分只有实验室检查改变，而无明显临床症状，可能与外周组织对TH的敏感性下降有关。个别患者有不耐热、多汗、心悸、乏力、体重下降等症状，一般无甲状腺肿大。血TT_3、TT_4升高，TT_3/TT_4比值降低，TRH兴奋试验无反应或反应低下。当原发病除去后，甲亢随之而愈。

临床上，遇到年龄超过50岁的男性患者，以乏力、无力为主要表现，无明显高代谢症群，不伴甲状腺肿大、突眼及眼征，应警惕是否为肿瘤所致的异源性TSH综合征。甲状腺B超和核素扫描一般正常，无增生或肿瘤表现。胸部和腹部B超、CT、MRI等可能发现肿瘤。异源性TSH综合征应与常见的甲亢尤其是淡漠型甲亢鉴别。淡漠型甲亢多见于老年患者，起病隐袭，症状不典型，高代谢症群、眼征、甲状腺肿均不明显。主要表现为神志淡漠、乏力、嗜睡、反应迟钝、消瘦明显；有时仅有厌食、腹泻等消化道症状，或表现为不明原因的阵发性或持续性心房颤动，易合并心绞痛和心肌梗死。

8.垂体 TSH 瘤

当患者对抗甲状腺药物治疗抵抗，或甲亢经手术/^{131}I 治疗后复发时，要想到垂体 TSH 瘤可能，如血 TSH 和 T_3 与 T_4 同时升高，其可能性更大。垂体 TSH 瘤除有甲亢表现外，还伴有垂体瘤的影像特征和相应的临床表现。

9.卵巢甲状腺肿伴甲亢

较罕见。B 超和核素碘扫描有助于诊断，一旦确诊，即行手术治疗。

(二)GD 与多种其他疾病鉴别

1.与非毒性甲状腺肿鉴别

非毒性甲状腺肿无甲亢症状与体征。甲状腺摄^{131}I 率增高，但高峰不前移。T_4 正常或偏低，T_3 正常或偏高，TSH 正常或偏高。TRH 兴奋试验反应正常。引起弥漫性甲状腺肿大的其他疾病有慢性甲状腺炎、甲状腺髓样癌等，一般不会与 GD 混淆。

2.与伴有 TSH 降低的非 GD 疾病鉴别

除 GD 外，引起血 TSH 降低的其他临床情况有：①非 GD 所致的甲状腺性甲亢：多数情况下，血 TSH 降低意味着血 T_3 和 T_4 过多。当 TSH＜0.1mU/L 时，FT_4 必然升高，偶见于甲亢患者伴碘缺乏、甲状腺功能正常的 GD、毒性甲状腺瘤、毒性甲状腺结节或甲状腺炎伴甲亢。以上情况引起的 TSH 抑制在 T_3 和 T_4 转为正常后，血 TSH 降低仍可维持数个月左右，此段时间内(如抗甲状腺药物或^{131}I 治疗)评价甲状腺功能的最恰当指标是 FT_4；②甲状腺毒症：外源性 TH 引起的甲状腺毒症有进食含 TH 的药物或动物甲状腺病史，血 TSH 降低，发病急而维持时间较短；③严重的躯体疾病：伴血 TSH 降低的原因有低 T_3 综合征、使用多巴胺或糖皮质激素；④其他：如妊娠、急性精神病、老年人等。

3.与神经精神疾病鉴别

主要应与以下几种情况鉴别：①神经症：可有神经症甚或神经精神症群，可有心悸、出汗、失眠等类表现。但患者无食欲亢进，心率在静息状态下无增快。查体可有手颤，活动后心率增快，但无甲状腺肿及突眼。甲状腺功能检查正常；②围绝经期综合征：有情绪不稳定，烦躁失眠、出汗等症状，但围绝经期综合征为阵发潮热与出汗。发作过后可有怕冷，甲状腺不大，甲状腺功能正常；③抑郁症：测定甲状腺功能正常可资鉴别。

4.与心血管疾病鉴别

甲亢对心血管系统的影响较显著，如心动过速、脉压增大。老年人甲亢有些症状不典型，常以心脏症状为主，如充血性心力衰竭或顽固性心房颤动，易被误诊为冠心病或原发性高血压。甲亢引起的心衰、房颤对地高辛治疗不敏感。老年人甲亢易与收缩期高血压混淆，临床降压治疗效果欠佳者须注意排除甲亢。

5.与糖尿病鉴别

糖尿病的“三多一少”症状与甲亢的多食、易饥有相似之处，特别是少数甲亢患者糖耐量低减，出现尿糖或餐后血糖轻度增高。糖尿病患者亦可出现高代谢症状，但无心慌、怕热、烦躁等症状，甲状腺不肿大，甲状腺部位无血管杂音。

6.与消化系统疾病鉴别

甲亢可致肠蠕动加快，消化吸收不良，大便次数增多，临床常被误诊为慢性结肠炎。但甲亢极少有腹痛、里急后重等表现，镜检无红、白细胞。有些患者消化道症状明显，可有恶心、呕吐，甚至出现恶病质。对此，在进一步排除消化道器质性病变的同时，应进行甲状腺功能检测。以消瘦、低热为主要表现者应注意与结核、癌症相鉴别。

7.与单侧突眼鉴别

需注意与眶内肿瘤、炎性假瘤等鉴别，眼球后超声检查或CT可明确诊断。

8.与一般肌病鉴别

GD肌病应与非甲亢性肌病、低钾型周期性瘫痪、重症肌无力鉴别。

9.与多汗症鉴别

多汗症可见于多种临床表现，一般分为全身性多汗症和局部性多汗症两种。除甲亢和嗜铬细胞瘤外，全身性多汗症还见于下丘脑综合征、类癌综合征、交感神经链肿瘤、卟啉病、POEMS综合征、心动过速、慢性肺病与肺功能衰竭、过度饮酒以及某些药物（如拟交感神经递质药物）或毒物（如重金属、合成化合物、工业毒物或杀虫剂）中毒。如果患者的血清 T_3/T_4 与TSH正常，全身性多汗主要与交感神经过度刺激有关。虽然局部性多汗症不存在与甲亢的鉴别问题，但全身性多汗症可仅表现为手掌多汗症或腋下多汗症，应予以特别注意。

（三）GD眼病与其他眼病鉴别

眼球突出的病因很多，一般可分为以下6种：①急性眼球突出：外伤所致眶内壁骨折、眶内气肿、眶内出血所引起的眶内血肿所致；②间歇性眼球突出：多由于眶内静脉曲张、血管瘤及淋巴管瘤，反复性眶内出血、眶内静脉淤血所致，且多在低头时眼球突出更明显；③搏动性眼球突出：最常见为眶尖或眶周及动静脉瘘，90%为颈内动脉破裂与海绵窦相通；当眶上壁发育不全或外伤后伴有脑膜或脑膨出时，眼球也可有搏动性突出；④炎症性眼球突出：眶内或眶壁相邻组织的急性炎症，如邻近鼻窦炎，慢性炎症如假瘤、结核瘤等；⑤非炎性眼球突出：循环障碍引起的水肿，乳突囊肿、肿瘤、眼外肌麻痹、轮匝肌松弛及球筋膜松弛，以及淀粉样变性、结节病引起的眼球突出；⑥假性眼球突出：常见于各种原因引起的眼球增大，如先天性青光眼（水眼）、先天性囊性眼球、轴性高度近视及角膜葡萄肿等。

75%以上的TAO都有甲亢所致的全身表现，诊断不困难。困难的是那些眼部表现先于甲亢全身表现及甲状腺功能正常的甲状腺眼病，这些患者的甲状腺功能检查应包括 T_3、T_4、TSH、TRAb等，其中最有鉴别意义的是TRAb，阳性（90%以上）支持TAO，但阴性不能排除诊断。甲状腺功能正常眼病中，30%～50%的TRH兴奋试验无反应或呈低反应。

1.眼肌炎

眼肌炎常见于成年女性。病变为单侧性，急性期伴有局部疼痛、组织肿胀、眼肌活动障碍、复视、突眼和充血。慢性期可累及双侧眼肌。

2.眼眶炎性假瘤

原因不明，以眶内肿块样非特异性炎症为特征。病理上分为淋巴细胞浸润型、纤维细胞增生型及混合型，3种类型可相互转换。该症可累及眶内组织，当累及眼外肌者（肥大性肌炎）时易与TAO混淆。肥大性肌炎多为单条肌肉受累，病变多侵犯肌肉止点，大部分患者通过球结膜可见肌肉止点处充血,CT 扫描可发现肌肉止点明显肥大。肌肉纤维化可造成眼部偏斜及眼球运动障碍,但极少累及提上睑肌,因此无眼睑回缩及迟落征。

3.颈动脉-海绵窦瘘

由于眼眶静脉压增高,使眶软组织充血,可见多条肌肉肥大,但多有搏动性眼球突出、眼上静脉扩张及眶部血管杂音,无眼睑回缩及迟落征。

4.眼外肌被动性肿大

眶内占位病变的压迫或直接侵犯使眼外肌肥大,但多有占位性病变的其他体征。

5.眼外肌病变

眼外肌的囊虫病或肌肉内血管瘤均可使肌肉肥大,但多为单条肌肉且具有各自的临床特征,无眼睑回缩及迟落征。

6.视网膜母细胞瘤

视网膜母细胞瘤常早期转移至眼眶而使眼球突出。应与其他眼眶肿瘤、绿色瘤、慢性网状内皮细胞增生症以及甲状腺功能亢进所致突眼鉴别。本病常为单眼患病,外生性视网膜母细胞瘤容易形成突眼。瘤组织由视神经和眶裂进入颅内,超声显像或颅脑 CT 扫描可确定诊断。绿色瘤系急性白血病的特殊类型,始发于眼眶骨膜而致眼球突出,多为一侧,血象与骨髓象符合急性粒细胞白血病的改变。

八、治疗

1.一般治疗

应予适当休息。合理安排饮食,需要高热量、高蛋白质、高维生素和低碘饮食。精神紧张、不安或失眠较重者,可给予安定类镇静药。

2.药物治疗

(1)抗甲状腺药物及作用机制:抗甲状腺药物分为硫脲类的丙硫氧嘧啶(PTU)、咪唑类的甲巯咪唑(MM,商品名他巴唑)和卡比马唑(CMZ,商品名甲亢平)三类。PTU 和 MM 是目前治疗甲亢的两种最主要的抗甲状腺药物。MM 与 PTU 的药理等效比为 1∶10,但 MM 的半衰期明显长于 PTU,且实际效能也强于 PTU,故 MM 可使甲功较快恢复正常。在维持治疗阶段,每日一次服较小剂量的 MM 即可将甲状腺功能维持在良好状态。它们的作用机制相同,主要为抑制甲状腺内的过氧化酶系统,使被摄入到甲状腺细胞内的碘化物不能氧化成活性碘,使酪氨酸不能被碘化,同时使一碘酪氨酸和二碘酪氨酸的缩合过程受阻而抑制 TH 的合成。

(2)适应证和优缺点:抗甲状腺药物适应于甲亢病情较轻、病程短、甲状腺较小者。儿童、青少年甲亢及甲亢伴有妊娠者也宜首选抗甲状腺药物治疗。其优点是:①疗效较好;②不会导致永久性甲减;③方便、经济、使用较安全。其缺点是:①疗程长,一般需 2 年以上;②停药后复发率较高;③可引起肝损伤或粒细胞缺乏等。

(3)剂量与疗程:一般情况下,抗甲状腺药物的初始剂量为 PTU 300~450mg/d,MM 或 CM 230~450mg/d,分 3 次口服。至症状缓解、血 TH 恢复正常后逐渐减量。每 4~8 周减量一次,PTU 每次减 50~100mg,MM 或 CMZ 每次减 5~10mg。减量至能够维持甲状腺功能正常的最小剂量后维持治疗1年半至2年。维持治疗期间每3～5个月检测甲状腺功能，根据结果适当调整抗甲状腺药物的剂量，将甲状腺功能维持在完全正常状态(即TSH在正常范围)。

(4)不良反应：抗甲状腺药物发生率相对较高，且较严重的不良反应为粒细胞缺乏，其发生率约为0.4%。大部分粒细胞缺乏发生在抗甲状腺药物大剂量治疗的最初2～3个月内或再次用药的1个月内，因此，为了防止粒细胞缺乏的发生，在早期应每1～2周查白细胞1次，当白细胞少于2.5×10^9/L、中性粒细胞少于1.5×10^9/L时应考虑停药观察。甲亢本身可导致白细胞减少。因此，治疗之前白细胞的多少并不影响抗甲状腺药物的治疗。一旦发生粒细胞缺乏，应立即停用抗甲状腺药物，由于抗甲状腺药物之间可能有交叉反应，故禁止使用其他抗甲状腺药物。抗甲状腺药物可引起肝脏损害，MM引起的肝脏损害以胆汁淤积为主，而PTU引起者多为免疫性肝细胞损害，肝酶升高较明显，且预后较差。近年来的临床观察发现，PTU可诱发机体产生抗中性粒细胞胞质抗体(ANCA)，多数患者无临床表现，仅部分呈ANCA相关性小血管炎，有多系统受累表现，如发热、肌肉关节疼痛及肺和肾损害等。

(5)停药与复发：抗甲状腺药物治疗GD最主要的缺点是复发率高。为了降低复发率，在停药之前还应认真评估后再决定是否停药。如果甲状腺不大、TRAb阴性或最后阶段抗甲状腺药物维持剂量很小时停药后复发率低。反之，复发率较高，延长疗程可提高治愈率。由于抗甲状腺药物治疗停药后复发率较高，故停药后还应定期检测甲状腺功能，如有复发迹象即再次给予治疗。

(6)其他药物治疗：①复方碘溶液：大剂量碘可减少甲状腺充血、阻抑TH释放，也可抑制TH合成及外周T_4向T_3转换，但属暂时性，于给药后2～3周内症状渐减轻，之后甲亢症状加重。碘的使用减弱抗甲状腺药物的疗效，并延长抗甲状腺药物控制甲亢症状所需的时间。临床仅用于术前准备和甲亢危象的治疗；②β受体阻滞药：可阻断TH对心脏的兴奋作用，还可抑制外周组织T_4转换为T_3。主要在甲亢治疗的初期使用，以较快改善症状。也可与碘剂一起使用行术前准备，也可用于^{131}I治疗前后及甲亢危象时。有支气管哮喘或喘息性支气管炎者宜选用选择性β受体阻滞药，如阿替洛尔、美托洛尔等。

3.放射性^{131}I治疗

(1)作用机制：利用甲状腺高度摄取和浓集碘的能力及^{131}I释放出的β射线对甲状腺的生物效应，破坏甲状腺滤泡上皮，达到治疗目的(β射线在组织内的射程约2mm，故电离辐射仅限于甲状腺局部而不累及毗邻组织)。此外，^{131}I可损伤甲状腺内淋巴细胞使抗体生成减少，也具有治疗作用。放射性碘治疗具有迅速、简便、安全、疗效明显等优点。

(2)适应证：①中度甲亢，年龄＞25岁者；②对抗甲状腺药物过敏，或长期治疗无效；③合并心、肝、肾疾病等不宜手术，或术后复发，或不愿手术者；④自主性高功能结节或腺瘤。

(3)禁忌证：①绝对禁忌证为妊娠、哺乳期妇女(^{131}I可透过胎盘，进入乳汁)；②甲亢危象；③年龄＜25岁，严重心、肝、肾衰竭等为相对禁忌证；④甲状腺摄碘低下者不适宜^{131}I治疗。

治疗后2～4周症状减轻，甲状腺缩小。如6个月后仍未缓解可进行第2次治疗。

(4)并发症：①国内报道，放射性^{131}I治疗第1年甲状腺功能减退的发生率为4.6%～5.4%，以后每年递增1%～2%。早期是由于腺体破坏，后期则可能由于自身免疫反应参与。一旦发生需用TH替代治疗；②放射性甲状腺炎，见于治疗后7～10天，个别可因炎症破坏和

TH 的释放而诱发危象。故重症甲亢必须在^{131}I 治疗前用抗甲状腺药物治疗。一般不需要处理，如有明显不适或疼痛可短期使用糖皮质激素；③放射性^{131}I治疗不会导致浸润性突眼的发生，也不会使稳定的浸润性突眼恶化。但可使活动性浸润性突眼病情加重，故活动性浸润性突眼患者一般不宜采用放射性碘治疗，如确需放射性^{131}I治疗者，应同时短期使用糖皮质激素，预防其恶化。

4.手术治疗

(1)适应证：①中、重度甲亢，长期服药无效，停药后复发，或不愿长期服药者；②甲状腺巨大，有压迫症状者；③胸骨后甲状腺肿伴甲亢者；④结节性甲状腺肿伴甲亢者。

(2)禁忌证：①浸润性突眼；②甲亢合并较重心、肝、肾、肺疾病，全身健康状况差，不能耐受手术者；③妊娠早期(第 3 个月前)及晚期(第 6 个月后)。

(3)术前准备：术前先用抗甲状腺药物充分治疗至症状控制，心率<80 次/min，T_3、T_4 在正常后，再加用复方碘溶液，每次 5 滴，每日 3 次，3 天后增加至每次 10 滴，每日 3 次。使用碘剂 7～10 天后行手术。

(4)复发及术后并发症：手术治疗 GD 治愈率可达 90%左右。6%～12%的患者术后可复发，复发者可再次手术，但一般情况下以^{131}I 治疗较好。许多观察表明，复发与遗留甲状腺组织多寡明显相关，剩余甲状腺组织越多，甲亢复发概率越高。现主张一侧甲状腺全切，另一侧次全切，保留甲状腺组织 4～6g。也有主张仅保留 2g 甲状腺组织者。也可行双侧甲状腺次全切除，每侧保留甲状腺组织 2～3g。GD 术后甲减的发生率为 6%～75%。与甲减发生有关的因素主要为保留甲状腺组织较少，以及甲状腺组织中有较多淋巴细胞浸润。术后甲减的发生随着时间的推移而减少，此不同于^{131}I 治疗后甲减的发生。但也应终身对甲状腺功能进行监测。

5.甲亢治疗方法的选择及评价

一般来说，甲亢都可以通过上述 4 种治疗方法之一对其进行有效治疗，它们四者的适应证之间也没有绝对的界线。在实际工作中究竟选择何种方法为好，要考虑多种因素。初发甲亢，尤其青少年、甲状腺轻度肿大、病情较轻者应首选抗甲状腺药物治疗。经药物治疗后复发、甲状腺肿大较明显，且伴有甲亢性心脏病或肝功能损害、中老年甲亢患者宜采用^{131}I 治疗。甲状腺巨大、结节性甲状腺肿伴甲亢、甲亢合并甲状腺结节不能除外恶性者，且有经验丰富的手术者时，应积极采用手术治疗。积极寻找疗程短、治愈率高，又不以甲减为代价的新的治疗方法是甲亢治疗领域面临的重要课题。

6.甲亢危象的治疗

甲亢危象是可以预防的，去除诱因、积极治疗甲亢及避免精神刺激等，是预防危象发生的关键，尤其要注意积极防治感染和做好充分的术前准备。一旦发生危象则需积极抢救。

(1)抑制 TH 合成：诊断确定后立即给予大剂量抗甲状腺药物抑制 TH 的合成。首选 PTU，首次剂量 600mg，口服或经胃管注入。如无 PTU 时，可用 MM 或 CMZ60mg，口服或经胃管注入。继用 PTU 200mg、MM 或 CMZ20mg，每 6 小时口服 1 次，待症状减轻后减至一般治疗剂量。

(2)抑制 TH 释放：服 PTU 或 MM1 小时后再加用复方碘溶液，首剂 30～60 滴，以后每

6～8 小时服用 5～10 滴。或用碘化钠 0.5～1g 加入 5%浓度的葡萄糖盐水中，静脉滴注 12～24 小时，后视病情逐渐减量，一般使用3～7 天即可停药。如患者对碘剂过敏，可改用碳酸锂 0.5～1.5g/d，分 3 次口服，连服数日。

(3)地塞米松 2mg，每 6 小时 1 次，大剂量地塞米松可抑制 TH 的释放及外周 T_4 向 T_3 的转化，还可增强机体的应激能力。

(4)如无哮喘或心功能不全者，可加用 β 受体阻断药，如普萘洛尔 30～50mg，每 6～8 小时口服 1 次，或 1mg 稀释后缓慢静脉注射。

(5)降低血 TH 浓度：在上述常规治疗效果不满意时，可选用血液透析、腹膜透析或血浆置换等措施迅速降低血 TH 浓度。

(6)支持治疗：应监护心、肾、脑功能，迅速改善水、电解质和酸碱平衡紊乱，补充足够的葡萄糖、热量和多种维生素等。

(7)对症治疗：包括供氧、防治感染，高热者给予物理降温，必要时，可用中枢性解热药，如对乙酰氨基酚(扑热息痛)等，但应注意避免应用乙酰水杨酸类解热药(因可使 FT_3、FT_4 升高)。可用利舍平 1mg，每 6～8 小时肌内注射 1 次。必要时可试用异丙嗪、哌替啶各 50mg 静脉滴注。积极治疗各种合并症和并发症。

危象控制后，应根据具体病情，选择适当的甲亢治疗方案，并防止危象再次发生。

7.妊娠期甲亢的治疗

(1)治疗目的：甲亢合并妊娠时的治疗目标为使母体处于轻微甲亢状态或甲状腺功能达正常上限，以预防胎儿甲亢或甲减。

(2)治疗措施：①抗甲状腺药物：剂量不宜过大，首选 PTU，50～100mg，每日 1～2 次，每月监测甲状腺功能，依临床表现及检查结果调整剂量。一定要避免治疗过度，引起母体和胎儿甲状腺功能减退/或胎儿甲状腺肿。由于 PTU 通过胎盘慢于和少于 MM，故妊娠期甲亢优先选用 PTU；②由于抗甲状腺药物可从乳汁分泌，产后如需继续服药，一般不宜哺乳。如必须哺乳，应选用 PTU，且用量不宜过大；③普萘洛尔可使子宫持续收缩而引起胎儿发育不良、心动过缓、早产及新生儿呼吸抑制等，故应慎用或禁用；④妊娠期一般不宜做甲状腺次全切除术，如择期手术治疗，宜于妊娠中期(即妊娠第 4～6 个月)施行；⑤^{131}I 禁用于治疗妊娠期甲亢。

第三节　甲状腺功能减退症

甲状腺功能减退症(简称甲减)是指由于不同原因引起的甲状腺激素缺乏或生物效应不足，以机体的代谢和多系统功能减退为特征的一组代谢紊乱综合征，也是较常见的内分泌疾病。随着生活节奏的改变、饮食中碘含量的增多以及环境污染的加重，本病的发病率呈现明显升高的趋势。德国的研究资料显示，甲减的患病率在 1%～3%，女性发病率是男性的 4 倍，而且，各年龄层段均可罹患本病。起病于胎儿或新生儿者，称克汀病或呆小症。起病于儿童者，称幼年型甲减。起病于成年者称成年型甲减，也称黏液性水肿。随着促甲状腺激素(TSH)检测方法的不断改进，亚临床甲减的检出率也显著增加，其特点是血中 TSH 水平升高而甲状腺激素正常。亚临床甲减的发病率为2%～8%，男性为2.8%，而女性在7.5%左右，60岁以上妇女的发病率可达16%。

一、病因和发病机制

(一)病因

导致甲减的原因十分复杂，临床上根据其起源，将甲减分为三类。因甲状腺本身疾病引起的功能减退称原发性甲减或甲状腺性甲减，占甲减的90%～95%；缘于垂体及下丘脑病变的甲减称中枢性甲减或继发性与三发性甲减；由TSH或甲状腺激素抵抗所致者称为受体性或周围性甲减。在各型甲减中，成年型和幼年型甲减既可原发于甲状腺本身病变，也可继发于垂体或下丘脑病变。呆小病则主要属于原发性甲减。

(二)发病机制

根据甲减的起源和病因不同，其发病机制各异。

1.原发性(甲状腺性)甲减

原发性甲减缘于甲状腺本身的病变，主要由于甲状腺组织破坏或甲状腺合成甲状腺激素障碍所致。

(1)甲状腺发育异常：母亲患有自身免疫性甲状腺疾病(AITD)，其体内的TSH受体阻断抗体等进入胎儿后，可以导致胎儿甲状腺发育不良或异常。此外，母亲接受放射性治疗或孕期胎内受到有毒物质的影响，亦可引起甲状腺组织发育异常。胚胎期间，胎儿自身TSH分泌减少，导致甲状腺组织发育不良，甲状腺组织可以完全未发育或部分发育。因甲状腺发育不良致甲状腺激素分泌不足或者甲状腺完全缺如，不能合成甲状腺激素，从而引起甲减。胚胎时期甲状腺应在发育过程中逐渐下降至正常位置，若下降过程中出现异常，可形成异位甲状腺，如舌下、纵隔中、胸骨后等。

(2)甲状腺炎：最多见的是自身免疫性甲状腺炎，包括桥本甲状腺炎(HT)、萎缩性甲状腺炎、无痛性甲状腺炎和产后甲状腺炎(PPT)等。①萎缩性甲状腺炎和HT：两种疾病的发病机制相似；②PPT：PPT的确切发病机制尚未明确，可能是一种原已存在的亚临床甲状腺自身免疫性疾病，产后由于机体免疫抑制作用减弱，病情则自行进入临床期。妊娠期间，为使与母体抗原性不同的胎儿能够存活，孕妇体内出现免疫减弱的现象，患者血清中自身抗体往往下降，分娩后再次上升。多发性硬化、系统性红斑狼疮及Graves病等在妊娠过程中均可自行缓解或减轻，产后又可复发或恶化。这种免疫反应，对敏感的个体是一个明显的刺激，结果导致甲状腺过氧化酶抗体(TPOAb)等特异性抗体的出现及升高，引发PPT或使亚临床期的甲状腺炎进入临床状态。目前认为，PPT的发生与下列因素有关。a.自身免疫：PPT多与其他自身免疫性疾病并存或先后发生。组织细胞学检查发现，PPT患者甲状腺有弥散性或局灶性淋巴细胞浸润，B细胞升高而抑制性T细胞降低。而且，甲状腺以外组织及血液中也存在体液免疫与细胞免疫的异常。PPT患者TPOAb的阳性率为85%左右，远远高于正常产妇。这一现象在产后5～6个月尤为显著，此时恰恰是PPT甲减的高峰期。妊娠早期及产后TPOAb的滴度与病情的严重程度和恢复密切相关。细胞免疫异常在PPT的发病机制中也起重要作用。

PPT患者外周血中活化的辅助性T细胞降低，抑制性T细胞升高，NK细胞活性也明显降低。另外，患者甲状腺中抑制性T细胞与辅助性T细胞比例失调，由此可导致自身抗体的持续产生；b.遗传：20%～25%的PPT患者的一级亲属有自身免疫性疾病史。患者既往有甲状腺疾病，特别是自身免疫性甲状腺疾病，PPT的发病率较高。提示PPT与机体的免疫遗传缺陷有关。此外，HLA-DR抗原及其编码基因异常在PPT的发病中起一定作用；c.其他因素：吸烟和高碘饮食可能会增加PPT发病的危险性。在免疫损伤初期，甲状腺高碘状态明显使甲亢期提早到来。

除自身免疫性甲状腺炎之外，其他类型的甲状腺炎也可导致甲减，其中，较常见者为亚急性甲状腺炎。当甲状腺组织炎症破坏组织较为广泛时，甲状腺产生的甲状腺激素明显减少，从而引起甲减。但其甲减多数为暂时性，待甲状腺组织得到有效修复后，甲状腺激素生成可以恢复正常。

(3)甲状腺放射性治疗或手术：常见于甲亢行放射性碘治疗后。因甲亢或甲状腺肿瘤行甲状腺部分或全部切除，残存的甲状腺过少或无甲状腺则引起甲减。桥本甲状腺炎可表现为甲状腺结节而实施手术治疗，因甲状腺细胞功能已有不同程度的损害，甲状腺切除虽然不多，亦可导致甲减。

(4)碘缺乏或碘过多：胎儿时期孕妇服碘过多或服用抗甲状腺药物，使胎儿出现甲减。另外，碘缺乏使甲状腺激素合成原料减少而导致甲减，主要见于缺碘流行地区。

(5)抗甲状腺药物：硫脲类、碳酸锂等抗甲状腺药抑制甲状腺激素合成，从而引起甲减。磺脲类药对甲状腺激素的合成也有一定的抑制作用，剂量过大也可能导致甲状腺肿和甲减。药物性甲减一般属于可逆性，停药后甲减可以消失。

(6)甲状腺激素合成缺陷：甲状腺肿性克汀病是由先天性甲状腺激素合成障碍所引起的。因为甲状腺激素合成分泌不足，使TSH代偿性分泌增多，患者迟早出现甲状腺肿，故又称为甲状腺肿性克汀病。本病较为常见，占先天性甲减的25%～30%。其发病机制可以分为以下五种类型。①碘化物摄取障碍：这是甲状腺激素合成的第一个步骤，为五种类型中最少见者。本型甲状腺肿大在组织学上呈明显的增生，而胶质少或缺乏，含碘量很低。甲状腺摄碘率降低，注射TSH无反应，而血中TSH增高。摄碘缺陷也可以是部分性的，患者可以合成少量甲状腺激素。近年发现，钠/碘转运体(NIS)异常可能是导致这类疾病的关键因素；②碘有机化障碍：此型为甲状腺吸收碘化物后不能进行氧化形成有机碘，不能与酪氨酸结合，结果导致甲状腺激素合成缺乏或不足。未与酪氨酸结合的碘化物能被硫氰酸离子或过氯酸离子迅速排出甲状腺。硫氰酸盐或过氯酸盐释放试验阳性提示碘的有机化障碍。碘的有机化障碍至少有3种遗传性类型。a.Pendred综合征：其特征为甲状腺肿及先天性神经性耳聋。绝大多数患者甲状腺功能正常，只有少数患者甲状腺功能低下；b.酶结构缺陷：过氧化物酶的辅基和酶蛋白的结合受到抑制，患者有甲状腺肿，但甲状腺功能和听力均可以正常；c.过氧化物酶缺乏：这是一种最严重的类型，患者表现为甲状腺肿性克汀病；③甲状腺球蛋白异常：由于甲状腺激素的合成步骤均在甲状腺球蛋白上进行，故甲状腺球蛋白缺乏或不正常时甲状腺激素就无法合成；④碘化酪氨酸的偶联障碍：单碘甲腺原氨酸(MIT)及二碘甲腺原氨酸(DIT)不能偶联成为T_3及T_4或者合成很少的T_3及T_4。多数学者认为出现偶联障碍的原因，是过氧化物酶的缺陷，但也可由甲状腺球蛋白异常所致；⑤脱卤素（碘）酶缺陷：脱卤素酶存在于甲状腺内及其他组织如肝脏、肾脏中。正常情况下甲状腺球蛋白要通过蛋白酶水解后释放甲状腺激素，同时未偶联的碘酪氨酸经过脱卤素酶脱碘，脱下来的碘重新用来合成甲状腺激素。如果脱碘酶缺乏，碘酪氨酸会大量从尿液中流失，从而形成功能性缺碘。脱卤素酶缺乏患者注射放射性碘标记的MIT或DIT后，尿液中会排出大量的碘酪氨酸。患者的临床表现严重程度除与酶缺陷的程度有关外，还与饮食中的碘含量有关，如果碘化物供给充足，可以弥补或部分弥补碘的流失。

2.中枢性甲减（继发性和三发性甲减）

继发性甲减较少见，是由垂体疾病使TSH分泌减少引起的，如垂体肿瘤、席汉综合征、非肿瘤性选择性TSH缺乏、卒中、垂体手术或放射治疗等。三发性甲减罕见，系下丘脑产生TSH释放激素（TRH）减少，使垂体的TSH的分泌不足引起。

3.TSH或甲状腺激素抵抗

TSH抵抗综合征是由于甲状腺对TSH不敏感而引起的一种少见的甲减，可能与遗传缺陷有关，即TSH受体基因失活性突变或TSH信号转导途径异常。甲状腺激素抵抗主要系甲状腺激素受体（TR）基因尤其是TRβ基因突变所致，具有家族遗传性，呈常染色体显性或隐性遗传。

二、病理

（一）全身组织

甲减者全身组织间隙有黏液性蛋白（酸性糖胺聚糖如透明质酸酶、硫酸软骨素和蛋白质）沉着，从而表现皮肤肿胀、心肌间质水肿、心肌纤维肿胀及坏死、肾小球基底膜增厚、骨骼肌间质水肿及肌纤维肿胀坏死。这些表现在原发性甲减较为明显，而在下丘脑-垂体性甲减较轻。全身的组织细胞核酸与蛋白质合成、代谢及酶系统的活力均减弱，浆膜腔积液。严重者影响小儿生长发育，骨骼骨化及骨骺融合均延迟，牙齿长出晚。

（二）甲状腺

根据甲减病因不同，甲状腺可表现为缩小、缺如或肿大。

1.甲状腺缺如

见于先天性甲状腺未发育、发育不良或异位甲状腺者。

2.甲状腺萎缩

甲状腺滤泡及胶质部分或全部消失，出现致密透明样变的纤维组织。萎缩性甲状腺炎者，早期腺体有大量淋巴细胞、浆细胞浸润，久之滤泡毁坏代以纤维组织，残余滤泡上皮细胞矮小，滤泡内胶质显著减少。放疗和术后，患者的甲状腺也明显萎缩。继发性甲减者常有腺体缩小，滤泡萎缩，上皮细胞扁平，但滤泡腔充满胶质。呆小症者除由于激素合成障碍致滤泡增生肥大外，一般均呈萎缩性病变。

3.甲状腺肿大

早期见甲状腺滤泡细胞增生肥大，胶质减少或消失。病久者甲状腺肿呈结节状，常见于地方性甲状腺肿患者，由于缺碘所致，可见滤泡充满胶质，甲状腺上皮细胞呈扁平状。慢性淋巴细胞性甲状腺炎后期也可伴有结节。药物所致甲减者，甲状腺常呈代偿性弥散性肿大。

（三）垂体

原发性甲减由于甲状腺激素分泌减少，反馈抑制减弱而导致 TSH 细胞增生肥大，久之腺垂体增大或发生腺瘤或同时伴高催乳素血症。垂体 TSH 细胞数目增多，体积增大，分泌颗粒增多，且有大量空泡变性，促肾上腺皮质激素（ACTH）、生长激素（GH）细胞数目减少，分泌颗粒减少，催乳素（PRL）细胞数目增多或正常。中枢性甲减患者因病变性质不同，垂体的改变不一，一般呈萎缩状态，并可发现肿瘤或肉芽肿等病变。

（四）心脏

心肌细胞间有黏蛋白及酸性糖胺聚糖沉积，间质水肿，心肌张力减退，心脏松弛，心肌假性肥大，心肌内毛细血管壁增厚。严重者有心肌纤维断裂和心肌细胞坏死等，并常伴心包积液。

（五）脑

甲减影响中枢神经系统的形态和功能，使大脑发育不全，小脑及齿状核血管壁有浸润病变，以致智力低下。成人患者脑细胞可萎缩和胶质化，呈退行性病改变。黏液性蛋白沉积于下丘脑，导致体温调节异常。

（六）其他

皮肤角化，真皮层有糖胺聚糖沉积，PAS 或甲苯胺蓝染色阳性，形成黏液性水肿。内脏细胞间有同样物质沉积，严重病例有多浆膜腔积液。骨骼肌和平滑肌同心肌相似，出现间质水肿，肌纹消失，肌纤维肿胀断裂和空泡变性等。肾小球和肾小管基底膜增厚，内皮及系膜细胞增生。胃肠黏膜可见萎缩等。

三、临床表现

（一）原发性甲减

最早症状是出汗减少、不耐寒、动作缓慢、精神萎靡、疲乏、嗜睡、智力减退、体重增加、大便秘结等。

1.低代谢症群

主要表现为疲乏、行动迟缓、嗜睡、记忆力明显减退、注意力不集中等。因末梢血液循环差和机体产热减少，患者异常怕冷、无汗、体温低于正常。

2.黏液性水肿面容

主要表现为表情淡漠，面颊及眼睑虚肿，垂体性黏液性水肿有时颜面胖圆，犹如满月；面色苍白，贫血或带黄色或陈旧性象牙色，有时可有颜面皮肤发绀。由于交感神经张力下降对 Muller 肌的作用减弱，故眼睑常呈下垂形或眼裂狭窄。部分患者有轻度突眼，可能和眼眶内球后组织有黏液性水肿有关，但对视力无影响。鼻、唇增厚，舌大而发声不清，言语缓慢，音调低沉，头发干燥、稀疏、脆弱，睫毛和眉毛脱落（尤以眉梢为甚），男性胡须生长缓慢。

3.皮肤

患者常因贫血致皮肤苍白。因甲状腺激素缺乏，皮下胡萝卜素变为维生素 A 及维生素 A 生成视黄醛的功能减弱，血浆胡萝卜素的含量升高，使皮肤常呈现特殊的姜黄色，且粗糙、少光泽，干而厚、冷，多鳞屑和角化，尤以手、臂、大腿为明显，可有角化过度的皮肤表现。有非凹陷性黏液性水肿，有时下肢可出现凹陷性水肿。皮下脂肪因水分的积聚而增厚，2/3 的患者可出现体重增加。指甲生长缓慢，厚脆，表面常有裂纹，腋毛和阴毛脱落。

4.精神神经系统

甲状腺激素是维持神经系统正常功能及神经元正常兴奋性最重要的激素之一，脑细胞的很多代谢过程需要 T_3 调节，如果 T_3 缺乏将导致脑功能下降，出现精神迟钝，嗜睡，理解力和记忆力减退。视力、听觉、触觉、嗅觉均迟钝，伴有耳鸣，头晕。有时可呈神经质，发生妄想、幻觉、抑郁或躁狂。严重者可有精神失常，呈木僵、痴呆、昏睡状，20%～25%重病者可出现惊厥。久病未获治疗及刚接受治疗的患者易患精神病。一般认为精神症状与脑细胞对氧和葡萄糖的代谢减低有关。偶有小脑综合征，有共济失调等表现。还可有手足麻木，痛觉异常。

5.肌肉与骨骼

主要表现为肌肉软弱无力。咬肌、胸锁乳突肌、股四头肌及手部肌肉可出现进行性肌萎缩，叩诊锤叩之有“肌丘”现象（肌肉局部肿胀）。肌肉收缩后迟缓延迟，深腱反射的收缩期多正常或延长，但迟缓期特征性延长，常超过 350 毫秒（正常 240～320 毫秒），其中跟腱反射的迟缓时间延长更明显，对本病有重要诊断价值。黏液性水肿患者可伴有关节病变，偶有关节腔积液。

6.心血管系统

主要表现为脉搏缓慢、心动过缓、心音低弱、心排出量为正常的一半。由于组织耗氧量和心排血量的减低相平行，故心肌耗氧量减少，不易发生心绞痛。心力衰竭一旦发生，洋地黄疗效常不佳，且易中毒，原因是药物在体内的半衰期延长，而且心肌纤维延长伴有黏液性水肿。全心扩大较常见，约 30%严重患者常伴有心包积液，心包积液中蛋白含量高，有胆固醇结晶，由于心包积液发生缓慢，一般不发生心脏压塞。中、老年妇女可有血压增高。久病者易并发动脉粥样硬化及冠心病，发生心绞痛和心律不齐。

7.消化系统

由于消化系统平滑肌张力减弱，胃肠蠕动缓慢，排空时间延长，可导致胃纳不振、畏食、腹胀、便秘、鼓肠，甚至发生巨结肠症及麻痹性肠梗阻。50%的患者胃酸缺乏或无胃酸，血清抗胃壁细胞抗体阳性。肝功能中 AST、LDH 及 CPK 可增高。甲减患者消化系统吸收不良可导致叶酸、维生素 B_{12} 缺乏。

8.内分泌系统

肾上腺皮质功能一般比正常低，血、尿皮质醇降低，ACTH 分泌正常或降低，ACTH 兴奋反应延迟，但无肾上腺皮质功能减退的临床表现。原发性甲减伴特发性自身免疫性肾上腺皮质功能减退症和 1 型糖尿病称为多发性内分泌功能减退综合征（Schmidt 综合征）。长期患本病且病情严重者，可能发生垂体和肾上腺功能降低，在应激或快速甲状腺激素替代治疗时，上述病情可加速产生。

9.呼吸系统

呼吸浅而弱，对缺氧和高碳酸血症引起的换气反应减弱，肺功能改变可能是甲减患者昏迷的主要原因之一。

10.血液系统

2/3 甲减患者中可有轻、中度正常色素或低色素小红细胞型贫血，少数(约 14%)有恶性贫血(大红细胞型)。贫血原因：①甲状腺激素缺乏导致血红蛋白合成障碍；②肠道吸收铁障碍引起铁缺乏；③肠道吸收叶酸障碍引起叶酸缺乏；④恶性贫血是自身免疫性甲状腺炎伴发的器官特异性自身免疫病，血沉可增快。Ⅷ和Ⅸ因子的缺乏导致机体凝血机制减弱，故易有出血倾向。

11.黏液性水肿昏迷

黏液性水肿昏迷为黏液性水肿最严重的表现，多见于年老，且长期未获治疗者。大多在冬季寒冷时发病，受寒及感染是最常见的诱因，其他如创伤、手术及使用镇静剂等均可促发。临床表现为嗜睡、四肢松弛、反射消失、低体温(＜35℃)、呼吸徐缓，心动过缓、心音微弱、血压下降，甚至昏迷、休克，并可伴发心、肾衰竭而危及生命。

(二)中枢性甲减

原发性甲减的常见临床表现亦可出现，如易疲乏、怕冷、便秘、皮肤干燥和腱反射迟缓、颜面及眼睑皮肤水肿、毛发稀疏等，但总的说来中枢性甲减的临床表现较轻，且常不伴有甲状腺肿大。另外中枢性甲减尚有如下特点：①常有下丘脑-垂体病变本身所致症状如头痛、视力受损、向心性肥胖、溢乳等；②多合并下丘脑-垂体-肾上腺轴、下丘脑-垂体-性腺轴异常，表现出性欲减退、闭经、皮肤苍白、头晕或低血压等；③可出现下丘脑-神经垂体受损症状如多饮多尿；④原发性甲减中常见的体重增加、血脂增高者较少，而体重减轻、血脂正常者较多；⑤黏液性水肿、心包积液极少见。

四、辅助检查

(一)实验室检查

1.一般检查

(1)血红蛋白和红细胞：由于甲状腺激素不足，影响促红细胞生成素(EPO)的合成而骨髓造血功能减低，可致轻、中度正常细胞型正常色素性贫血。由于月经量多而致失血及铁缺乏可引起小细胞低色素性贫血。少数由于胃酸减少，缺乏内因子和维生素 B_{12} 或叶酸可致大细胞性贫血。

(2)生化指标：甲减患者血总胆固醇、甘油三酯和 LDL-C 升高，β-脂蛋白增高，HDL-C 降低。同型半胱氨酸增高，血清 CK、LDH 增高。

(3)其他：基础代谢率降低，常在 30%～45%以下，血中胡萝卜素增高，尿 17-酮类固醇、17-羟皮质类固醇降低，糖耐量试验呈低平曲线，胰岛素释放反应延迟。

2.甲状腺激素测定

(1)血清 TT_4 和 TT_3：T_4 正常值为 5～12μg/dL，甲减患者 TT_4 常小于 4μg/dL。较重甲减患者的血清 TT_3 和 TT_4 均降低，而轻型甲减、中枢性甲减的 TT_3 不一定下降，故诊断轻型甲减、亚临床甲减和中枢性甲减时 TT_4 较 TT_3 敏感。

(2)血清 fT_4 和 fT_3：fT_4 正常值为 0.9～2ng/dL，fT_3 正常值为 0.1～0.44ng/dL。原发性甲减患者一般两者均下降，轻型甲减、甲减初期多以 fT_4 下降为主。中枢性甲减 fT_3 一般在正常水平，fT_4 对诊断中枢性甲减准确性最高，其他指标缺乏足够的敏感性或特异性。

(3)血清 TSH:原发性甲减 TSH 和甲状腺激素有着非常好的负相关关系,它比 fT_4 更能敏感地反映甲状腺的储备功能,血清 sTSH(敏感 TSH)和 uTSH(超敏 TSH)测定是诊断甲减的重要指标。中枢性甲减 TSH 约 35% 患者不能测得,41%属正常,25%轻度增高。尽管 TSH 水平往往正常,有时甚至高于正常,但其生物活性减低,这一改变可能源于 TRH 缺乏所致的 TSH 结构异常。

(4)TGAb 和 TPOAb:在自身免疫性甲状腺炎中,两种抗体的滴度很高,阳性率几乎达 100%。亚临床型甲减患者存在高滴度的 TGAb 和 TPOAb,预示为自身免疫性甲状腺病(AITD),进展为临床型甲减的可能性大。50%～90%的 Graves 病患者也伴有滴度不等的 TGAb 和 TPOAb,同样,持续高滴度的 TGAb 和 TPOAb 常预示日后发生自发性甲减的可能性大。

3.动态试验

(1)TRH 兴奋试验:原发性甲减时血清 T_4 降低,TSH 基础值升高,对 TRH 的刺激反应增强。继发性甲减者的反应不一致,如病变在垂体,多无反应(呈现一条低平曲线,增长小于 1/2 或者增加小于等于 4mU/L)。如病变来源于下丘脑,则多呈延迟反应(出现在注射后 60～90 分钟,并持续高分泌状态至 120 分钟)。然而,二者的区别可能只是在理论上存在,实际上这两个部位往往同时受到影响,因此作为鉴别诊断价值不大。除了用于甲减病因的鉴别诊断,TRH 兴奋试验也可用于甲减或轻度临界性甲减患者的病情追踪观察。

(2)垂体分泌功能检测:中枢性甲减者极少不伴有性腺轴功能障碍,因此促黄体激素释放激素(LHRH)兴奋试验和血浆性激素水平测定可作为本病的辅助诊断指标,但对青春期前患儿意义不大。必要时宜进行生长激素、抗利尿激素和泌乳素的测定。

(3)过氯酸钾排泌试验:此试验适应于诊断酪氨酸碘化受阻的某些甲状腺疾病,阳性见于:①甲状腺过氧化物酶(TPO)缺陷所致甲减;②Pendred 综合征。

(二)心电图改变

心电图示低电压,窦性心动过缓,T 波低平或倒置,偶有 P-R 间期延长(A-V 传导阻滞)及 QRS 波时限增加。有时可出现房室分离节律、Q-T 间期延长等异常。

(三)影像学检查

头颅平片、CT、磁共振或脑室造影有助于鉴别垂体肿瘤、下丘脑或其他引起甲减症的颅内肿瘤。甲状腺核素扫描检查是发现和诊断异位甲状腺(舌骨后、胸骨后、纵隔内甲状腺、卵巢甲状腺等)的最佳方法。先天性一叶甲状腺缺如患者的对侧甲状腺因代偿而显像增强。

(四)脑电图检查

轻度甲减患者即可有中枢神经系统的功能改变。35%的患者有脑电图改变,以弥散性背景性电波活动为最常见。甲减患者的睡眠异常主要表现在慢波的减少,发生黏液性水肿性昏迷时可出现三相波,经替代治疗后可恢复正常。

五、诊断和鉴别诊断

(一)诊断

1.诊断依据

(1)病史:甲减的病因不同,病史特点各异。自身免疫性甲状腺疾病有家族遗传性。

(2)临床表现：由于病程和严重程度的差异，甲减患者的临床表现并非完全相同。一般而言，甲状腺激素减少可引起机体各系统功能减低及代谢减慢，病情较严重时，出现典型的甲减临床征象。此外，不同患病年龄的临床症群也有较大差异。有些患者以特殊表现为主，临床上应高度重视。

(3)辅助检查：主要根据 TSH、FT_4 和 FT_3 等确定甲减的诊断，必要时行甲状腺摄碘率、过氯酸钾释放试验，以及甲状腺穿刺细胞学检查等确定甲减的病因。

2.诊断标准

(1)原发性甲减：①具有甲减的临床特征；②血清 FT_4 降低，FT_3 正常或降低；③血清 TSH 升高，TRH 兴奋试验，TSH 呈过度反应。

(2)继发性或三发性甲减：①血清 FT_3、FT_4 降低；②血清 TSH 降低。部分患者 TSH 正常，甚至轻度升高。TRH 兴奋试验，TSH 无反应(垂体性甲减)或延迟反应(下丘脑性甲减)。

(3)亚临床甲减：①血清 FT_3、FT_4 正常；②血清 TSH 升高。

(4)甲减心脏病：①甲减的临床症状、体征和实验室检查结果；②电图异常，如窦性心动过缓、肢体导联 QRS 波低电压、P-R 间期延长和 T 波平坦或倒置等；③影像学检查提示心包积液征象；④心功能测定见明显的心率减慢及心排出量减少，且心搏量及心肌耗氧量均降低；⑤心肌活检提示典型甲减性心肌病的病理特征。

3.诊断步骤

(1)明确是否为甲减(功能诊断)：根据典型临床表现，并参考实验室检查结果，如甲状腺激素及 TSH 水平等，甲减的诊断并不困难。

(2)确定甲减的类型和病因(病因诊断)：这是甲减诊断最为困难，且关键的一步。临床上需根据病史、TSH、甲状腺自身抗体、甲状腺摄碘率测定等情况综合判断。必要时需要进行 TRH 兴奋试验、甲状腺穿刺细胞学检查，以及头颅或蝶鞍影像学检查方可确诊。

(3)了解甲减的并发症：确诊甲减，并明确其类型后，还必须对患者有一个全面的评估，以了解有无甲减心脏病等严重并发症。此时，应进行相应的辅助检查，如心电图、超声心动图等。

(二)鉴别诊断

1.低甲状腺激素综合征的鉴别

主要需与低 T_3 综合征和肾上腺皮质功能减退症鉴别。

2.甲减病因的鉴别

即区别原发性、中枢性和周围性甲减。

3.甲减与亚临床甲减的鉴别

主要根据 FT_3、FT_4 和 TSH 检查结果确定。

4.甲减常见症状的鉴别

主要包括水肿、贫血、高血压、浆膜腔积液和肝功能异常等。

5.与其他系统疾病鉴别

如青春期延迟、垂体性侏儒、肾病综合征、冠心病和垂体瘤等。

六、治疗

(一)一般治疗和对症治疗

甲减者应注意休息,给予高蛋白质和高热量饮食。有贫血者可补充铁剂、维生素 B_{12} 和叶酸等,胃酸低者应补充稀盐酸。自身免疫性甲状腺炎者宜限制碘的摄入。

(二)对因治疗

大多数甲减缺乏有效的对因治疗方法。对于缺碘引起的甲减,需及时补充适量的碘剂。药物所致者宜停用相关药品。

(三)甲状腺激素替代治疗

1.常用制剂

甲状腺激素制剂有甲状腺片、左旋甲状腺素(L-T_4)、左旋三碘甲腺原氨酸(L-T_3),以及 L-T_3/L-T_4 的混合制剂,后两者作用强,持续时间短,但因不良反应较大而较少使用。

2.用药方法

(1)甲状腺片:甲状腺片曾是国内应用最多的制剂,剂型为每片 40mg,其甲状腺激素含量不确定,但具有来源丰富、价格低廉等优点。本药开始作用时间为 4 天,作用持续时间为 10 天左右。对老年或病情较重的患者,甲状腺片的开始剂量为每日 10～20mg。每 1～2 周后增加 10～20mg,以后根据病情需要每 4 周增加 20mg,直到临床症状缓解,然后维持该剂量长期治疗。维持量一般为每日 40～120mg。

(2)L-T_4:剂型有 50μg 和 100μg 两种,半衰期约 7 天,生物利用度为 80%左右,开始作用时间和持续时间与甲状腺片相似。起始剂量为 25～50μg/d。1～2 周后增加 25～50μg,其后每 4 周增加 25～50μg,临床症状缓解后需长期维持治疗,其剂量一般为每日 1.4～1.7μg/kg,即 75～200μg。

3.注意事项

(1)替代治疗开始及随后增加剂量均有可能诱发心脏病,故甲状腺素最好从小剂量开始,有甲减性心脏病或 50 岁以上的患者,以及冠心病者更应慎用,以免发生心律失常、心绞痛或急性心肌梗死。增加剂量过程中相隔时间不宜过短,以及增加剂量不宜过大。一旦出现心绞痛、心律失常或心电图示有缺血加重,应给予相应治疗,并可减回原剂量,必要时暂停使用甲状腺激素。年轻患者,尤其是近期发病者亦可开始即用足量甲状腺片或 T_4 替代治疗。

(2)替代治疗的目标是用最小剂量改善甲减而不产生明显不良反应。疗效的观察应以血 TSH 水平达正常范围为标准,一般要求成人在 3～4 个月内调整至最佳替代剂量,少儿则应在 3～6 周内达标。足量用药 2～3 周开始利尿,身体轻松,体力增加,皮肤湿润,直至黏液性水肿完全消失。一般 T_3、T_4 水平于 2～3 周恢复,TSH 要晚 3～4 周恢复。由于 T_4 半衰期较长,调至满意剂量需要一定时间,在调节药量过程中应每 4～6 周测定 T_4 和 TSH。应该注意,部分 HT 甲减者,特别是水肿明显,年轻及有家族史的患者不一定需终身替代治疗。这类患者可于治疗的 1 年左右停服甲状腺激素 4～6 周,若见 TSH 正常,则不必继续用药,定期随访即可。此外,一些 HT 者由于抗体类型的转变,可由甲减转为甲亢,治疗中应注意鉴别。

(3)替代用量受甲减病情及其并发症、患者的年龄、性别、生活环境,以及劳动强度等多种因素的影响,因此,必须强调基础替代用量的个体化。患者如有吸收不良,使用抗酸药含铝制剂、硫酸亚铁、洛伐他汀或糖皮质激素、利福平、卡马西平等,甲状腺激素需要适当增加剂量。小儿用量一般较成人大(按体重计算),必须足量补充以防止影响生长和大脑的发育,需使血清 T_4 维持在正常上限。如为原发性甲减,则 TSH 亦需达到正常水平。T_4 用量在新生儿为10～15μg/(kg · d),1 岁以下小儿为 6～8μg/(kg · d),儿童为 2～4μg/(kg · d)。老人足量替代用量比中年人少 20%～30%,平均 1.4μg/(kg · d)。

(4)女性甲减患者在规范甲状腺素替代治疗下妊娠,可分娩正常的婴儿。但在地方性甲状腺肿流行区,孕妇除激素替代外,饮食还应补碘。此外,甲减患者在妊娠期甲状腺素替代剂量较未妊娠时需增加 25%～50%,主要原因为妊娠期甲状腺素结合球蛋白(TBG)增加。在妊娠首 3 个月即应开始增量,定期检查评估,及时按需调整。分娩后即应恢复至妊娠前的替代剂量。

(5)替代治疗常需终身服药,选择适宜维持量后,可每年测量 1～2 次甲状腺激素谱和TSH,以监测药物剂量是否合适。长期过量替代可促使骨质疏松及心脏肥大、心律失常等。

(6)T_3 吸收和代谢均较迅速,半衰期短,需 1 日多次服用,且血中波动较大,一般不用以常规替代治疗。

(7)空腹服用甲状腺激素可增加其生物利用度,以睡前用药为佳。

(8)下丘脑-垂体性甲减病例如伴有肾上腺皮质功能不全,应先行补充糖皮质激素,3～5 天后方可开始甲状腺激素替代治疗,以免诱发肾上腺危象。

七、预防和预后

(一)预防

甲减主要由自身免疫性甲状腺炎、缺碘、放射治疗,以及手术等所致,如及早预防可减少发病。针对地方性缺碘者,采用碘化食盐并加强临床治疗,可使甲减的发病率明显减少。由药物引起者,应注意及时调整剂量或停用。此外,大力推广现代筛查诊断方法,进行甲减的宫内或产后早期诊治,将明显降低胎儿、新生儿先天性甲减的发病率,减少克汀病的危害,改善其不良预后。

(二)预后

甲减患者的预后因其发病的原因不同而有差异,通常大部分甲减患者在补充甲状腺激素后,甲减症状消失,机体代谢恢复正常,预后良好。其中,一过性甲减患者有可能在临床症状缓解后停药,甲减症状和体征不再复发。但是,大部分甲减患者需要终身服用甲状腺激素制剂,以维持甲状腺功能在正常水平。假如患者同时合并心血管疾病,影响甲状腺激素的应用,对预后不利。幼儿型甲减延误治疗,会对生长发育和性成熟产生不良影响。克汀病的预后较差,患儿往往出现严重的智力障碍,并有体质和性腺发育的异常,但早期发现,及时治疗可使患者的总体发育水平接近正常。如果甲减患者未能及时诊断,合并有各种诱发因素,如感染、寒冷、麻醉或应用镇静催眠药物,则可能进一步加重甲减症状,甚至发展为黏液性水肿昏迷,病死率可高达 50%。

第四节 糖尿病酮症酸中毒

糖尿病酮症酸中毒(DKA)是糖尿病患者最常见的严重急性并发症,也是内科的急症之一。糖尿病患者因体内胰岛素严重缺乏,而拮抗激素如胰升糖素、肾上腺素、糖皮质激素和生长激素等相对过多,出现糖、脂肪和蛋白质的代谢紊乱,产生严重高血糖(一般血糖＞16.7mmol/L)、高酮血症(血酮体＞5mmol/L)、脱水、电解质紊乱和代谢性酸中毒(pH 值＜7.3),严重者可发生昏迷,危及生命。发生本病时脂肪动员和分解加速,大量脂肪酸在肝脏经β氧化生成乙酰乙酸、β羟丁酸和丙酮,三者统称酮体,其中乙酰乙酸和β羟丁酸为较强的有机酸。当酮体产生超过肝外组织的利用能力时,血酮体升高称为酮血症,增高的酮体从尿中排出时称为酮尿,临床上统称为酮症。酮体明显增高时,消耗体内大量储备碱,病情早期尚不发生酸中毒,当增高的酮体超过机体的代偿能力时则发生代谢性酸中毒,此时称糖尿病酮症酸中毒。

一、发病率

本病发病率一直无明显下降,糖尿病酮症酸中毒的发生率占就诊糖尿病患者的 1.6%左右。

二、病因和发病机制

糖尿病酮症酸中毒的发病机制较复杂,其重要的特征是胰岛素相对或绝对缺乏的同时胰岛素拮抗激素如胰升糖素(增高 7 倍)、肾上腺素(增高 50 倍)、糖皮质激素和生长激素等浓度升高,加重代谢紊乱,使原有的酮体生成通路持续激活,造成酮体在体内积聚。许多加重胰岛素缺乏或增加胰岛素抵抗的因素可诱发这种紊乱。

(一)酮体的正常生成和氧化利用通路

酮体是脂肪动员时脂肪酸β氧化的正常代谢产物。经脂肪酸β氧化或乙酰辅酶 A 缩合生成的乙酰乙酸辅酶 A 再经β羟β甲基戊二酰单酰辅酶 A(HMG-CoA)合成酶和裂解酶转化为乙酰乙酸,在肝脏脱去羟基生成丙酮或还原为β羟丁酸。肝脏是生成酮体的主要器官,而肝脏本身不能利用酮体,肝外组织可氧化利用酮体。在肝外组织,β羟丁酸经氧化脱氢生成乙酰乙酸,经琥珀酰辅酶 A 转硫酶或乙酰乙酸硫激酶的作用活化为乙酰乙酸辅酶 A,再分解成乙酰辅酶 A,进入三羧酸循环进行氧化利用。心肌、骨骼肌、肾脏和脑组织由于缺乏相应的酶而不能利用酮体。在酮体的生成过程中,胰岛素和其拮抗激素调节其生成和利用,使其血浓度保持在正常范围内。当胰岛素减少和(或)胰升糖素等胰岛素拮抗激素增加时,可激活线粒体膜的肉碱系统,使脂酰辅酶 A 进入线粒体的速度加快,酮体生成增加。酮体主要从肾脏排出,仅部分丙酮可随呼吸排出。当酮体生成速度明显高于其组织利用速度和肾脏排泄速度时,血酮体增高,出现酮血症和酮尿,即酮症。增高的β羟丁酸和乙酰乙酸可引起代谢性酸中毒。

(二)酮症酸中毒的常见诱因

任何加重胰岛素缺乏或胰岛素抵抗的因素或增加胰岛素拮抗激素分泌的因素均可诱发酮

症酸中毒的发生。许多患者的诱因不是单一的，有 10%～30%的患者无明显诱因而突然发病。常见的诱因如下。

1.感染

感染是最常见的诱因，占 50%以上。以呼吸道、泌尿道、消化道的感染最为常见，口腔、下肢、会阴部，以及皮肤的感染也可成为诱因，但常被漏诊。

2.胰岛素使用不当

随意中断胰岛素的使用或突然减少胰岛素剂量，占 15%～20%。在 1 型糖尿病患者，尤其是所谓"脆性糖尿病"完全依赖外源胰岛素，一旦停用，短期内患者就可发生本病。

3.体内代谢负荷剧增

如饮食失控，进食过多高糖、高脂肪食物或酗酒等或短期内不适当静脉输入过多葡萄糖。

4.应激状态

如急性心肌梗死、心力衰竭、外伤、手术、麻醉、妊娠分娩、脑卒中及甲亢等。

5.精神因素

精神创伤、过度激动等。

6.其他诱因

如体内产生胰岛素抗体、使用糖皮质激素治疗等。

三、病理生理

胰岛素分泌绝对或相对不足而拮抗胰岛素的激素相对或绝对增多，促进了体内的分解代谢而抑制合成代谢，出现代谢紊乱、酮症、代谢性酸中毒、脱水和电解质紊乱，从而引起循环衰竭、组织缺氧和器官功能障碍。

（一）糖、脂肪和蛋白质代谢紊乱

胰岛素的缺乏及其拮抗激素的增多造成糖、脂肪和蛋白质的代谢紊乱。葡萄糖生成的增多和分解利用的减少造成严重的高血糖，血糖常大于 16.7mmol/L，有时高达 30mmol/L，增高的血糖从肾脏排，尿糖呈强阳性。由于机体不能利用葡萄糖作为能量来源，消耗脂肪增加，脂肪组织会释放大量游离脂肪酸。同时，由蛋白质分解代谢所产生的生酮氨基酸也大为增加。在肝脏大量氧化生成乙酰辅酶 A，同时线粒体三羧酸循环受抑制而乙酰乙酸大量堆积，通过乙酰乙酸辅酶 A 中间产物在肝脏线粒体内还原为 β 羟丁酸和丙酮。正常人血清中存在微量酮体，在禁食和长期体力活动后浓度可增加，总量小于 0.15mmol/L(1.0mg/dL)。糖尿病酮症酸中毒时可升高数十到数百倍，以 β 羟丁酸和丙酮血浓度的增加明显，致 β 羟丁酸和乙酰乙酸的比值由正常的 1∶1 增加数倍，可达 10∶1 或更高。尿酮体的排出受肾功能和肾脏酮阈的影响，丙酮主要从呼吸道排出。通常的硝基氢氰酸盐法只能测定乙酰乙酸，而无法测定比例上占多数的 β 羟丁酸，因此尿酮体测定结果常明显低估实际的酮体排出量，甚至发生假阴性的结果。采用能测定 β 羟丁酸的尿酮体试纸对糖尿病酮症的诊断敏感性可达 97%～98%。

（二）脱水

严重代谢紊乱造成机体失水，与以下因素有关：①血糖增高造成渗透性利尿，加之酮体从肾脏和呼吸道排出，均带走大量的水分子；②蛋白质和脂肪分解产生大量的酸性代谢产物，从肾脏排出时也要带走大量水分；③糖尿病酮症酸中毒时常有体温增高，尤其是合并有感染时，此时会加快水分的蒸发；④因酸中毒常有厌食、恶心、呕吐等胃肠道症状，造成体液丢失。

(三)电解质平衡紊乱

糖尿病酮症酸中毒时常有钠、钾、氯、钙、镁和磷酸根等离子的流失。体内钾的流失常较明显，血钾的流失与下列因素有关：①渗透性利尿时带出许多钾离子；②肾小管泌氢和合成氨的功能受损引起钾钠交换增加；③酸中毒时钾离子从细胞内转移到细胞外，pH 每下降 0.1，血钾上升 0.6mmol/L，增加了细胞内的钾丢失；④呕吐或摄食不足加重机体钾的减少。总体钠的减少与以下因素有关：①渗透性利尿；②尿酮体的排出时结合大量钠离子；③呕吐等原因造成体液的丢失和摄入不足。血钠往往偏低或正常。因体内氯化物的丢失，血氯常低于正常或在正常低值，但氯的丢失不如钠明显。钙、镁和磷酸根等离子的丢失也与上述原因有关，但多不严重，少数患者在治疗的过程中出现血钙和镁的下降。

(四)代谢性酸中毒

引起代谢性酸中毒的原因有：①大量生成的酮体成分β羟丁酸和乙酰乙酸是较强的有机酸；②蛋白质分解代谢增加，产生大量有机酸，如硫酸、磷酸等；③有机酸阴离子从肾脏排出时与钠、钾等阳离子结合，丢失大量碱；④组织缺氧时无氧酵解生成乳酸。其中酮体的生成量和肾脏的排酮能力对酸中毒影响最大，当过多的酮体在体内堆积，可引起代谢性酸中毒，血 pH 值多数小于 7.3，少数可降至 7.0 以下。

(五)多脏器的损害

增高的血糖造成糖基化血红蛋白增高，这种血红蛋白的生理功能较差，加之红细胞内 2,3-二磷酸甘油酸的合成减少，使血红蛋白和氧的亲和力增加，导致携氧红细胞在组织释放氧的能力下降，加重因葡萄糖利用障碍，引起的组织缺氧。严重失水、血容量减少和酸中毒引起周围组织微循环障碍，最终可导致低血容量性休克和血压下降。此时心率常代偿性增快，严重电解质紊乱可影响心脏传导系统，引起心律失常。高渗、循环血容量减少和血黏滞度的增加可诱发心肌梗死的发生。加之代谢性酸中毒和组织缺氧对心肌的损害，可引起心力衰竭。肾脏灌注的减少和缺氧将引起肾功能不全，出现少尿或无尿。分解代谢的增加、代谢性酸中毒和缺氧的损害常造成肝细胞功能障碍，转氨酶可轻度升高。严重的酮症酸中毒常影响中枢神经系统，对脑细胞的损害尤为明显。上述高渗、严重失水、代谢性酸中毒和脑组织缺氧等综合因素作用下可造成脑细胞损害，引起中枢神经功能障碍，出现不同程度的意识障碍，如嗜睡、反应迟钝、昏迷，严重时甚至出现脑水肿。代谢性酸中毒时降低的血 pH 值刺激呼吸中枢使呼吸变得深大，频率加快，对代谢性酸中毒进行代偿，此时丙酮随呼气被呼出。当 pH 降低到 7.2 以下，呼吸变得深快，呈酸中毒呼吸(Kussmal 呼吸)，呼出气体有明显的酮味，俗称烂苹果味。酸中毒继续发展，当 pH 小于 7 时，呼吸中枢麻痹，出现严重肌无力，呼吸开始变得浅速。若合并有肺部感染，将出现严重的低氧血症，诱发呼吸窘迫综合征的发生，会危及生命。

四、临床表现

1 型糖尿病患者酮症酸中毒的发生率较高，有的 1 型糖尿病患者以酮症酸中毒为首发症状，2 型糖尿病也可发生。男女均可发病，女性略多于男性。任何年龄的糖尿病患者均可发病，肥胖者较少发生酮症。冬春季的发病率较高。

糖尿病酮症酸中毒的代谢紊乱较复杂，临床表现多样，累及全身各系统，随着病情的发生和发展，临床表现不断变化。

在发病前数日除了诱发因素的表现外常有糖尿病本身三多症状加重，口渴和乏力明显，因渗透性利尿和电解质丢失，出现轻度脱水，皮肤干燥但弹性尚可，意识清醒，对外界反应良好，脉搏增快而有力，血压正常，尿量大于 100mL/h，出现尿酮体，血糖轻度增高，一般在 20mmol/L 以下，血渗透压正常或轻度增高，为 300～320mmol/L，血尿素氮轻度升高，pH 值尚正常，电解质基本在正常范围。此期若能及时识别及正确处理，病情易于很快被逆转和控制。

随着代谢紊乱的继续加重，出现恶心、呕吐、头昏、头胀、头痛、嗜睡等脑缺氧、脱水的表现，有时出现腹痛而误诊为急腹症。此时呈中度脱水状态，皮肤、黏膜干燥，皮肤弹性较差，精神萎靡，反应迟钝，脉搏快而无力，血压偏低，呼吸深大，呈 Kussmall 呼吸，尿量逐渐减少，小于 100mL/h，尿酮体强阳性，血糖升至 20mmol/L 以上，血渗透压常大于 320mmol/L，尿素氮可达 10～20mmol/L，血 pH 值常下降，但仍大于 7.1。此期及时救治，大部分仍可恢复。

若病情延误，病情将继续进展，出现危重状态，乃至失去抢救的时机。此时患者精神萎靡，反应迟钝甚至昏迷，脱水严重，失水量常达体重的 10%～15%，皮肤干燥、弹性差，眼凹深陷，脉搏细速，血压下降以致不能测出，四肢冰冷，少尿或无尿，血糖常大于 30mmol/L，血渗透压大于 330mmol/L，如合并高渗综合征，血渗透压将进一步增高。血 pH 值降至 7.1 以下，尿素氮可达 20mmol/L 以上。

上述病症的发展过程各阶段时间长短不等，常常还伴有并发症或诱发疾病的表现，如感染时的发热、咳嗽、心力衰竭等症状，加快了病情的进展。

五、实验室检查

（一）尿液

1.尿糖

呈强阳性，常达 1000mg/dL。

2.尿酮体

呈强阳性，如肾阈升高时，尿酮体和尿糖可呈弱阳性或阴性，此时需测血酮体和血糖。

3.尿比重和尿渗透压

尿比重多大于 1.02，尿渗透压高于 500mmol/L。

4.尿常规

可有少量白蛋白，如伴有肾功能不全蛋白尿明显，合并泌尿系感染时常有红、白细胞和脓细胞。

（二）血液

1.血糖测定

常明显增高，多数患者血糖在 16.7～33.3mmol/L（300～600mg/dL），有时可高达

55.5mmol/L(1000mg/dL)。但血糖升高的程度与酮症酸中毒的严重程度有时并不完全一致。

2.血酮体测定

正常血酮体浓度为0.05～0.34mmol/L,糖尿病酮症酸中毒时可高达5mmol/L。一般使用的硝基氢氰酸盐半定量法仅能测出乙酰乙酸,而不能测定β羟丁酸含量。而事实上,后者在血清中的浓度明显高于前者。因此有时测定结果为阴性而事实上酮症酸中毒仍然存在。近年采用定量方法测定β羟丁酸含量,所需血标本少而更准确。

3.血电解质

血钠可为正常或在正常低限,多数降至135mmol/L以下,少数可高于145mmol/L。血清钾于病情初期正常或偏低,代谢性酸中毒、失水和少尿可使血钾升高。但随着补液治疗、胰岛素的使用和代谢性酸中毒的改善,血钾会快速下降,可低于3mmol/L。血氯多数正常,少数低于正常,肾功能不全时可升高。血清钙、磷和镁多数正常,随治疗的进行可降低。

4.血气分析及CO_2结合力

代偿期血pH值和CO_2结合力在正常范围,随着碱剩余负值的逐渐增大,失代偿时血pH和CO_2结合力开始下降,pH值一般小于7.3,严重时可小于7,CO_2结合力多小于15mmol/L,严重者小于8mmol/L。血PO_2可正常或偏低,合并呼吸功能衰竭时可降至50mmHg以下。PCO_2因呼吸加深加快的代偿作用常减低,改善酸中毒后可恢复正常,若合并肺功能不全时可高于正常。缓冲碱、标准碳酸氢盐和实际碳酸氢盐的降低以及阴离子间隙(AG=血钠+血钾－血氯－血HCO_3^-,单位为mmol/L)常增大,AG大于12mmol/L。

5.血清酶类

谷丙转氨酶、谷草转氨酶和乳酸脱氢酶多数正常,少数轻度升高,若明显升高提示肝脏受损。如有心肌酶的增高应警惕心肌病变或心肌梗死的发生。血清淀粉酶常轻度升高,一般在治疗后48小时可恢复正常,如进行性增高,多提示有急性胰腺炎的发生。

6.其他

血常规检查,即使无明显感染,血白细胞总数也常高达$(15\sim30)\times10^9$/L,中性粒细胞比例升高,感染时升高更明显。红细胞比容和血红蛋白因脱水和血液浓缩而偏高。血尿素氮和肌酐因脱水而升高,当出现肾功能衰竭时明显升高。

六、诊断和鉴别诊断

对昏迷、酸中毒、失水、休克的患者均应考虑糖尿病酮症酸中毒的可能。对已有糖尿病病史的患者出现诱发糖尿病酮症酸中毒的诱发因素和脱水、酸中毒、意识障碍等临床表现时,应立即查血糖、尿糖、血气分析和酮体后即可确诊。需要鉴别的有以下几种情况。

(一)饥饿性酮症

非糖尿病患者如严重妊娠反应,恶心、剧烈呕吐、腹泻和禁食可产生大量酮体并可能发生代谢性酸中毒,此时化验血糖和尿糖正常有助于鉴别。

(二)急腹症

糖尿病酮症酸中毒时可出现剧烈的腹痛、恶心、呕吐和血尿淀粉酶轻度增高,应与常见的急腹症如急性胰腺炎、胆石症、胆囊炎、急性阑尾炎等相鉴别，个别患者可同时有急性胰腺炎。

（三）其他引起脱水及酸中毒的疾病

有恶心、呕吐者与急性胃肠炎、急性胃扩张鉴别，有外伤、手术史者与失血性休克鉴别，有血尿素氮、肌酐升高、少尿和酸中毒者，需与急性肾功能衰竭鉴别。血、尿糖和酮体的检测有助于鉴别。

（四）糖尿病患者其他急性并发症

糖尿病酮症酸中毒与糖尿病其他急性并发症如高渗综合征、低血糖昏迷和乳酸性酸中毒的鉴别对治疗具有指导意义，其鉴别要点见表 6-4-1。

表 6-4-1 糖尿病酮症酸中毒、高渗综合征、低血糖昏迷和乳酸性酸中毒的鉴别

	糖尿病酮症酸中毒	低血糖昏迷	高渗综合征	乳酸性酸中毒
病史	多发于青少年糖尿病患者，1 型糖尿病中断胰岛素治疗或 2 型糖尿病合并有感染应激和胰岛素抵抗病史	见于糖尿病或非糖尿病患者，存在口服降糖药物、有过量胰岛素或胰岛细胞瘤病史或病变	多发于 2 型糖尿病老年患者，有时无糖尿病史，常有严重感染、胃肠道病变引起失水病史	糖尿病或非糖尿病患者，常有口服苯乙双胍、饮酒、肝肾功能障碍、休克、心力衰竭等病史
起病	较慢，以日计(2～4 天)	较急，以时计	较缓慢	较急
症状	轻到中度烦渴、多饮、多尿，有恶心、呕吐、腹痛，深大呼吸伴有酮味，后期出现神志淡漠、昏迷和嗜睡	饥饿、心悸、多汗、手抖等交感神经兴奋症状，有时有烦躁、抽搐、惊厥等脑细胞缺氧表现	常有烦渴、多饮、多尿、恶心、呕吐，神志淡漠、反应迟钝，阵发性灶性运动神经异常，如偏瘫、失语、抽搐等	有厌食、恶心、昏睡及伴发病的症状
体征	皮肤干燥、失水、弹性差。呼吸深大，有酮味，脉搏细速，血压下降，神经反射迟钝	皮肤苍白、潮湿多汗，呼吸正常或较浅，脉搏速而有力，血压正常或稍高，神经反射增强，病理征可为阳性	严重失水，皮肤干燥、弹性差，呼吸深大，脉搏细速，血压下降，神经反射增强，病理征可为阳性	因休克缺氧和失水皮肤干燥、苍白或发绀，呼吸深大，脉搏细速，血压下降
实验室检查				
尿糖	强阳性＋＋＋＋	阴性或＋	阳性＋～＋＋＋＋	阴性或＋
尿酮体	阳性＋～＋＋＋＋	阴性	阴性或＋	阴性或＋
血糖	16.7～33.3mmol/L	2.8mmol/L 以下	大于 33.3mmol/L	正常或增高
血酮体	大于 5mmol/L	正常	正常或稍高	正常或稍高
CO_2CP	降低	正常	正常或降低	降低，小于 13.5mmol/L
血 pH 值	降低	正常	正常或降低	降低

续表

	糖尿病酮症酸中毒	低血糖昏迷	高渗综合征	乳酸性酸中毒
血渗透压	稍高 300～330mmol/L	正常	大于 350mmol/L	可升高
血钠	偏低或正常	正常	正常或显著增高	正常或稍低
血钾	可正常、偏低或偏高	正常	可正常、偏低或偏高	可正常、偏低或偏高
HCO_3^-	降低	正常	正常或偏高	常小于 10mmol/L
BUN	可正常,常升高	正常	常轻中度增高	正常或中度增高
血乳酸	一般正常,可稍升高	正常	正常或稍高	显著增高,大于 5mmol/L
治疗及预后	小剂量胰岛素治疗有效,病死率低	早期及时用葡萄糖救治有良效	补液治疗可部分缓解,合并有心脑血管病的老年患者病死率高	对补碱治疗有效,但病死率高

七、治疗

治疗目标是恢复糖、脂肪正常代谢,使病死率降至最低。在治疗过程中应注意,血糖及酸碱平衡需经过几小时后逐渐恢复正常,不能操之过急。否则由于渗透压、电解质、血糖等体液环境变化过于剧烈,可产生严重的后果。酮症患者只需补充足够胰岛素,从胃肠道补充足够液体和电解质,血糖下降后给予足够能量,可使酮体迅速转阴,避免发展为酮症酸中毒及酮症酸中毒昏迷。酮症酸中毒及昏迷的患者需遵循以下方法进行治疗。治疗期间需严格记录生命体征、病情变化、出入水量、治疗反应等,每 1～2 小时检查尿糖、尿酮体、血糖、K^+、Na^+、pH、HCO_3^- 和(或)CO_2 结合力,以便能及时调整治疗措施。

(一)补液

酮症酸中毒患者失水可超过体重的 10%,低血容量和周围循环衰竭常为无并发症患者的死亡原因。如果组织灌注不良,则胰岛素无法进入靶细胞发挥其作用,酮体也无法通过代谢和排泄消除。单纯补液治疗即可使血糖以 1mmol/L 左右的幅度下降。因此,补液是治疗酮症酸中毒昏迷的首要措施,要求在安全的基础上尽快恢复患者的血容量。所需补液量按患者每千克体重 10%进行估计(4000～6000mL),但如患者年老、心功能不全者,补液不应超过 4000mL,补液量是否足够,除根据临床表现、尿量等衡量外,必要时可根据中心静脉压进行判断。初始补液选择生理盐水,于最初 1～2 小时内给予补液量的 1000～2000mL,余下的补液量分为二等份,一份于 12 小时内补充,另一份于后 12 小时内补完。如患者血钠浓度正常或偏低,很少因补充生理盐水而导致高血钠。合理地使用等渗溶液,可防止由于血糖、尿素氮浓度水平所致的细胞外液渗透压降低,从而减少脑水肿的发生。血糖下降至 13.9mmol/L(250mg/dL)以下时,给予 5%浓度的葡萄糖液或 5%浓度的葡萄糖氯化钠液,此时在补液内应按葡萄糖与胰岛素的比例加入适当数量的胰岛素。

（二）胰岛素的使用

胰岛素的使用目的主要是使血糖、脂肪代谢、酸碱平衡紊乱状态恢复正常，尽可能使其作用平稳，减少对患者的危险性。

在20世纪70年代以前多大剂量胰岛素治疗，首次剂量一般为50～200U，多以一半做静脉推注而另一半做皮下注射，随后每隔一定时间给予相应的追加量，注射途径多从皮下给予。胰岛素后，患者血浆胰岛素水平可达250～3000mU/L，此浓度水平已大大超过所需要的胰岛素生理剂量。由于外周循环不良，胰岛素皮下注射吸收不均，可导致迟发性低血糖，血糖迅速下降可能导致严重低血钾、脑水肿、低血磷、低血镁危险，导致病死率广泛增加。从20世纪70年代开始，由基于胰岛素生理作用的进一步认识，对糖尿病酮症酸中毒及昏迷用小剂量胰岛素治疗，取得较好的效果。其理论依据基于：①实验表明，一些胰岛素敏感的组织，例如分离的脂肪细胞，胰岛素仅需与10%胰岛素受体结合，即能最大地使葡萄糖从周围向细胞内转移；②由于远侧膜受体速率限制步骤的作用，胰岛素与靶细胞受体结合饱和达最大生理作用后，即使再提高胰岛素浓度亦不能进一步发挥其生理效应；③不同胰岛素浓度对细胞功能所起的作用不同，胰岛素浓度为10～20mU/L时，能阻止脂肪分解，糖原分解和糖异生；而阻止肝酮体生成则需要100mU/L；当浓度达200mU/L时则能使周围组织对葡萄糖的摄取达最大限度。如胰岛素从静脉以1U/h的速度持续滴入，可使血浆胰岛素水平增加至20mU/L；如以5U/h的速度滴入，则血浆胰岛素水平达100mU/L。此血浆胰岛素浓度水平已足以阻止脂肪分解、酮体形成、糖原分解和异生，虽然其促使周围组织摄取葡萄糖的作用较大剂量胰岛素仍较少，但血糖下降平稳且由于胰岛素对钾进入细胞的驱动作用也下降，这就极大避免了低血糖、低血钾和渗透压迅速变化导致失衡的风险。为此，使用采用小剂量胰岛素治疗糖尿病酮症酸中毒已成绝大多数专家的共识。

具体方法是，以胰岛素0.1U/kg剂量(4～6U/h)的速度静脉滴注(血浆胰岛素浓度水平可达120mU/L)，此时血糖可以每小时2.4～5.6mmol/L(42～100mg/dL，平均为64mg/dL)的速度下降。如使用胰岛素治疗后2小时，血糖未下降或下降幅度很小，则应评估补液量是否足够，并将剂量直至达到理想的效果。治疗开始是否需用先静脉推注一较大剂量胰岛素作为负荷，目前存在争议。我们认为，对一些病情较重的患者，为迅速补充血浆及体液胰岛素的缺乏，拮抗可能存在的胰岛素抗体和拮抗物，在治疗开始时可先给予胰岛素10～20U静脉推注；但对病情轻中度的患者则无须使用，因获益并不显著。使用胰岛素后，当血糖下降至13.9mmol/L时，则以胰岛素加入5%浓度的葡萄糖液或5%浓度的葡萄糖氯化钠液中，按3g葡萄糖加入1U胰岛素或4g葡萄糖加入1U胰岛素配置。尿酮体消失后、循环不良纠正后，根据患者尿糖、血糖及进食情况调节胰岛素剂量或改为每4～6小时皮下注射普通胰岛素1次，然后逐步恢复1天4次胰岛素治疗。如患者血糖已经下降，而酮体仍反复阳性，应注意检查能量供应是否足够。

（三）补钾

糖尿病酮症酸中毒时总体钾的丢失为300～1000mmol。但酮症酸中毒时，由于细胞内钾往细胞外转移，而脱水和血容量减少可导致肾小球滤过率降低、钾排出减少，血浆钾水平可以正常甚至增高。当血容量逐渐恢复后，尿钾排出可进一步增多；pH升高可导致血钾向细胞内转移；而胰岛素治疗后，葡萄糖代谢也可消耗大量钾离子，故综合因素可导致血钾明显降低。低血钾可为酮症酸中毒治疗过程中的并发症，严重者可导致呼吸抑制和（或）心搏骤停而危及患者的生命，故钾的补充至为重要，也有人提出在血钾显著降低，＜3.3mmol/L 时不应使用胰岛素治疗。如开始治疗时血钾正常或轻度升高（在 5.5mmol/L 以下），如每小时尿量≥40mL 时即开始补钾；血钾超过 5.5mmol/L 和（或）每小时尿量＜30mL 者，停止补钾。静脉补钾速度为 10～20mmol/h（相当于氯化钾 0.7～1.5g），补液中所含氯化钾的浓度不宜超过0.3％。给予剂量以能使血钾浓度维持在 4mmol/L 左右为度或用氯化钾和磷酸钾缓冲液各一半，以防止治疗过程中出现高氯血症，并可加快红细胞 2,3-二磷酸甘油（2,3-DPG）含量恢复。能口服者，可给予每天口服氯化钾 3～6g。治疗期间应密切观察血钾、心电图及尿量，必要时用心电监护，结合尿量调整补钾量和速度，以防止高血钾或低血钾的发生。酮症酸中毒改善后，还需继续口服补钾 5～7 天，才能补足身体所丢失的钾。

（四）补碱

酮症酸中毒患者在一般情况下，经恰当的补液和给予胰岛素后即可矫正，不必补碱。过早补碱特别是碳酸氢盐以用来迅速改善酸中毒对患者并无益处，反而可升高 pH 所致的氧合曲线左移使血氧对脑及组织的供应减少，加重脑水肿；由于 CO_2 透过血脑屏障的弥散能力快于 HCO_3^-，快速补碱，血 pH 值上升，而脑脊液 pH 尚为酸性，引起脑细胞酸中毒，加重昏迷；此外 pH 升高还可能加重低钾血症。但当血 pH 值为7.15～7.2 时心功能开始下降，pH 值为 6.95～7 时呼吸功能受抑制，故认为酸中毒病情较重，如血 pH 值≤7.1、HCO_3^-≤5mmol/L 或 CO_2 结合力≤6.74mmol/L 时才予补碱。先给碳酸氢钠 50mmol（相当于 5％碳酸氢钠 84mL），以注射用水稀释成 1.25％浓度（等渗溶液）后静脉滴注。30 分后复查血 pH、HCO_3^- 和（或）CO_2 结合力，如有需要再给予上述碳酸氢钠的半量或全量，直至血 pH 值达 7.1、HCO_3^- 达 5mmol/L 和（或）CO_2 结合力在 6.74mmol/L 以上。补碱时为避免低血钾的发生，每给予碳酸氢钠 50mmol 应同时补充氯化钾 1.5g。

（五）补磷、补镁

酮症酸中毒时，磷在细胞内的有机分子中被释放，从细胞释出后从尿排出。成人磷的丢失平均为 10～40mmol，经补液及胰岛素治疗后血磷下降可更明显。磷的丢失，低磷血症可使 2,3-DPG 减少，增加血红蛋白对氧的亲和力，从而使氧合血红蛋白解离曲线左移，组织供氧减少，并使心肌收缩受到抑制。因而近年来对酮症酸中毒给予补充磷酸盐已引起重视。一般可给予磷酸钾 6～12g，缓慢静脉滴注，这样可达到既补磷又补钾的目的。但需要注意的是，静脉滴注速度过快，可引起低血钙、低血镁、高血钾等。

酮症酸中毒患者出现以下情况时应考虑低镁血症：①经充分补钾而血钾仍不上升；②血钾已正常而心电图仍异常。在证实有低血镁时，可给予 30％浓度的硫酸镁 2.5～3mL 肌内注射；有心脏紧急情况而考虑与低血镁有关时，可给予 5％浓度的硫酸镁 25mL 静脉滴注，但在治疗过程中，必须在心电图监测下进行。

（六）防治诱因及并发症

在治疗酮症酸中毒及昏迷时需注意防治及去除诱因与并发症。感染、心肌梗死及脑血管意外常为酮症酸中毒患者的诱因和并发症，应早期诊断，给予恰当治疗，以最大限度改善预后。

患者由于周围血管扩张，体温常有轻度下降，即使在感染时体温亦可以无明显上升，加之此时血白细胞增多与应激相关，不能直接反映感染的关系，因而体温升高和血白细胞增多在酮症酸中毒患者中无法很好地提示感染，故应及时检测其他感染指标如细菌培养、血降钙素原等指标综合判断。脑水肿常为患者致死的并发症。在既往使用大剂量胰岛素治疗和(或)不恰当过早补碱时较多见；尽管在密切监测水、电解质平衡，使用小剂量胰岛素治疗，严格掌握补碱指征等治疗改进后，发病率已大为减少，但仍不能忽视。当酮症酸中毒昏迷患者在治疗过程中，临床表现开始改善后又出现呼吸抑制、昏迷或意识障碍等中枢神经系统症状加重时，在排除低血糖后，应考虑脑水肿的可能。此时应观察有无视盘水肿，并进行颅脑 CT 和 MR 扫描以帮助诊断。治疗上可予 20%浓度的甘露醇，剂量按 1g/kg 计算静脉推注。地塞米松的疗效目前虽仍有疑问，但必要时亦可使用，开始时给予 12mg，以后每 6 小时给予 4mg。脑水肿的病死率高，预防重于治疗，故改善血糖和高钠不宜过快，慎用低渗液体。低血糖常为酮症酸中毒使用胰岛素治疗的并发症，特别是在使用大剂量胰岛素治疗时尤易发生，患者可以自始至终一直在昏迷状态，中间不一定经过一个清醒阶段。因此提倡密切监测血糖，使血糖下降平稳、可控，避免严重低血糖导致的不良结局。急性胃扩张亦为常见的并发症，可停留胃管，给予 5%浓度的碳酸氢钠洗胃，吸去胃内容物，预防吸入性肺炎。酮症酸中毒及昏迷患者经治疗后，患者意识恢复，可给予米汤、肉汤等流质饮食，但每小时摄入糖(碳水化合物)不应超过 10g。血酮体恢复正常，尿酮体消失后，在严密观察下可转入常规的糖尿病治疗，根据患者的胃纳情况，恢复日常的糖尿病饮食，并依据尿糖、血糖情况给予 1 天 4 次胰岛素治疗，并结合患者情况在病情纠正后，逐步过渡到日常治疗方案。

当酮症酸中毒患者有其他并发症时，酮症酸中毒难以改善，如上消化道出血。因此，详细询问病史，仔细地查体对于明确诊断，消除病因，改善酮症酸中毒是十分重要的。

参考文献

[1]段志军.消化内科学[M].2 版.北京:中国协和医科大学出版社,2020.
[2]田德安.消化疾病诊疗指南[M].3 版.北京:科学出版社,2020.
[3]钱家鸣,孙钢.消化内科诊疗常规[M].2 版.北京:人民卫生出版社,2020.
[4]王晨,王捷.内科疾病学[M].北京:高等教育出版社,2019.
[5]赵冰.循环系统疾病[M].北京:中国医药科技出版社,2019.
[6]曾和松,汪道文.心血管内科疾病诊疗指南[M].北京:科学出版社,2019.
[7]艾略特,安特曼,高润霖.心血管病治疗学[M].北京:科学出版社,2018.
[8]翟晓波,李晓蕾.心血管疾病用药相关问题[M].上海:世界图书出版社,2018.
[9]吴斌,李惠玲.心血管病及并发症鉴别诊断与治疗[M].郑州:河南科学技术出版社,2019.
[10]郎尼,布纳德,王炳银.心血管药物应用精要[M].北京:科学出版社,2019.
[11]张小丽.心血管疾病诊治理论与实践[M].长春:吉林科学技术出版社,2019.
[12]谭慧琼,刘亚欣.阜外心血管重症手册[M].北京:人民卫生出版社,2019.
[13]韩雅玲.哈里森心血管病学[M].北京:科学出版社,2019.
[14]赵水平.心血管疾病规范化诊疗精要[M].长沙:湖南科学技术出版社,2018.
[15]姚成增.心血管内科常见病诊疗手册[M].北京:人民卫生出版社,2018.
[16]樊朝美.心血管病新药与临床应用[M].北京:科学出版社,2018.
[17]彭永德.内科疾病临床思辨[M].北京:人民卫生出版社,2018.
[18]陈亚红,杨汀.慢性阻塞性肺疾病[M].北京:人民卫生出版社,2017.
[19]王刚,宋涛.呼吸系统疾病防与治[M].北京:中国中医药出版社,2017.
[20]王伟岸.胃肠病学手册[M].北京:人民卫生出版社,2016.
[21]徐欣昌,田晓云.消化系统疾病[M].北京:人民卫生出版社,2015.
[22]何权瀛.基层常见呼吸疾病诊疗常规[M].北京:人民军医出版社,2015.
[23]姜泊.胃肠病学[M].北京:人民卫生出版社,2015.